Wechseljahre:
Abschied und Neubeginn

*In Liebe und Dankbarkeit
für Elfriede und Anneliese –
unseren Müttern*

Dr. phil. Sabine Hamm
Dr. med. Ursula Meiners

Wechseljahre: Abschied und Neubeginn

Wissenschaftliches und Hexerisches
aus der Perspektive einer Frauenärztin
und einer Soziologin

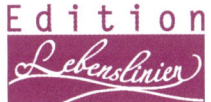

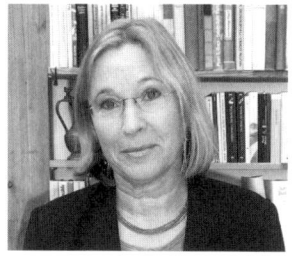

Dr. Sabine Hamm hat erst als Krankenschwester gearbeitet, bevor sie Soziologie studierte und anschließend promovierte. Als wissenschaftliche Mitarbeiterin an der Universität Trier beschäftigte sie sich vor allem mit Frauengesundheit und sozialen Netzwerken. Fünf Jahre lang war sie Geschäftsführerin vom Haus der Gesundheit in Trier. Die Themen »Aktiv leben – gesund alt werden« sowie die Medikalisierung von Frauen, die sie auch in einer Vielzahl von Vorträgen behandelt, liegen ihr besonders am Herzen. Dr. Sabine Hamm ist verheiratet und hat zwei Söhne. Seit einigen Jahren arbeitet sie an der Charité in Berlin.

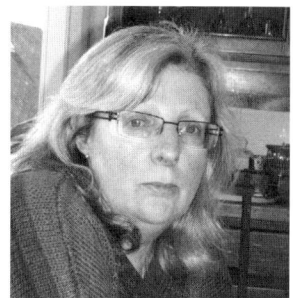

Dr. Ursula Meiners ist verheiratet und Mutter dreier Söhne. Sie studierte Humanmedizin in Köln, Frankreich und England. Neben ihrer klinisch-gynäkologischen Facharztausbildung in Trier bildete sie sich in klassischer Homöopathie weiter und erwarb das Homöopathie-Diplom des DZhÄ. 1990 eröffnete sie mit ihrem Ehemann Anton Göppert eine naturheilkundlich-homöopathische Gemeinschaftspraxis in Thalfang/Hunsrück und betreute unter anderem auch zahlreiche Hausgeburten. Die Familie hat darüber hinaus einen kleinen ökologischen Selbstversorger-Bauernhof, der nicht nur für genügend Bewegung, sondern auch für gesundes Essen sorgt.

Inhalt

Vorwort 8

Wechseljahre – Wandeljahre 15

Im Wechsel der Jahres- und Lebenszeiten 15

Die Wechseljahre: eine natürliche Umstellung 19
  Unsere Biologie 19
  Jeder Abschied birgt einen Neuanfang 21
  Hätten Sie's gewusst?
  Über Wahrheiten und Irrtümer rund um die Wechseljahre . . 23

Wir sind Teil der Gesellschaft 27
  Andere Kulturen – andere Erfahrungen 31
  Wollen wir uns das negative Image weiter gefallen lassen? . 38
  Fluch oder Segen? 42
  Gesunder Egoismus und Pragmatismus 46
  Das klimakterische Bermudadreieck 48
  Abschied und Neuanfang 64

Körpersprache – Körpersignale – Körperweisheit . . . 78

Symptome sind keine Krankheit 78

Wechseljahresbeschwerden / Tipps und Ratschläge 86
  (Hexen-)Tanz auf dem Vulkan:
  Hitzewallungen und Schweißausbrüche 90
  Schlafstörungen 100
  Zyklusstörungen und Blutungen 108
  Stimmungsschwankungen 117
  Älter werden – runder werden 133
  Vaginale Trockenheit 141
  Harninkontinenz – (k)ein Tabu 145
  »Mit Haut und Haaren« 149

Lästige Begleiter: Beschwerden und Erkrankungen des Alters 157
Gelenkschmerzen 157
Osteoporose 162
Herz-Kreislauf-Erkrankungen 167

Schreckgespenst: Alzheimersche Demenz 172

Brustkrebs und Mammographie-Screening 174

Liebe, Lust und Frust 183

Frust mit der Lust – Anspruch und Wirklichkeit 183
Sex, was ist das? 189
Libidoverlust? Nein, danke! 193

Sexualität in der Gesellschaft 200
Männlich versus weiblich 202
Vom Regen in die Traufe? 206
Hat uns die sexuelle Freiheit weitergebracht? 210
Sexistische, erotische und pornografische Botschaften 214

Gibt es einen Ausweg aus diesem Dilemma? 218
Entdecken Sie Zärtlichkeit neu …
… und nehmen Sie Ihren Partner mit auf diese Reise 220

Was kann frau tun? 222

Vertrauen in die Weisheit der Natur 222

Gesunder Geist – gesunder Körper 230
Regelmäßige und gesunde Bewegung 231
Tipps zum Sporttreiben 235
Ausgewogene Ernährung 238

Ein Ritual für die Menopause? 243

Naturheilkunde 245
Heilpflanzen 245

Homöopathie 251
Kneippsche Anwendungen. 259
Akupunktur 261

Hormontherapie, der große Irrtum in der Frauenheilkunde?. 262

Aufstieg und Fall der Hormontherapie (HT) 262

Die vier großen Studien 273
NHS (Nurses Health-Study) (Studie zur Gesundheit
von Krankenschwestern) 273
HERS (Heart-Estrogen/Progestin-Replacement-Studie) 274
WHI (Women's Health Initiative-Studie) 275
One-Million-Women-Study (Großbritannien) 276

Die S3-Leitlinie zur Hormontherapie 280

Pathologisierung und Medikalisierung von Frauenleben . . . 285
Akteure der Medikalisierung 288
Unwissenheit und Unsicherheit der Frauen 297

Wann sind Hormone noch angesagt? 304

Was zeichnet eine(n) gute(n) Gynäkologin/ Gynäkologen aus?. 307

Wie finde ich eine(n) gute(n) Gynäkologin/Gynäkologen? . . 308

Was haben wir gelernt, was nehmen wir für unser Leben mit? 309

Ein ehrliches Wort zum Schluss 309

Quellen / Literatur zum Weiterlesen 311

Vorwort

Älterwerden ist wie einen Berg zu besteigen: Je höher man kommt, umso mehr Kräfte sind verbraucht, aber umso weiter sieht man.

Ingmar Bergman

Böse, wenn nicht wütend waren wir, als wir vor Jahren merkten, wie man uns Frauen mit der Hormontherapie (HT) regelrecht verschaukelte. Zunächst noch dachte Sabine, sie hätte sich schlicht verhört, als die Ergebnisse der US-amerikanischen *Woman's Health Initiative (WHI)* 2003 publik wurden und sich herausstellte: Die Risiken und Nebenwirkungen der HT sind größer als ihr Nutzen. Doch als sich die große Empörung allmählich legte und in der Medizinerschaft einem Weiter-so-Pragmatismus und einer rechthaberischen Borniertheit wich, überlegten wir, was wir gemeinsam, die Soziologin und die Frauenärztin, dagegen tun könnten. Unsere Antwort: Ein Buch schreiben!

Und zwar ein Buch, das aufklärt, das mit allen Vorurteilen und Irrtümern aufräumt, last but not least: das ganz praktische Hilfestellung und Rat gibt.

Dieses Buch hat uns neben der Arbeit und dem familiären Alltag mitunter alles abverlangt, aber letztlich unser Denken unglaublich angeregt und befördert. Bei unseren Recherchen stießen wir auf den eigentlichen Skandal: nämlich auf das massive Bestreben, weibliche biologische Prozesse zu pathologisieren und zu medikalisieren. Das ist eine Tatsache, die zwar schon seit Längerem zu beobachten ist, aber von den meisten Frauen – auch von uns! – nicht in diesem bedenklichen Ausmaß erkannt wurde.

Natürlich trug dazu bei, dass auch wir auf der Suche nach dem besten Weg durch die Wechseljahre waren und diese Suche in der Zeit der großen Hormoneuphorie, die noch bis ins Jahr 2003 hineinreichte, stattfand. Tausende Frauen schlugen und schlagen sich immer noch mit der Frage herum, ob sie Hormone nehmen oder auf sie verzichten sollen, ob sie eher gefährlich oder hilfreich sind. Wir wollen mit unserem Buch die Frauen in dieser Phase nicht allein lassen, ihnen Möglichkeiten aufzeigen und Informationen geben, um ihnen die Entscheidungsfindung zu erleichtern.

Wir selbst hatten schlichtweg Glück: Unsere klimakterischen Beschwerden hielten sich in erträglichen Grenzen. Aber wie hätten wir entschieden, falls unsere Arbeit und die Familie unter unseren hormonellen Wallungen ernsthaft gelitten hätten? Die Forschungsergebnisse der letzten Jahre haben uns, abgesehen von einer intuitiven Skepsis gegenüber der Hormontherapie, rechtzeitig die Augen geöffnet.

Ursula fällt zudem auf, dass Frauen zunehmend alternative Behandlungsmethoden wünschen und darum sie als homöopathisch arbeitende Frauenärztin aufsuchen, die Hormone nicht als erstbestes Mittel empfiehlt, sondern andere Wege aufzeigt, mit den typischen Wechseljahresbeschwerden umzugehen. Und das erfolgreich seit über zwanzig Jahren. So ist sie sehr froh, dass sie ihren Patientinnen schon immer alternative Therapien angeboten hat – obwohl es nicht immer leicht war, gegen den (Hormon-)Strom anzuschwimmen.

Leider machen wir Frauen es jedoch unseren Ärzten oft allzu einfach: Wir sind schlecht informiert über unser Klimakterium, unseren Körper und unsere Biologie, ebenso über alternative, sanfte Heilmethoden und präventive Gesundheitsmaßnahmen. Dabei hadern viele Frauen nicht nur mit ihren Wechseljahren, sondern auch mit der gängigen Hormonvergabe: Ursula hat in ihrer naturheilkundlichen und homöopathischen Praxis viele Patientinnen, die Hormone nehmen, ohne zu wissen warum, und diese absetzen möchten – wovon ihnen meist abgeraten wird. Am meisten ärgert Ursula die sich als falsch erwiesene Drohung mancher Kollegen, frau würde ohne Hormone leichter Osteoporose oder andere Krankheiten bekommen.

So beschlossen wir, aufmüpfig zu werden und uns kritisch mit dem Thema auseinanderzusetzen. Wissen ist schließlich Macht! Letztlich Macht über sich selbst und den eigenen Körper.

Hierzu wollen wir beitragen, mit Informationen, Anregungen, Tipps und Erfahrungsberichten. Wir möchten Solidarität unter den Frauen fördern und sie ermutigen, sich in ihrem Körper stärker zuhause zu fühlen, ihre klimakterischen Beschwerden nicht als üble Laune der Natur und als körperliches Ärgernis zu bewerten, sondern als Indikator für das körperliche und seelische Befinden anzunehmen und sich mit ihnen auseinanderzusetzen. Vielfach begreifen sie ihre positive Funktion erst im Rückblick als Wegbereiter für längst überfällige Weichenstellungen, für klärende Aussprachen und nötige Veränderungen hin zu mehr Lebenszufriedenheit, -wohlbefinden und -weisheit – und damit zu einem schönen »Altweibersommer«.

Es gibt eine Vielzahl diffuser weiblicher Ängste, so vor dem Älterwerden, vor Krankheiten, vor einem Attraktivitätsverlust, vor Leistungseinbußen, vor Konkurrenz etc., die, wen wundert's, oft mit tatsächlichen massiven Belastungen, Stressfaktoren und Konflikten verbunden sind – sei es in der Partnerschaft, mit den Kindern oder den bereits hilfsbedürftig werdenden Eltern, mit dem Chef, den Kollegen usw.

Umso mehr erstaunt, dass viele Frauen überhaupt nicht auf die Idee kommen, ihre klimakterischen Beschwerden in Beziehung zu ihrem Leben mit all diesen Ängsten und Belastungen zu setzen. Der ganz normale Wahnsinn ihres Alltags ist für sie Routine, den sie mit Elan, Power, stoischem Durchhaltewillen, anerzogener Selbstlosigkeit und bedingungslosem Pflichtbewusstsein zu meistern versuchen. Wehe aber, wenn der eigene Körper in der sensiblen Zeit der hormonellen Umstellung auf solche Herausforderungen mit Störungen reagiert. Dann gerät das bis dahin fragile Gleichgewicht, scheinbar aus heiterem Himmel, in heftige Turbulenzen. Irritiert und ängstlich neigen Frauen in solchen Situationen dazu, fast jede medizinische Hilfe anzunehmen, nur um schnellstmöglich wieder zur alten Form aufzulaufen.

Ist es nicht auch einfacher, den Heilsversprechen der (Hormon-)Medikamente zu glauben, als sich mit unangenehmen oder schmerzlichen Problemen auseinanderzusetzen? Nur wenige Frauen begreifen ihre Wechseljahresbeschwerden als Signale bzw. Botschaften ihres Körpers. Die meisten empfinden sie als lästige und unangenehme »Störenfriede«, die sie hinterrücks überfallen und aus vorgeblich reibungslosen Tagesabläufen werfen. Da ist der Griff in die Hormonschublade naheliegend.

Wenn es einer Frau zwischen Vierzig und Sechzig gesundheitlich nicht gut geht, werden ihr schnell die Schuldigen genannt: die Hormone, »die im Keller sind« oder »schwanken«. Schon seit Jahrzehnten erklären uns die Gynäkologen, dass der Rückgang der weiblichen Geschlechtshormone (speziell der Östrogene) im Klimakterium und in der Menopause Frauen in einen defizitären hormonellen und damit gesundheitsschädigenden Mangelzustand versetze, der die Ursache für alle möglichen klimakterischen Beschwerden, Altersleiden und -krankheiten sei. Da sind die meisten Ärzte überhaupt nicht zimperlich: Von A wie Alzheimer bis Z wie Zellulitis wird alles (schulmedizinisch) auf den Rückgang der weiblichen Östrogene zurückgeführt. Frauen in und nach dem Klimakterium werden zu defizitären Wesen erklärt, das heißt zu Menschen, denen etwas »fehlt«. Sie werden »krank gemacht«, pathologisiert, um sie mit Medikamenten versorgen zu können – ein hoch lukratives Geschäft für Medizin und Pharmaindustrie.

Nur bei der Frage, warum manche Frauen überhaupt keine oder nur geringe Probleme in den Wechseljahren haben und in einigen Kulturkreisen dieses Phänomen sogar gänzlich unbekannt ist, geraten sie in Erklärungsnot. Aber nur kurz. Denn mit erstaunlicher Beharrlichkeit starren sie weiterhin nur auf die Hormone und blenden zum Beispiel aus, dass die meisten Wechseljahresbeschwerden mit Störungen und Ungleichgewichten im sozialen Umfeld der betroffenen Frauen zu tun haben. Und dass diese noch durch gesellschaftliche Rahmenbedingungen verstärkt werden, wie durch einen haltlosen »Jugendwahn«, düstere und trostlose Szenarien über das Älterwerden oder einfach durch fehlende Anerkennung und Wertschätzung. Frauen, die die Vierzig überschreiten, sind oft stark verunsichert oder kennen manchmal nur noch Angst: Angst vor dem Älterwerden, vor einem körperlichen oder geistigen Abbau, vor Verlusten oder vor einem sozialen Abstieg.

Es ist wichtig, Frauen nicht mit haltlosen medizinischen Thesen zusätzlich zu verunsichern, sondern ihnen diese Ängste zu nehmen, ihnen die Zeit der Wechseljahre trotz aller Beschwerden als schöne, einmalige Zeit des Bewusst-Werdens zu vermitteln. Das ist auch eine Motivation für dieses Buch.

In der Zusammenarbeit haben wir festgestellt, dass sich unsere Sichtweisen und Erkenntnisse als Frauenärztin und als Soziologin hervorragend ergänzen und befruchten. Ursula bringt als niedergelassene Frauenärztin ihre langjährigen praktischen Erfahrungen und ihr medizinisches Wissen ein und wird besonders auf die biologischen Prozesse im Klimakterium und ihre erfolgreich praktizierten sanften Heilmethoden eingehen. Sabine bringt als Soziologin ihr methodisches Know-how und ihr fest im Sozialen verankertes analytisches Denken ein. Sie beschreibt vor allem die sozialen Einflüsse und gesellschaftlichen Faktoren, die auf die Wechseljahre Einfluss nehmen.

Im Zeitraum von Mai bis Dezember 2005 befragten wir (mündlich wie schriftlich) rund 40 Frauen, im Alter von Vierzig bis Mitte Siebzig aus unterschiedlichen sozialen Gruppierungen zu ihren Erfahrungen mit dem Klimakterium, dem Älterwerden, den behandelnden Frauenärzten und der Hormontherapie. Typische oder beispielhafte Aussagen aus diesen Interviews haben wir mit dem Einverständnis der Frauen ins Buch aufgenommen. Allen Beteiligten sagen wir an dieser Stelle nochmals herzlichen Dank: für die Zeit, die sie sich nahmen, die offene Atmosphäre und die vielen klugen und interessanten Diskussionsbeiträge, Gedanken und Anregungen.

Und natürlich danken wir unseren Familien, die mit Geduld, Tatkraft und viel Verständnis dieses langjährige Buchprojekt begleitet und unterstützt haben.

Dr. Sabine Hamm   *Dr. Ursula Meiners*

Vorwort zur 3. und 4. Auflage

Wir freuen uns riesig über die 4. Auflage unseres Buches innerhalb von drei Jahren. Dafür möchten wir unseren Leserinnen herzlich danken, ohne sie wäre es nicht dazu gekommen. Sogar in der Männerwelt stieß unser Buch auf positive Resonanz. Auch das freut uns ungemein.

Maßlos enttäuscht sind wir hingegen über die nicht nachlassenden Bestrebungen in der Frauenmedizin, der fast schon totgeglaubten Hormonersatztherapie wieder Leben einzuhauchen. Mit Bestürzung und Sorge beobachten wir, wie die hormonkritischen Aussagen großer repräsentativer Studien relativiert werden und die deswegen erst 2009 geänderte S3-Leitlinie in der Medizin wieder zurückgenommen werden soll – ein aus unserer Sicht infamer und interessengeleiteter Vorgang sondergleichen, der zu Lasten unserer Gesundheit geht.

Ein Umdenken scheint nicht wirklich stattgefunden zu haben, es ist fast wie vorher, ganz so, als hätte es die vielen durch diese Therapie geschädigten Frauen (ob sie nun an Brustkrebs, Schlaganfall, Herzinfarkt oder Thrombose erkrankten oder sogar verstarben) nicht gegeben. Nach wie vor gilt die weibliche Biologie als defizitär, die einer Hormonsubstitution bedarf, um gesund zu altern, während die gesundheitlichen Risiken und Nebenwirkungen dieser Therapie bagatellisiert werden.

Mit Freude indessen registrieren wir, dass immer mehr Frauen vorsichtig und misstrauisch gegenüber dieser Hormonverordnungspraxis geworden zu sein scheinen. Auch längst nicht mehr alle Ärzte stehen Hormonen so kritiklos wie noch vor wenigen Jahren gegenüber. Leider sind keine aktuellen Verordnungszahlen in der Literatur zu finden: vielleicht ein Zeichen dafür, dass die Hormontherapie (HT) stagniert. Glaubt man den vertraulichen Aussagen von Pharmareferenten, ist die HT auf einem stark absteigenden Ast und die Pharmakonzerne sehen sich nach einem anderen Standbein um.

In dieses Buch flossen neben unserem professionellen Wissen selbstverständlich auch persönliche Erfahrungen sowie konkrete Lebensumstände von unseren Patientinnen und uns mit ein. Als wir mit dem Buchprojekt begannen, waren wir Anfang Fünfzig, mittlerweile sind wir um die Sechzig. Wir beide haben Kinder großgezogen, sind verheiratet und waren fast immer berufstätig. Natürlich hat auch das unseren Blick und unsere Problemsicht geprägt.

Wir hoffen, möglichst viele Frauen mit diesem Buch zu erreichen – damit sie die Zeit des Wechsels selbstbewusst, problemlos, angstfrei und wissend durchschreiten und allen Pathologisierungs- und Medikalisierungsbestrebungen eine Abfuhr erteilen können.

Dr. Sabine Hamm   *Dr. Ursula Meiners*
                                                       im Januar 2016

Wechseljahre – Wandeljahre

Im Wechsel der Jahres- und Lebenszeiten

Das Wort *Wechseljahre* ist alt. Treffend drückt es aus, was passiert: Frauen wechseln. Sie wechseln in ein neues hormonelles Gleichgewicht und zugleich ein höheres biologisches und soziales Lebensalter. Wechseln umschließt aber zugleich: sich verändern, wandeln, umstellen und tauschen. In der Literatur wird dieser Wechsel gerne in Form von Sprachbildern (Metaphern) beschrieben, wie z. B. den Jahreszeiten. Danach befänden wir vierzig- bis Mitte sechzigjährigen Frauen uns im Spätsommer, wir *wechseln* sozusagen vom Sommer in den Herbst (des Lebens). Ein Wechsel hat immer aber auch etwas mit dem Austausch (Wechsel) von Waren zu tun. Ich tausche (m)eine Ware gegen eine andere, wobei der Wert beider Waren der gleiche sein sollte, wenn nicht sogar ein höherer und den momentanen Bedürfnissen besser angepasster.

Welche »Waren« aber haben wir als fünfzigjährige, gestandene Frauen zu bieten, und gegen was können wir sie eintauschen?

Neben Speckröllchen und grauen Haaren besitzen wir auch Ruhe und Tatkraft, Phantasie und Realitätsbewusstsein, ganz zu schweigen von Selbstvertrauen, Unabhängigkeit und Organisationstalent. Wir müssen gegebenenfalls zwar die eine oder andere körperliche Einschränkung hinnehmen oder tun uns mit der neuesten Technik schwer. Aber wir tauschen das gegen mehr Zeit, Kreativität, Erfahrungswissen und Gelassenheit. Also eigentlich nichts, wovor frau sich ängstigen oder fürchten müsste, gäbe es nicht die leidigen klimakterischen Beschwerden, wovon doch relativ viele mehr oder weniger betroffen sind.

Die Wechseljahre werden heutzutage hauptsächlich unter biologischen, d. h. hormonell-körperlichen Aspekten betrachtet. Unsere Frauenärzte (und sie sind unsere wichtigsten Ansprechpartner in Frauengesundheitsfragen) begreifen sie als hormonelles »Ungleichgewicht«, sogar als »Defizit« und somit als pathologisches, sprich: krankhaftes Geschehen. Bis vor Kurzem galt es als fortschrittlich, Frauen in dieser Lebensphase Hormone zu verordnen. Dabei sind die Wechseljahre – bis auf ganz wenige Ausnahmen – alles andere als eine Krankheit: Sie sind ein völlig normaler biologischer Anpassungsvorgang, der naturgemäß nicht nur hormonelle Ungleichgewichtszustände mit einschließt.

Man muss bedenken: Der weibliche Körper stellt sich hormonell und physiologisch auf die gebärfreie Zeit um. Er drosselt seine hohe Produktion von Östrogen/Gestagenen, der Hormone, die für Schwangerschaft, Geburt und Mutterschaft in hoher Konzentration benötigt werden. Der weibliche Hormonhaushalt pendelt sich auf ein neues und stabiles Gleichgewicht ein. Das dauert mehrere Jahre und kann mit mehr oder weniger lästigen und beeinträchtigenden, nichtsdestotrotz harmlosen Beschwerden einhergehen.

Aber die Wechseljahre sind weit mehr als nur eine hormonelle Umstellung: Sie sind Wandeljahre. So wie eine Raupe ihren Kokon verlässt, um zum Schmetterling zu werden, verändert – wandelt – sich auch die Frau im Sinne von Reife, Weisheit und Lebenserfahrung. Sie lässt ihre reproduktive Phase hinter sich, um sich neuen Aufgaben jenseits von Schwangerschaft, Geburt und Kindererziehung zuzuwenden.

Der immer wiederkehrende Rhythmus der Jahreszeiten spiegelt sehr schön unser eigenes Kommen und Gehen, Ebbe und Flut unserer Biografie, Geburt und Tod, Altes und Neues. Wenn eine reife Pflanze blüht und nicht gepflückt wird, darf sie erst welken und dann Samen produzieren. Diese werden vom Wind in die Ferne getragen, um nach einer Zeit der Ruhe bei entsprechenden klimatischen Bedingungen zu keimen und zu neuen Pflanzen heranzuwachsen, zur Reife zu gelangen, um in voller Schönheit blühen zu dürfen, befruchtet zu werden, Samen zu entwickeln. Ist das beim Menschen etwa anders? Wir glauben kaum.

Im alten Frankreich wurde die Frau als »Pflanzgarten des Menschengeschlechts« bezeichnet. In keltischen Kulturen wurde das junge Mädchen als Blume angesehen, die Mutter als Frucht und die ältere Frau als Samen, also den Teil der Pflanze, der das Wissen und das Potenzial aller anderen Teile in sich vereint und weitergibt. In vielen Kulturen war es die Aufgabe der älteren Frau, Wahrheit und Weisheit weiterzugeben, die Gemeinschaft – bildlich gesprochen – mit ihren Samenkörnern zu befruchten. Viele dieser matriarchalen Traditionen gingen in den von patriarchalen und christlichen Strukturen beherrschten Jahrhunderten unserer Kultur verloren. Aus der angesehenen und verehrten Frau wurde ein zweitklassiges, minderwertiges und unreines Wesen. Die perfideste Umdeutung erfuhren wohl die »weisen Frauen«, die »Heilkundigen«, die »Zauberinnen«, »die »Hebammen«. Sie wurden im christlichen Mittelalter am häufigsten als Hexen und Sünderinnen gefoltert und auf dem Scheiterhaufen verbrannt.

Es entstand die lange destruktive Tradition, die weibliche Biologie abzuwerten und zu stigmatisieren, wogegen die männliche Biologie stets als die kraftvolle, potente und Leben schaffende Energieform galt. So wurden über Jahrhunderte weibliche Sexualität, Menstruation, Kindbett, Klimakterium und Menopause tabuisiert, diskriminiert, unterdrückt, pathologisiert und sogar bestraft, beschimpft, (sexuell) ausgebeutet und missbraucht. Frauen verlernten, sowohl die wahre Bedeutung als auch die positive Energie dieser biologischen Prozesse wahrzunehmen und zu schätzen – bis heute.

Sie verlernten ebenso, dass alle Menschen auf einer Reise sind, die mit der Geburt beginnt und mit dem Tod endet, dass diese Reise durch verschiedene Lebensphasen führt: durch Kindheit, Jugend, Erwachsenen- und Greisenalter, und dass jede dieser Phasen ihre eigenen Bedingungen, Beziehungen, Sichtweisen und Abenteuer bereithält. In jeder dieser Phasen nehmen wir uns selbst, unsere Umwelt, die Zeit und den Raum auf unterschiedliche Weise wahr, und gerade dadurch wachsen bzw. reifen wir und entwickeln uns zu unverwechselbaren Persönlichkeiten. (Singer 1983) Der Wechsel von einer Phase zur nächsten birgt große

Entwicklungschancen mit ungeheuer viel Potenzial, aber auch Konflikte und Brüche, die diesen Wechsel nicht immer gerade einfach machen.

So ist das Leben: Wenn sich eine Tür schließt, öffnet sich eine andere. Die Tragik liegt darin, dass wir nach der geschlossenen Tür blicken, nicht nach der geöffneten. (André Gide)

Anstatt uns den Wechsel in düsteren Farben auszumalen, sollten wir ihm neugierig und offen entgegengehen und in jeder Beziehung aktiv bleiben. Zu oft wird Frauen in den Wechseljahren glauben gemacht, ernsthaft krank und dem Alltag nicht mehr gewachsen zu sein.

In der Medizin hat sich das griechische Wort *Klimax*, gleichbedeutend mit »Leiter«, »Leitersprosse« oder »Lebensstufe« für diese Lebensphase der Frau eingebürgert. Was hat eine Leiter oder Leitersprosse mit den Wechseljahren zu tun? Warum haben die alten weisen Griechen dieses Wort gewählt? Es ist bestimmt kein Zufall. Vielleicht muss man mit Hilfe der Leiter etwas erklimmen oder von etwas hinabsteigen? Man kann die Leiter sicher auch zusammengeklappt in der Ecke stehen lassen; oder man benutzt sie als Hängebrücke zur Überwindung eines Abgrundes. Sie erlaubt aber nicht nur das Überwinden von Hindernissen, sondern auch Bekanntes aus neuen/anderen Perspektiven wahrzunehmen. Vielleicht sollten wir auch mal unsere Lieben (Partner/Kinder/ Freunde) auf eine solche Leiter scheuchen, um ihren Blickwinkel zu ändern bzw. zu erweitern? Diese Bezeichnung macht deutlich: Es ist nicht das Ende, sondern es geht aufwärts in einen neuen Lebensabschnitt!

Ein altes chinesisches Sprichwort besagt: »Auch ein Weg von tausend Meilen fängt mit dem ersten Schritt an.« Wir sollten den Mut haben, diesen Schritt aktiv zu machen!

Die Wechseljahre: eine natürliche Umstellung

Unsere Biologie

Die Wechseljahre sind eine biologische Tatsache. Etwa sieben Millionen Frauen befinden sich gegenwärtig in Deutschland in dieser Phase. In wenigen Jahren wird es ein Fünftel der Bevölkerung sein. Was jedoch noch vor Jahrzehnten undenkbar war: Heutzutage haben wir noch ein Drittel des Lebens vor uns, wenn wir in die Wechseljahre kommen – und das vielfach bei guter Gesundheit. Und dennoch ist das Image der Wechseljahre schlecht. Deswegen verraten wir Ihnen gleich am Anfang unsere Einsicht: Die Wechseljahre sind, wenn auch nicht immer einfach, in Wahrheit eine Zeit der Befreiung, der Selbstfindung und der Entwicklung.

Frauen zwischen Vierzig und Sechzig erleben eine Metamorphose: Sie geben sich nicht mehr damit zufrieden, nur Erwartungen und Forderungen zu erfüllen, sondern entwickeln ein bis dahin nie gekanntes Selbstbewusstsein. Sie lassen, um noch einmal das Bild der Raupe zu verwenden, den starren Kokon von Rollenstereotypen hinter sich, schütteln Belastendes ab, setzen Prioritäten und suchen nach Authentizität und Verwirklichung. Sie müssen sich nichts mehr beweisen und wissen außerdem um den einzigartigen Wert ihres Körpers und ihrer Persönlichkeit. Sie sind sich der Tatsache bewusst, dass sie jetzt mehr auf ihren Körper und ihre innere Stimme hören müssen.

Es kann bis zu fünfzehn Jahre dauern, bis der Körper sein neues hormonelles Gleichgewicht gefunden hat. Zirka sieben Jahre davon benötigen die Eierstöcke, bis sie die Eizellreifung und den Eisprung einstellen und die Menopause eintritt. Ungefähr die gleiche Zeit ist der Körper damit beschäftigt, die Systeme zu regulieren, um gesund zu altern.

Normalerweise gehen diese Anpassungsprozesse anfangs von den meisten Frauen gänzlich unbemerkt, mitunter aber auch in Schüben mit mehr oder weniger starken klimakterischen Beschwerden vonstatten. Über z.T. massive Beschwerden berichten weit häufiger Frauen, die sich in Lebenskrisen befinden oder anderweitig hochgradig belastet sind. Beschwerdevoll erfahren sie oft auch Frauen nach schwerwiegenden Erkrankungen und Operationen (z.B. Entfernung der Eierstöcke u./o. Gebärmutter, Schilddrüsen-OP) sowie Frauen, die über- oder untergewichtig sind, die rauchen und Sport für Mord halten. Selbst die Einnahme von Medikamenten wie z.B. Antidepressiva kann zu verstärkten klimakterischen Problemen führen.

Untersuchungen zeigen: Ein Drittel aller Frauen spürt von ihren Wechseljahren kaum etwas, ein Drittel fühlt sich mäßig beeinträchtigt und ein Drittel klagt über zum Teil massive Einschränkungen. Diese Frauen erfahren ihren Körper zeitweise als hochgradig instabil und unzuverlässig. Hitzewallungen, Schweißausbrüche, Schlafstörungen, Blutungen und Gefühlsschwankungen, um die häufigsten Symptome zu nennen, gehen schnell an die Substanz und legen die oft ohnehin strapazierten Nerven blank. Selbst gut organisierte Frauen fahren bei geringen Anlässen schnell aus der Haut, fühlen sich unkonzentriert, zerstreut und kraftlos – meist weil sie schlecht geschlafen haben oder wegen heftiger Blutungen erschöpft und verzweifelt sind. Falls die Beschwerden länger andauern, reagieren einige Frauen mitunter depressiv bis panisch und fühlen sich einfach krank. Von den Wechseljahren derart »heimgesuchte« Frauen suchen nach medikamentöser Abhilfe, möglichst schnell und unkompliziert, um zum alten Selbst und zum normalen Alltag zurückzufinden. Dass sie ihr Klimakterium und die damit verbundenen Symptome am liebsten »*auf den Mond schießen*« würden, ist verständlich – zugleich aber naiv und kurzsichtig, wenn nicht sogar kontraproduktiv, wie wir noch ausführlich erklären werden.

Weder wurde ihnen je beigebracht, selbstbewusst mit diesem Lebensabschnitt umzugehen, noch die großen Anpassungsleistungen des Körpers zu schätzen, noch die zwar lästigen, aber meist harmlosen Beschwerden als Signale ihres Körpers und ihrer Seele auf Störungen und Belastungen ihres Lebens zu verstehen. Wir wollen diese Frauen ermutigen, ihr Leben wie ihren Körper auch als eine Art »Baustelle« zu begreifen, wo Schwerstarbeit geleistet wird und starkes Schwitzen und Blutungen normal sein können.

Die Wechseljahre sind eine Phase der hormonellen Umstellung des weiblichen Körpers, ähnlich der Pubertät oder der Schwangerschaft, nur mit umgekehrten Vorzeichen. Mit durchschnittlich 13 Jahren hat eine Frau ihre erste Monatsblutung und mit durchschnittlich 51 die letzte. Damit geht ein Lebensabschnitt von rund vierzig Jahren zu Ende. Ein Abschied, der von vielen Frauen im Übrigen nachträglich positiv bewertet wird, vor allem weil er sie von ihrem biologischen »Schicksal« befreit: von der Angst vor einer Schwangerschaft, von den lästigen Verhütungsmitteln, Tampons, Binden, dem Unwohlsein und den Schmerzen vor und während der Menstruation.

Jeder Abschied birgt einen Neuanfang

Der weibliche Körper stellt sich physiologisch und hormonell auf die Zeit jenseits von Empfängnis, Schwangerschaft und Geburt um. Mit der Menopause haben wir keinen Eisprung mehr, keine Eizelle nistet sich je wieder in unserer Gebärmutter ein, um sich zu einem Embryo zu entwickeln. Es sei denn, wir scheuen uns nicht, entgegen Mutter Natur sowie ethischer und vernünftiger Grundsätze durch künstliche Befruchtung und Verpflanzung in einem Alter biologisch die Mutterschaft anzustreben, in der wir sozial eigentlich schon Großmütter sind.

Unser Körper fährt seine Östrogen- und Gestagenproduktion auf das Maß zurück, das er jenseits der Gebärphase wirklich braucht. Von der aktiven Phase des Gebärens verabschieden sich wohl die meisten Frauen spätestens mit Vierzig, durchaus eher erleichtert als traurig. Nicht mehr fruchtbar zu sein, nicht mehr schwanger werden zu können, nicht mehr Kinder groß zu ziehen (es sei denn als Großmutter) beinhaltet ungeahnte Freiheiten und Perspektiven für die restliche Lebenszeit.

Mediziner teilen die Wechseljahre, die sie auch als »Klimakterium« bezeichnen, in drei Abschnitte ein:

- die Prämenopause,
- die Perimenopause und
- die Postmenopause.

Diese Einteilung beschreibt verschiedene Phasen mit unterschiedlichen Symptomen und Beschwerden.

Als Prämenopause wird die Zeitspanne von 5 bis 10 Jahren vor der letzten Regelblutung bezeichnet. Die Hormonproduktion der Eierstöcke lässt allmählich nach. Nicht in jedem Zyklus findet mehr ein Eisprung statt, die Fruchtbarkeit nimmt ab. Die Frau bemerkt zunächst vor allem Blutungsunregelmäßigkeiten.

Die Perimenopause ist demgegenüber die Phase des »eigentlichen Übergangs«. Sie beginnt etwa ein Jahr vor der Menopause (d. h. wenn die Monatsblutungen ein für alle Mal versiegen) und endet ein Jahr nach der letzten Regelblutung. In dieser Phase treten die häufigsten Wechseljahresbeschwerden auf.

Die Postmenopause schließt sich direkt an die Perimenopause an und endet laut Meinung mancher Mediziner mit dem 65. Lebensjahr.

Im Durchschnitt erleben Frauen in Europa ihre Menopause mit 51 Jahren (plus/minus fünf Jahre).

Hat eine Frau während dieser Phase Beschwerden, erfährt sie von ihrem Gynäkologen, dass sie am sog. »klimakterischen Syndrom« leide, und er erklärt ihr, dass ihr Organismus ungenügend an die verminderte Östrogenproduktion angepasst sei. Dass der Körper normalerweise einfach nur Zeit und Geduld für seine Umstellung braucht, dass frau die neue Situation erlernen darf und muss – das erfährt sie hingegen nur selten.

Viele Frauen hadern besonders in dieser Zeit mit ihrer Biologie. Kaum eine hinterfragt, ob ihre körperlichen Beschwerden etwa gesunde Reaktionen auf krankmachende Faktoren in ihrem Leben darstellen. Psychologen haben herausgefunden, dass viele klimakterische Probleme auf belastende Lebensumstände zurückgehen und damit sinnvolle physische und psychische Reaktionen auf externe und interne Störfelder sind. Auch die eigene Krankheitsgeschichte scheint nicht unwesentlich für das Erleben der Wechseljahre zu sein: Frauen mit Erkrankungen an Eierstöcken, Gebärmutter, Schilddrüse etc. und einer nicht selten daraufhin erfolgten Operation und Organentfernung klagten auffällig häufiger über starke klimakterische Beschwerden. In solchen Fällen ist es mehr als kurzsichtig, Beschwerden allein auf die mangelnde *Anpassung* an die hormonelle Umstellung zurückzuführen.

Denken wir einmal über das Wort *Anpassung* nach. Uns fällt automatisch das Anpassen eines Kleides bei der Schneiderin ein: Wir müssen den Stoff auswählen, den Schnitt bestimmen, später vielleicht noch etwas kürzen oder ein Knöpfchen zur Dekoration anbringen lassen. Kurzum: Das Kleid wird an uns angepasst. Es ist kein Kleid von der Stange – und wir sind keine »Frauen von der Stange«. Wir müssen das Kleid anprobieren – genauso müssen wir uns selbst ausprobieren, d.h. versuchen und austüfteln, was am besten zu uns passt.

Hätten Sie's gewusst?
Über Wahrheiten und Irrtümer rund um die Wechseljahre

Die sogenannte Östrogendominanz

Entgegen der langläufig angenommenen Vorstellung, dass unser Östrogenspiegel in den Wechseljahren sinkt, bleibt er nicht nur relativ stabil, sondern erhöht sich zunächst sogar. Mit der unangenehmen Folge, erhöhter Blutungswahrscheinlichkeiten in dieser Phase. Erst weniger als ein Jahr vor der letzten Menstruation geht er zurück. Demgegenüber nimmt der Progesteronspiegel in den Wechseljahren ab, weit früher, als es zu Veränderungen beim Östrogen und Testosteron kommt.

Die Mehrheit aller Wechseljahrsymptome bei Frauen mit intakten Eierstöcken, wie starke Blutungen oder auch Depressionen, geht auf einen Mangel an Progesteron und nicht an Östrogen zurück! Wird einer Frau in dieser Phase ein Östrogenpräparat verschrieben, verschlimmern sich ihre Beschwerden sogar. In den Wechseljahren ist es also nicht – wie oft fälschlicherweise angenommen – der Östrogenmangel, der Probleme bereiten kann, sondern im Gegenteil die so genannte »Östrogendominanz« oder der Progesteronmangel.

Dr. Sabine Hamm, Dr. Ursula Meiners

Erfahrungen mit Östrogenpräparaten machten viele der von uns befragten Frauen, so auch Hanna:

»Es fing an mit Schlaflosigkeit, Stimmungsschwankungen. Das Schwitzen hat mich nicht so gestört, das war nicht so rabiat. Bei der Frauenärztin wurde der Hormonspiegel kontrolliert. Er war total durcheinander. Sie überredete mich, Hormone zu nehmen. Als ich in den ersten zwei Wochen keine Besserung bemerkte, gab sie mir ein neues Hormonmedikament, das ich probieren sollte. Die erste Woche ging es noch, aber die zweite, also so schlecht habe ich mich in meinem Leben noch nicht gefühlt, erstens hat es angefangen mit Blutungen, eine ganze Woche, ich kann das gar keinem wiedergeben, wie schlecht es mir ging. Es ging mir immer schlechter, dass ich zu meinem Mann sagte, ich werf' die jetzt weg. Ich habe die dann einfach abgesetzt, bin auch nicht mehr zu der Ärztin hin. Seither habe ich mich damit abgefunden.«

Wenn Du schnell sein willst, geh' langsam.
(chinesisches Sprichwort)

Aufgeschoben ist nicht aufgehoben:
Umgang mit unseren Hitzewallungen

Wie bereits erwähnt, sinkt der Östrogenspiegel erst wenige Monate vor der letzten Blutung. Aufgrund dessen treten in dieser Zeit auch solche typischen klimakterischen Beschwerden wie Hitzewallungen und Scheidentrockenheit gehäuft auf. Sobald sich das hormonelle Gleichgewicht wieder eingependelt hat, verschwinden beide Symptome gleichermaßen. In dieser Zeit helfen nachgewiesenermaßen östrogenhaltige Medikamente. Sie stoppen Hitzewallungen erfolgreich und führen zu einer besseren Durchfeuchtung der Scheide, also jenen Beschwerden, die mit einem niedrigen Östrogenspiegel zusammenhängen. Doch sie helfen nur solange frau sie einnimmt, setzt frau sie irgendwann ab, fängt der ganze Schlamassel von vorne an. Doch das wissen die wenigsten, und den Schrecken über die Wucht des erneuten Einsetzens der Beschwerden erfuhren viele der von uns befragten Frauen albtraumartig. Unter anderem berichtet Inge, wie sie, nachdem sie mit 72 Jahren die Hormone absetzte, wieder »ganz schrecklich zu schwitzen anfing« und furchtbar darunter litt. Oder Elke und Maja, die, verunsichert durch die hormonkritische Diskussion, mit Ende Fünfzig die Hormontherapie abbrachen und sich sofort mit erneuten starken Hitzewallungen konfrontiert sahen.

All diesen Frauen haben Hormone zunächst einmal geholfen. Ihr Beispiel zeigt aber auch, dass sich der Körper medikamentös nur zeitweilig austricksen lässt. Um wirklich ein neues hormonelles Gleichgewicht zu finden, braucht frau Zeit und Geduld: zwei elementare Eigenschaften, die sich in unserer schnelllebigen Welt kaum noch einer leisten mag. Medikamente, die hier schnelle Abhilfe versprechen, werden deswegen oft dankbar angenommen.

Nahezu unbekannt ist ebenfalls: 40 bis 60 Prozent aller Frauen bekommen erstmals Hitzewallungen in der Menopause, also zu einem Zeitpunkt, an dem sie glauben, mit der letzten Blutung alles bereits überstanden zu haben. Schon manche Frau verstand deswegen die Welt nicht mehr und konsultierte verunsichert den Frauenarzt. Wer dann nicht das Glück hat, auf einen Arzt zu treffen, der zur Besonnenheit rät und sich mit alternativen Heilmitteln auskennt, bekam und bekommt bis heute Hormone verordnet. Aber zu welchem Preis? Zum einen drohen gesundheitsgefährdende Nebenwirkungen, zum anderen der gerade beschriebene Effekt der aufgeschobenen Hitzewallungen.

Verschiedene »Produktionsstätten« für weibliche Hormone
Der Körper einer Frau ist gut ausgerüstet, all die Hormone zu produzieren, die sie ihr ganzes Leben lang braucht. Nicht nur, dass ihr Körper eine Form von Geschlechtshormonen in eine andere umwandeln kann, werden einige Hormone wie beispielsweise das in ihrem Leben wichtige Östrogen an verschiedenen Orten ihres Körpers produziert, so im Gehirn, in den Eierstöcken, den Nebennieren, den Nerven und im Fettgewebe. Wenn ein Organ wie die Eierstöcke ihre Arbeit einstellen, gleicht der weibliche Körper dies aus, indem er die für die nachreproduktive Phase notwendige Menge an Östrogen über andere Produktionsstätten zur Verfügung stellt. Die mit den Wechseljahren oft auffällige Fetteinlagerung im Gewebe provozierte in der Wissenschaft sogar die These, ob sich auf diese Weise der weibliche Körper nicht bloß auf seine unnachahmliche Weise auf die neue hormonelle Situation einstelle. Ein Prozess, der zwar nicht unserem Schönheitsideal entspricht, der uns aber letztlich dabei hilft, gesünder zu altern? Unser »Hüftgold« als Produzent für Östrogen und damit auch als Garant für gesunde Knochen, festeres Bindegewebe, weniger Falten? Eine These, die uns persönlich gefällt und endlich einmal nichts Abwertendes, sondern im Gegenteil Aufwertendes über unsere Biologie mitteilt. Einige Pfunde mehr als das Normalgewicht – so erklären uns Ernährungsexperten seit Neuestem sogar – seien allemal gesünder als, wie noch vor Kurzem angenommen, einige Kilo zu wenig. Untergewicht und ein eingeschränktes und einseitiges Nahrungsverhalten (Dauerdiäten) rufen klimakterische Beschwerden oft erst auf den Plan und öffnen speziell einer Alters-Osteoporose Tür und Tor.

Für uns ist das ein weiteres Indiz, der Weisheit und Intelligenz unseres Körpers wieder stärker zu vertrauen. Statt ihm permanent »ins Handwerk zu pfuschen«, sollten wir ihn einfach »machen lassen« – nicht unwissend, sondern im tiefen Verständnis seiner Logik und seiner Abläufe. Es könnte so einfach sein, wenn wir uns Zeit, Geduld, Gelassenheit, Wissen und last but not least etwas Humor gönnten. Alles Zutaten, die nichts kosten, aber auch nicht in der Apotheke erhältlich sind.

Menopause als Befreiung

Mit einer weiteren Fehleinschätzung wollen wir an dieser Stelle auch gleich aufräumen. Eine Reihe von aufmunternden Sach- und Ratgeberbüchern erklärt uns nämlich, sobald Frauen erst einmal die Menopause erreicht hätten, sei auch der ganze »klimakterische Mist« überstanden. Dann könnten sie nochmals richtig durchstarten und alles erreichen, was sie sich erträumten. Nach dem Motto: Raus aus der Krise, rein ins pralle Leben.

Dieser Mythos basiert auf drei Irrtümern: Erstens, dass alle Frauen die Wechseljahre krisenhaft erleben, was beileibe nicht der Fall ist. Zweitens, dass mit der Menopause die klimakterischen Probleme ein für allemal vorbei seien (was, wie wir gerade am Beispiel der Hitzewallungen gesehen haben, ebenfalls nicht auf alle Frauen zutrifft). Drittens, dass alles wieder so werde wie zuvor. Sie ahnen es schon: Auch dem ist nicht so.

Die Erfahrungen der Frauen, die wir befragten, und auch unsere eigenen sprechen eine andere Sprache. Es gibt kein einfaches »Weiter so«. Dafür gibt es eine andere Qualität des Lebens, mit einer stärkeren Rücksichtnahme auf den eigenen Körper, einer realistischeren Einschätzung der Leistungsgrenzen sowie einer veränderten Lebenssicht.

Mit den Wechseljahren vollziehen Frauen nicht nur den Übergang in eine neue Lebensphase, mit neuen Herausforderungen und Lebensumständen, sondern auch eine Phase der generellen Um- und Neuorientierung, inklusive aller unvermeidlichen körperlichen Veränderungen und damit verbundenen leistungsmäßigen Einbußen. Die Lehre, die die meisten Frauen daraus ziehen, heißt: die verbleibende Lebenszeit bewusster, sinnvoller und selbstbestimmter zu leben.

Wir sind Teil der Gesellschaft

Die gesunden körperlich-biologischen Abläufe im Leben einer Frau sind unbestritten und wohl in allen Kulturen und Geschichtsepochen im Wesentlichen die gleichen. Dennoch erleben und verarbeiten Frauen verschiedener Kulturkreise ihre Wechseljahre höchst verschieden. In unserer abendländischen Kultur prägten die Wechseljahre, wie auch alle anderen weiblichen körperlichen Vorgänge, besonders die sex-, leib- und frauenfeindlichen Ideologien, Werte und Regeln der christlich-patriarchalen Gesellschaft. Über Jahrhunderte wurden die Menstruation, die weiblichen Geschlechtsorgane und die weibliche Sexualität diskriminiert und tabuisiert. Die Menstruation war unrein, der Beischlaf lediglich zum Kinderzeugen erlaubt und die Lust des Teufels. Die Überbetonung der Gebärfähigkeit zog automatisch die Abwertung der nicht-mehr-gebärfähigen Frau nach sich. Sie wurde, insofern sie überhaupt dieses Alter erreichte, unsichtbar.

Dieses soziale Erbe wirkt bis heute nach und findet seinen Ausdruck in der nach wie vor geringen bzw. ambivalenten Wertschätzung dieser Lebensphase. Frauen verbinden sie mehrheitlich mit Beschwerden, Einschränkungen und dem Alter. Gynäkologen definieren sie als hormonelles Defizit, sprechen ihnen gar einen Krankheitswert zu und halten sie für behandlungsbedürftig, meistens mit Hormonen. Nimmt frau diese nicht – so prognostizieren sie unheilschwanger – drohen Herzkrankheiten, Osteoporose, Demenz sowie ein allgemeiner körperlicher wie geistiger Verfall.

Aber ist dem wirklich so? Oder sprechen wir hier eher über einen millionenschweren Absatzmarkt für die Pharmaindustrie?

Demgegenüber bescheinigt man Männern eine »lineare Natur«, deren Hormonhaushalt sich kaum verändert. Mit Fünfzig seien sie »in den besten Jahren«. In diesem Alter können sie sich locker mit Geld und entsprechendem Sozialstatus einen Frei-/Spielraum schaffen und ebenso locker mit einer jüngeren Partnerin ihre bis dato gewohnte Rolle als Erzeuger weiterleben.

Ob Männer ins Klimakterium kommen, wird kontrovers diskutiert. Einige verneinen es, andere sprechen vom »Klimakterium virile«, den männlichen Wechseljahren, und spielen auf den mit dem Alter häufig beobachtbaren Potenzrückgang, die Midlife-Krisen sowie Hitzewallungen an.

Betrug im Mittelalter die durchschnittliche Lebenserwartung einer Frau 40 Jahre, lebt sie heute – statistisch gesehen – doppelt so lange. Noch vor 100 Jahren kam die Mehrzahl der Frauen überhaupt nicht in die Verlegenheit, klimakterisch zu werden. Heute hingegen sind die Wechseljahre ein Massenphänomen mit allen sich daraus ableitenden Konsequenzen. Gegenwärtig werden Frauen im Durchschnitt 82 Jahre alt und haben dementsprechende Herausforderungen zu meistern.

Abgesehen von den tatsächlichen Unannehmlichkeiten, die mit dem Menstruations- und Wechseljahresgeschehen verbunden sind, haften beiden Körperprozessen eine Vielzahl negativer Stereotype und Mythen an, und zwar jüngeren wie älteren Datums. Menstruationsblut galt noch vor nicht allzu langer Zeit als unrein, wenn nicht giftig. Im 17. Jahrhundert glaubte man sogar, dass sich Frauen in der Menopause, wenn das Blut den Körper nicht mehr verlässt, von innen vergiften und dadurch gefährliche und böse Hexen werden können. Besonders gefürchtet war der »böse Blick« der Menstruierenden, der angeblich Mensch und Tier erkranken, Spiegel trüben und Metalle rosten ließ. Auch die Berührung durch eine menstruierende Frau war nicht ohne: Diese mache Most und Wein sauer, lasse Bier umschlagen, die Milch gerinnen, Pflanzen und Setzlinge verdorren. Der Aberglaube hält sich hartnäckig: Noch heute denken manche allen Ernstes, dass Frauen während der Menstruation nicht Obst und Gemüse einkochen oder Brot backen sollten.

Problematischer noch als dieses abergläubische Denken ist die Tatsache, dass viele Frauen sich selbst heute noch während ihrer Menstruation elend und unrein fühlen, und ihre Periode (wie dann auch ihre Wechseljahre) fast ausschließlich mit Blick auf mögliche Beschwerden wahrnehmen bzw. mit Ängsten, Unsicherheiten und Gefühlen von Peinlichkeit und Scham verbinden. Heute sind es mehr subtile, zumeist noch nicht einmal bewusste Denk- und Verhaltensweisen, die einen unbeschwerten Umgang mit der Menstruation bzw. dem Klimakterium erschweren und behindern. Zwar sind wir heute weit entfernt von den mittel-

alterlichen Ge- und Verboten bzw. Vorstellungen von der »gefährlichen« Macht des Blutes, aber immer noch nicht weit genug, um
auch nur annähernd normal, geschweige denn souverän damit
umzugehen.

Auch im Zeitalter der Gleichberechtigung unterliegt Menstruationsblut einer merkwürdigen Sprachlosigkeit (Nicht-Reden)
sowie einer Kultur des Versteckens und Kaschierens (Nicht-Zei-
gen): Überbleibsel der alten Menstruationstabus. Hinzu kommt,
und das ist neu, dass Frauen auf dem Weg zur beruflichen Gleichberechtigung ihre Menstruation und ihr Klimakterium verleugnen, still ertragen oder hormonell bzw. medikamentös manipulieren, weil diese sie in einer Arbeitswelt, in der Frauen genauso
wie Männer funktionieren müssen, behindern. Nicht darüber zu reden und der Menstruation bzw. dem Klimakterium keine Bedeutung
zu geben, schafft eine trügerische Gleichheit, die den Frauen letztlich
schadet, vor allem gesundheitlich. So verführt sie unter anderem zu
einem hohen Medikamentenkonsum und vielfach überflüssigen, sogar
schädlichen operativen Eingriffen.

In Mitleidenschaft gerät auch das körperliche und psychische
Selbstbild, denn nicht die Umstände werden für Beschwerden
haftbar gemacht, sondern der eigene »unzuverlässige« Körper.
Der exorbitant hohe Verbrauch an Schmerztabletten, Psychopharmaka, Schlafmitteln, Hormonen und allen möglichen Auf-
bau- und Ersatzstoffen, aber auch die hohe Rate von Gebärmut-
terentfernungen sprechen eine beredte Sprache. Frauen täuschen
mithilfe der Medikamente Stärke vor, obwohl sie sich schwach
und schlecht fühlen. Sie ordnen ihren Biorhythmus einem System unter, das rücksichtslos über diesen hinweggeht. Anstatt auf
ihr körperliches »Anderssein« zu pochen und gesellschaftliche
Veränderung einzufordern, arbeiten sie fortwährend gegen ihren
Körper. Dass das wiederum nicht folgenlos für die Akzeptanz des
weiblichsten Teils ihres biologischen Daseins ist, brauchen wir
wohl nicht zu betonen. Und dennoch leben wir in einer Welt, in
der dieser Konflikt nicht der Rede wert ist. Auch bei uns »fiel erst
der Groschen« nach intensiver Beschäftigung mit diesem Thema.

In unserem Kulturkreis verringern sich darüber hinaus ganz im Gegensatz zu anderen Kulturen der soziale Status und das Prestige einer Frau nach dem Ende ihrer Gebärfähigkeit. Eine nicht mehr menstruierende und Kinder gebärende Frau behauptet sich allerhöchstens als helfende und liebevolle Großmutter im Familienclan. Ein Wertebild, das heute noch Bestand hat – bei Frauen, die sich außerhalb von Mutterschaft, Kindererziehung und Ehefrau kein anderes Leben vorstellen können und oftmals todunglücklich nach dem Auszug ihrer Kinder in ein schwarzes Loch fallen. Soziologen umschrieben das einmal mit dem sog. »Leeres-Nest-Syndrom«: Vor allem Frauen, die mit dem Weggang ihrer Kinder ihre Lebensaufgabe verlieren, leiden darunter – sie ziehen sich zurück und resignieren.

Die meisten Frauen, mit denen wir sprachen, genießen jedoch die neuen Freiräume nach dem Auszug ihrer Kinder, selbst wenn sie kurzzeitig darüber traurig sind.

Dennoch erfährt keine Frau in unserer Gesellschaft auch nur ein Quäntchen Wert- oder Prestigesteigerung, weil sie zu menstruieren aufhört. Die Gesellschaft stellt dafür keine Regeln, Traditionen oder Rituale zur Verfügung. Dafür muss frau in unserem Kulturkreis schon selbst sorgen. Und genau da hapert es ebenfalls ganz gewaltig: Es gibt keine Vorbilder, keine Modelle und auch keine Traditionen, wie Frauen in unserer Gesellschaft mit ihren Wechseljahren positiv und produktiv umgehen können. Es gibt nur eine medizinische Sicht auf die Dinge, und die sieht das Klimakterium, wie gerade beschrieben, ausschließlich als gesundheitliches Risiko, das man – Gott sei's gelobt – behandeln kann und muss.

Andere Kulturen – andere Erfahrungen

Längst nicht in allen Kulturen werden die Wechseljahre so negativ bewertet und erfahren wie in der unseren. Zum Beispiel sind in fernöstlichen, afrikanischen oder indianischen Kulturen klimakterische Beschwerden nahezu unbekannt. Diese kulturell unterschiedlichen Ausprägungen scheinen weniger mit der materiellen Lebenssituation einer Frau zu tun zu haben als mit ihrem Umfeld, ihren Lebensbedingungen und ihrem sozialen Status. Irritierend ist, dass das Nichtvorhandensein (bzw. Nicht-Wahrnehmen) von klimakterischen Beschwerden selbst aus Gesellschaften berichtet wird, in der die soziale Stellung der Frau ungleich schlechter ist als in der unseren. Studien zufolge erleben Frauen ihr Klimakterium und ihre Menopause konfliktfreier, wenn sich für sie mit dieser Lebensphase ihre Lebensqualität verbessert.

So ist die Menopause in bestimmten Kulturen etwas, worauf Frauen sich freuen können – sei es, weil sie nicht mehr so hart arbeiten müssen wie zuvor, oder weil ihnen Freiräume, Wertschätzungen und Rechte zufallen, die sie als jüngere (menstruierende) Frauen nie hatten (z. B. in der Religionsausübung). In einigen asiatischen Kulturen werden die Wechseljahre als Übergang in eine neue spirituelle Lebensphase begriffen; in traditionellen Kulturen und bei Naturvölkern erhalten die Frauen angenehme Privilegien, so dürfen sie an bestimmten Ritualen teilnehmen, heilen oder gelten als weise und damit als Ratgeberinnen für die Jüngeren. Sie genießen ein höheres Ansehen, tragen größere Verantwortung und haben auch mehr Macht. Ihre Autorität erhöht sich und ihre tägliche Arbeitsbelastung nimmt ab. Das könnte auch uns gefallen!

Die sozialkulturellen Unterschiede im Erleben der Wechseljahre und der Menopause sind enorm: So klagen mehr als drei Viertel aller Nordamerikanerinnen über Hitzewallungen (dem Leitsymptom der Wechseljahre unseres Kulturkreises), aber nur jede zweite deutsche Frau, jede zehnte Frau in Hongkong und offenbar keine einzige Maya-Indianerin. In der japanischen Sprache gibt es erst seit Kurzem ein Wort für *Hitzewallungen*, und zwar interessanterweise seitdem die Pharmaindustrie den japanischen Markt als noch jungfräuliches Absatzgebiet entdeckte. Seither klagen sogar Japanerinnen vermehrt über Hitzewallungen (19,6 Prozent), freilich noch deutlich weniger als Europäerinnen oder Nordamerikanerinnen. Folglich muss in ihrer Lebensweise, trotz aller pharmazeutischen Bemühungen, die Hormonersatztherapie auf dem japanischen Markt zu platzieren, noch etwas grundlegend anders sein. Dazu gehört z. B. die Ernährung, speziell die soja-, gemüse- und fischreiche Kost der Japaner, die den weiblichen Hormon(Östrogen)haushalt günstig beeinflusst. Hinzu kommt, dass Japanerinnen die Wechseljahre stärker als Übergang begreifen, als Eintritt in einen späteren Lebenszyklus. Im Gegensatz zu Europäerinnen pflegen sie darüber hinaus Rituale, die der Selbstdisziplin bedürfen, wie z. B. das Tee-Ritual.

In unserem Kulturkreis gibt es eher den Zwang zu Flexibilität, Leistungsbereitschaft und Schnelligkeit. Auch scheinen Japanerinnen das Älterwerden objektiv wie subjektiv weit weniger als Kränkung und Diskriminierung zu erfahren als »moderne« Frauen in unserer Kultur, die damit nicht selten erhebliche Probleme haben. Nicht, dass japanische Frauen überhaupt nicht über Wechseljahresbeschwerden berichten – nur sind die Leitsymptome dort andere: nämlich steife Schultern und Klingeln in den Ohren. Symptome, die auch uns nicht ganz fremd sind (Gelenkschmerzen, Tinnitus) und wohl eher etwas mit dem Älterwerden als mit dem Klimakterium zu tun haben.

Auch im ländlichen Griechenland oder Italien werden die Wechseljahre traditionell als Übergang zu neuen individuellen Erfahrungen angesehen, die nur in dieser Lebensphase gemacht werden können. Medizinische Hilfe, um diesen Übergangsprozess zu meistern, wird nur sehr selten in Anspruch genommen.

Von Wechseljahresbeschwerden ist vorwiegend in Europa und Nordamerika die Rede. 85 Prozent aller westeuropäischen Frauen bemerken diese, 45 Prozent leiden darunter. Folgende Faktoren gelten in der Wissenschaft als negative Voraussetzungen:

- feminines Rollenbild, traditionelle Frauenrolle, Hausfrauen
- Familienstand: geschieden oder allein lebend/ ohne Partner
- vorheriger schlechter körperlicher und psychischer Gesundheitszustand

* negative Einstellung zur Menopause, zum Alter und zur Partnerschaft
* negative Einstellung zum eigenen Körper
* hoher Stresslevel

Demgegenüber zeigen Studien, dass eine befriedigende Berufstätigkeit und eine positive Lebensgestaltung zu einem beschwerdefreien Verlauf und einer konstruktiven Bewältigung der Wechseljahre führen.

US-amerikanische Untersuchungen offenbaren ebenfalls bemerkenswerte Einsichten. In dem Maße, wie sich zum Beispiel japanische, koreanische oder auch mexikanische Zuwanderinnen von ihren traditionellen Lebensformen lösen und den Lebensstil der US-Mehrheitsamerikanerinnen annehmen, erleben auch sie in ihren Wechseljahren vermehrt Hitzewallungen. Für Forscher sind dies klare Hinweise auf den Einfluss des sozialen und kulturellen Kontextes. Je stärker sie jedoch ihre Traditionen pflegen, desto besser durchleben sie ihre Wechseljahre. Auch der Rat der Mütter spielt hier eine wichtige Rolle. Studien zeigten, dass Afroamerikanerinnen häufig von ihren Müttern das erforderliche Wissen über die Wechseljahre erhalten und dass diese Frauen, die dem Rat ihrer Mütter und Großmütter vertrauen, ungeachtet der Schichtzugehörigkeit keine Hormone nehmen.

Selbst in streng patriarchalen Gesellschaften, wie beispielsweise islamischen oder hinduistischen Ländern, verarbeiten Frauen ihre Wechseljahre und ihre Menopause problemloser, obwohl sie oftmals schlechtere Lebensbedingungen als in Mitteleuropa vorfinden, eine generell niedrigere soziale Stellung einnehmen, jedenfalls im Geschlechterkontext (keine Gleichberechtigung), oft noch nicht einmal eine Ausbildung haben oder einen Beruf ausüben und auch ihre Körperlichkeit wie ihre weiblichen physiologischen Prozesse ambivalent erfahren. Aus unserer westeuropäischen Perspektive sind das eigentlich keine guten Voraussetzungen für Frauen, ihre biologischen Prozesse positiv zu erfahren.

Also muss es auch in diesen Gesellschaften Kulturtechniken geben, die dafür sorgen, dass Frauen besser durch die Wechseljahre kommen. Vermutet wird, dass erstens die Menstruation laut Koran eine wichtige Reinigungsfunktion erfüllt und von islamischen Frauen demzufolge positiver erlebt wird. Zweitens fühlen sich die Frauen, erschöpft durch häufige Schwangerschaften, durch die Menopause von den Zwängen, die ihnen die Rollen als Ehefrauen und Mütter auferlegten, befreit. Drittens erhalten sie erst mit der Menopause Rechte, die sie als menstruierende Frauen nicht hatten. Die Menstruation schränkt laut Koran ihre Teilnahme an religiösen Aktivitäten stark ein. Viertens erfährt die reife Muslimin in ihrem kulturellen Umfeld nach der Menopause eine erhebliche Statusverbesserung (je mehr Söhne sie geboren hat, umso mehr). Auch die erst in dieser Lebensphase erlaubte Reise nach Mekka ist ein sichtbares Symbol dieser Aufwertung.

Die deutsche Journalistin Christiane Hoffmann, die fünf Jahre (von 1999 bis 2004) mit ihrer Familie im Iran lebte, weist darüber hinaus auf noch zwei weitere mögliche Erklärungen hin. Zum einen berichtet sie von einem stark ausgeprägten Schamgefühl der Iranerinnen, das sich jedoch nicht wie bei uns negativ äußert als Verklemmtheit oder Unfreiheit, sondern positiv, weil sie »die Intimsphäre des Einzelnen vor der Öffentlichkeit schützt«. Im Islam ist Scham ein wesentliches Merkmal, das den Menschen vom Tier unterscheidet. »Aus diesem Blickwinkel erscheinen wir als Tiere, wenn wir uns unserer Nacktheit nicht schämen.« Christiane Hoffmann zieht daraus für uns westeuropäische Frauen den Schluss: »Wenn Scham negativ bewertet wird, wird das, was beschämt verdeckt wird, ebenfalls negativ bewertet.« Ein kluges, in seiner Konsequenz für unser Körpergefühl und -bewusstsein noch überhaupt nicht diskutiertes Argument. Scham bewerten wir negativ, etwas wovon wir emanzipierte Frauen uns ein für mal befreit haben, sie ist uns sogar peinlich. Wir halten sie für einen uns anerzogenen Unterdrückungsmechanismus, der uns in unserer körperlichen und sexuellen Entfaltung hemmt und deshalb möglichst schnell abgelegt werden sollte. Damit ignorieren wir zugleich, dass Scham auch schützt, z. B. vor sexuellen Übergriffen, oder Rückzug ermöglicht. Wir »modernen« Frauen gehen auch völlig anders mit Schmerzempfindungen um. Für uns ist es normal, die Zähne zusammenzubeißen und sich Schmerzen und Unbehagen nicht anmerken zu lassen – denken wir nur an unsere monatlichen menstrualen Tiefs. Diese vermeintliche »Stärke« ist beispielsweise Iranerinnen völlig fremd. Schmerzempfindlichkeit, »Wehleidigkeit« oder Klagen sind nichts Peinliches für sie. Wir mögen sie deshalb für hypochondrisch halten, dagegen erscheinen wir ihnen als hart und unsensibel, befindet Christiane Hoffmann.

Von unserem monatlichen, still und diskret ertragenem »Dilemma« lebt nebenbei bemerkt die Hygiene- und Schmerzmittelindustrie überaus komfortabel und gänzlich konjunkturunabhängig. Lediglich unsere direkten Beziehungspartner (Männer, Kinder etc.) kriegen in solchen Situationen manchmal »ihr Fett ab«. Aber für diese unkontrollierten Gefühlsausbrüche, unsere schlechte Laune, unsere Zickigkeit oder unser sonst wie unbeherrschtes Verhalten schämen wir uns dann gleich wieder. Die Arbeitswelt kennt ebenfalls kein Pardon für unsere monatlichen Abstürze, was zählt, ist Leistung. Diszipliniert, fleißig und kontrolliert nehmen wir keine Rücksicht auf unsere biologischen Schwankungen, körperlichen Missempfindungen, Schmerzen, Einschränkungen und Schwächen. Viele von uns sind richtig gute Schauspielerinnen und wahre Weltmeisterinnen im Unterdrücken derartiger Beschwerden. Heute sind wir alle »Powerfrauen«: stark, ausgeglichen, attraktiv und immer funktionierend. Schwäche zeigen ist unverzeihlich in unserer Leistungs- und Konkurrenzgesellschaft, aber es passt auch nicht zu unserem Selbstbild. Schließlich haben wir und die Generation vor uns dafür gekämpft, nicht als »weibisch« wahrgenommen zu werden, als zimperlich, zickig und schwach. Dann doch lieber Hormone!

Dass auch Schwäche Stärke sein kann, davon will niemand ernsthaft etwas wissen. Indem wir (diesmal wir Autorinnen) uns mit diesen Widersprüchen auseinandersetzen, fragen wir uns gleichzeitig, warum denn eigentlich niemand ernsthaft anerkennt und schon gar nicht honoriert, dass Frauen für die Reproduktion der Gesellschaft den Löwenanteil tragen, sowohl von ihrer biologischen (Menstruation, Kinderkriegen, Wechseljahre) als auch sozialen Natur her (unbezahlte Familienarbeit)? Fatalerweise noch nicht einmal sie selbst! Aber: Wenn wir uns dessen noch nicht einmal selbst bewusst sind – wie sollen wir uns dann dagegen wehren und unsere uns von der Natur vorgegebene Biologie schätzen lernen?

Der Kulturvergleich ist auch deswegen so lehrreich, weil er uns den Spiegel vors Gesicht hält und offenbart, dass es weniger unsere Biologie an sich ist, die uns Beschwerden und Probleme bereitet, als der Tatbestand, welchen Stellenwert sie in der Gesellschaft innehat und wie mit ihr umgegangen wird. Menstruation, Klimakterium und Menopause sind somit beileibe keine rein biologischen Ereignisse, sondern unterliegen komplexen, häufig ganz subtil wirkenden gesellschaftlichen Einflüssen und Bedingungen. Wenn überhaupt, lassen sie sich als bio-psycho-soziale Phänomene verstehen. Ein Narr, der hier nur an ein hormonelles Ungleichgewicht oder Defizit denkt, dem man mit künstlichen Hormonen »auf die Sprünge helfen« könne.

Bei Durchsicht der ethnologischen und soziologischen Studien fällt auf, dass die weitgehende Abwesenheit von Symptomen während der Wechseljahre deutlich mit dem Eintritt in einen verbesserten sozialen Status, der in einigen Kulturen durch das Eintreten der Menopause erreicht wird, einhergeht. Betrachtet man demgegenüber das Bild, das in unserer westlich-industrialisierten Kultur von der älter werdenden Frau existiert, erkennt man, dass es von sozialem Abstieg und sozialer Abwertung gekennzeichnet ist. In einer Gesellschaft, in der jugendliche Attraktivität, Leistungsfähigkeit, Flexibilität und Mobilität als wichtigste Werte propagiert werden, ist eine positive Selbstwahrnehmung vor allem für ältere Frauen und somit auch eine positive Einstellung zu den Wechseljahren schwierig.

Wollen wir uns das negative Image weiter gefallen lassen?

Wir wissen also nun, dass das Erleben der Menstruation wie der Wechseljahre sehr stark von gesellschaftlichen Einflüssen abhängig ist. In *unserer* Gesellschaft haben Menstruation sowie Wechseljahre ein eher negatives Image und sind zudem von Tabus umgeben. Das alles lastet als zusätzliche Bürde auf unserem Leben.

Besonders die Menstruation, die Frauen ein halbes Leben lang Monat für Monat begleitet, wird – wie wissenschaftliche Studien belegen – als störend, aber auch als weiblich empfunden.

> 66 Prozent der Frauen könnten nach einer Befragung durchaus auf sie verzichten, sofern keine gesundheitlichen Schäden drohen. 63 Prozent halten hingegen eine Frau ohne Blutung für keine richtige Frau, 61 Prozent meinen, dass etwas im Körper nicht stimme, wenn sie ausbleibt, für 44 Prozent ist es die Bestätigung der Fruchtbarkeit, für 38 Prozent einfach nur lästig und für 11 Prozent ein Tabuthema. (Neises) 25 Prozent fühlen sich dabei unrein und nur 7 Prozent sehen sie positiv. (Schulz-Zehden)

Nun wissen wir auch: Je negativer (oder positiver) die Menstruation oder die Wechseljahre gesehen werden, desto schmerzhafter (oder problemloser) wird diese Phase empfunden. Das heißt aber auch: Wer diese Weiblichkeit als krank empfindet, erkrankt schließlich an ihr.

Durch das periodische »Über-die-Ufer-treten« unterscheidet sich die Frau grundsätzlich vom Mann, in Frankreich sagt man, »Frauen stehen in Blüte«, wenn sie ihre Regel haben. Blühen bedeutet aber auch, potenziell Früchte tragen zu können, und das ist alles andere als Schmerz und »Igitt«. Ein menstruierender Körper ist ein aktiver Körper, Menstruieren ist Ausdruck von Leben und Lebenspotenzial.

Heute stehen Frauen mehrheitlich auf Kriegsfuß zu ihrer Menstruation und den Wechseljahren. Zwar sieht sie niemand mehr ernsthaft als Strafe Gottes für Evas Sündenfall an, aber unverhältnismäßig viele immer noch als lästige, schmerzhafte und peinliche Heimsuchung. Jahrhunderte durchlebten und durchlitten Frauen sie im Verborgenen, erfuhren sie durch Tabus belegt.

Von Frauen aus dem bürgerlichen oder adligen Milieu sind der Rückzug in abgedunkelte Schlafräume und die Flucht in die Migräne, manchmal auch die Hysterie, überliefert, von Frauen der einfachen Schicht wissen wir überhaupt nichts darüber. Kein Roman, kein zeitgeschichtliches Dokument, die sich unseres Wissens dem je angenommen hätten. Selbst heute, trotz Frauenbewegung und sexueller Revolution, tragen Frauen noch an diesem historischen Erbe. Zwar nicht mehr so verklemmt wie noch die Generation ihrer Mütter oder Großmütter, denen selbst ein offenes Gespräch im Freundinnenkreis oder mit den Töchtern schwerfiel. Aber auch unsere Generation wurde mehr als dürftig aufgeklärt.

Dr. Ursula Meiners

In meiner Praxis erfahre ich viel Unsicherheit, Unwissen oder Pseudowissen, das Frauen sich aus Gesundheits- oder Frauenzeitschriften aneignen (»Vertrauen Sie sich Dr. Sommer an …« etc.), oder auch Angst, die scheinbar einfachsten Dinge zu er- oder auch hinterfragen.

Andererseits überrascht es mich immer wieder, wie offen und vertrauensvoll viele Frauen hinter der verschlossenen Tür des Sprechzimmers sind, ohne Scheu sehr intime Themen ansprechen und einfach vertrauen. Bei der Verabschiedung höre ich gelegentlich den berühmten Stein vom Herzen plumpsen. Andere wiederum sind mittels Internetrecherche so »gebildet«, dass sie mitunter den Bezug zur Realität zu verlieren drohen und noch mehr verunsichert sind. Hier sollte es Aufgabe des Arztes sein, bei der Sortierung der verwirrenden Informationsflut zu helfen.

Frauen, die schlecht informiert sind und niemanden in ihrem Umfeld haben, der Rat geben kann, wenn der Körper plötzlich verrückt spielt, sind ängstlich. Und damit sind sie auch beeinflussbar für Pathologisierungs- und Medikalisierungsbestrebungen, die die Pharmaindustrie heute immer perfekter einsetzt, um neue Märkte und Zielgruppen zu erschließen. Der Vertreter einer großen Pharmafirma erklärte mir erst vor Kurzem unumwunden, dass der ganze Hormonmarkt nicht mehr profitabel sei und die Firma den Hormonvertrieb stoppen wolle. Da aber jetzt die geburtenstarken Jahrgänge Anfang der 1960er Jahre in die Wechseljahre kämen, nähmen sie diesen Profit noch gerne mit.

Das Erfinden von Krankheiten, indem normale körperliche Abläufe und Veränderungen als krank und behandlungswürdig eingestuft werden, ist in unserer Gesellschaft zu einem höchst lukrativen Markt mit exorbitanten Gewinnen verkommen.

Natürlich sind wir alle auch ein »Opfer« unserer Erziehung. Eltern, Erzieher, Freunde oder der aktuelle Zeitgeist – sie alle prägen unser Denken und unser Handeln. Es gibt wohl kaum etwas Schwierigeres, als diese Prägungen zu überwinden. Oft fängt dies schon mit dem Fehlen eines natürlichen Körperbewusstseins an. Es sollte Aufgabe einer aufgeklärten Gesellschaft sein, den heranwachsenden Mädchen ein positives Frauenbild – körperlich, mental und sozial – zu vermitteln. Geschieht dies nicht, wird es den jungen Frauen an Selbstbewusstsein und Selbstsicherheit fehlen. Das wiederum macht anfällig für Manipulierungen verschiedenster Art.

Sowohl in der Pubertät als auch bei Schwangerschaft und jungem Mutter-Sein finden hormonelle Eruptionen statt. Das Hormongerüst befindet sich im Umbau, viele Situationen erleben wir zum ersten Mal, daraus entstehen Angst und Unsicherheit. Die Industrie nutzt diese Labilität gnadenlos zu ihren eigenen Gunsten aus – egal ob es um die Propagierung von regelmäßigen Zyklen mithilfe der Pille geht, um Menstruationshygiene, medikamentöse Unterstützung in der Schwangerschaft, neueste Kinderwagenmode, Babykleidung, Verteufelung von Muttermilch und Geschmackskonditionierung im Babygläschen. Wen wundert's dann noch, dass diese Propaganda bzw. Manipulation auch in den Wechseljahren greift!

Einer der wichtigsten Leitsätze in jedem Geburtsvorbereitungskurs heißt: Aufklärung gibt Sicherheit und reduziert Angst, weniger Angst reduziert Schmerzen. Daher möchten wir Frauen raten, in den Wechseljahren – und nicht nur dann! – in sich hineinzuhören, Gefühlen nachzugehen, der eigenen Intuition zu vertrauen, offen zu reden, sich zu informieren und sich auszutauschen. Und dieses dem Leben abgetrotzte Wissen sollten wir an unsere Töchter und Enkelinnen weitergeben, damit sie nicht die gleichen Fehler machen und ihr Frau-Sein besser akzeptieren und leben können.

Die US-amerikanische Gynäkologin Christiane Northrup, Autorin fabelhafter Bücher zur Frauengesundheit, ist felsenfest davon überzeugt, dass »immer, wenn Frauen unter normalen körperlichen Prozessen wie Menstruationszyklus, Geburt und Wechseljahren leiden, wir sicher von einem Ungleichgewicht ausgehen können. Diese Prozesse sind nicht von Natur aus so angelegt, dass sie Leiden verursachen.« (Northrup 2006, S. 5) Es sind vielmehr Botschaften der Seele und des Körpers, die uns auffordern, herauszufinden, was nicht in unserem Leben stimmt und geändert werden sollte. Ihre Einsicht deckt sich mit Erkenntnissen der Frauengesundheitsforschung, die im Hinblick auf die weiblichen Körperempfindungen und -äußerungen von sozial erlernten Verhaltensweisen sprechen und von einer hochgradig entfremdeten Beziehung zum eigenen Körpergeschehen. Länger andauernde Menstruations- und Wechseljahresbeschwerden wurzeln also weit öfter in unserem sozialen als in unserem biologischen Dasein!

Eine Erkenntnis, die sich noch nicht herumgesprochen hat und darauf wartet, umgesetzt zu werden – von den Frauen *und* ihren behandelnden Ärzten.

Fluch oder Segen?

In unserem Kulturkreis verbinden wir mit den Wechseljahren und der Menopause nur wenig Verlockendes, Erbauliches oder Freudvolles. Mehrheitlich werden sie als mehr oder weniger beschwerdevolle Zeit und als Übergang ins Alter mit seinen unerbittlichen bis grausamen Begleiterscheinungen gesehen. Manche empfinden sie auch als ungerechte biologische Lastenverteilung zwischen Mann und Frau: als hätten sie mit ihrer Menstruation, den Schwangerschaften (nebst Verhütung und Ängsten) sowie Geburten nicht schon genug am Hals! Selbst Frauen, die keine oder nur geringfügige Probleme während dieser Zeit haben, denken: »Glück gehabt!« – als sei dies ein Sechser beim Lotto.

Nur sei an dieser Stelle noch einmal wiederholt: Die Wahrscheinlichkeit, beschwerdefrei durchs Klimakterium zu kommen, ist unvergleichlich größer als beim Glücksspiel. Immerhin bewältigt ein Drittel aller Frauen in unserem Kulturkreis diese Lebensphase nahezu beschwerdefrei, ein weiteres Drittel berichtet von mäßigen Problemen und ein Drittel von stärkeren Beschwerden. Aber ausschließlich letztere Frauen prägen unser aller Bild.

Stark verunsichernd wirkt auch, dass Frauen nicht wissen, was auf sie konkret zukommt. Sie fürchten das Ungewisse, das Nicht-Kalkulierbare und Unberechenbare der Wechseljahre. Noch negativer empfinden Frauen mit Beschwerden das Gefühl der Machtlosigkeit und des Kontrollverlusts über den eigenen Körper, der einem wie ein alter störrischer Esel nicht mehr so recht gehorchen will, der einen mit unangenehmen Symptomen überrascht und malträtiert, die wiederum Energie kosten, ängstigen, die zudem oft peinlich und unangenehm sind.

Auch unseren Partnern und Kindern sind sie nicht geheuer. Ihre vormals sanften und selbstlosen Partnerinnen und Mütter entpuppen sich in den Wechseljahren nicht selten als mürrische, müde, antriebslose und asexuelle Wesen, die entweder ihre Krallen aus unerfindlichen Anlässen plötzlich ausfahren oder einfach nur in Ruhe gelassen werden wollen. Diese unausgeglichenen und zänkischen Wesen, Xanthippen, fordern plötzlich wie aus heiterem Himmel eine neue häusliche Arbeitsteilung ein – als habe sich die alte nicht bestens bewährt. Manche Frauen wollen sich gar selbst verwirklichen, sie haben etwas nachzuholen.

Aus Sicht von Partnern und Kindern sind das gewiss gewöhnungsbedürftige Veränderungen, zumal wenn eigene Interessen und eingespielte Gewohnheiten dadurch elementar berührt werden. Letztlich jedoch ist das alles nichts im Vergleich zu dem Stempel, den die Gynäkologie dem weiblichen Klimakterium und der Menopause aufgedrückt hat. Ihr verdanken wir die These vom hormonellen Defizit im Klimakterium und die medikamentöse Gegenstrategie namens Hormonersatztherapie (HT). Von letzterer distanzierten sich zwar ihre Berufsverbände, nachdem deren Gesundheitsrisiken und Nebenwirkungen publik wurden – wenngleich auch nur äußerst widerstrebend und zögerlich. Aktuell arbeiten jedoch dieselben Gremien daran, diese wieder zu rehabilitieren und marktfähig zu machen. (Mehr hierzu im Vorwort und auf S. 263f.)

Wer einen Fehler gemacht hat und ihn nicht korrigiert, begeht einen zweiten. (Konfuzius, vermutlich 551 v. Chr. – 479 v. Chr.)

Woher – so fragen wir uns – resultiert aber deren Uneinsichtigkeit, aus Fehlern zu lernen? Unseres Erachtens tun sie es nicht nur des schnöden Mammons wegen, sondern zum Teil sogar mit den besten Absichten, weil sie davon überzeugt sind, uns mit Hormonen gesund zu erhalten. Wer nämlich von der Prämisse ausgeht, Frauen seien im gebärfähigen Alter durch eine hohe Östrogenkonzentration im Blut vor schweren Krankheiten wie Herzinfarkt, Schlaganfall, Osteoporose geschützt, muss im Umkehrschluss die ältere Frau mit Hormonen substituieren, um sie genau vor diesen Krankheiten zu schützen. Nur: Was ist, wenn diese »Expertenlogik« falsch ist?

Wenn Frauen überhaupt irgendetwas Positives mit dem Klimakterium und der Menopause verbinden, dann das baldige Ende von Menstruation und Schwangerschaftsverhütung. Aber überlegen wir einmal: Ausgerechnet dieses das Frauenleben so einzigartig machende und bestimmende Zyklusgeschehen erleben und bewerten Frauen abgrundtief negativ – vielleicht mit der kurzen Ausnahme bei einer erwünschten Schwangerschaft und Geburt. Jeder einigermaßen erfahrene Psychologe würde aufgrund dessen eine handfeste Beziehungsstörung zum ungeliebten zyklischen Geschehen diagnostizieren und jeder Soziologe eine gewaltige Schieflage oder Krise in der weiblichen Sozialisation vermuten.

Dabei wird das Leben für viele Frauen erst jenseits der Vierziger richtig gut. Das jedenfalls ergab eine repräsentative Umfrage des Hamburger Sozialforschungsinstituts Gewis, an der 1021 Frauen im Alter zwischen 40 und 59 Jahren teilnahmen. Fast die Hälfte der Frauen fühlte sich wohler als mit 20 Jahren. Zwei Drittel der Befragten befanden, dass ihr Körper zu ihnen passe und sie ihren Stil gefunden hätten. 74 Prozent erklärten, ihre Stärken heute besser zu kennen. 69 Prozent sind stolz auf das, was sie geleistet haben. Rund 80 Prozent gaben an, heute ein realistisches Bild von ihrer Beziehung zu haben, und für 54 Prozent wurde die Partnerschaft mit den Jahren besser.

Auch wenn es um die eigene äußere Wertschätzung geht, schneiden Frauen um die Vierzig, Fünfzig gar nicht so schlecht ab. Ihr Selbstwertgefühl scheint allenthalben entwickelter zu sein als das von jüngeren Frauen. Eine repräsentative Umfrage des Marktforschungsinstituts Innofact in Düsseldorf aus neuester Zeit bestätigt das: Rund 1000 Menschen im Alter zwischen 14 und 59 Jahren wurden befragt. Die 50- bis 59-Jährigen, also die »Best-Agers«, wie sie neuerdings genannt werden, fühlen sich am wohlsten in ihrer Haut. 70 Prozent von ihnen sind mit ihrem Äußeren zufrieden. 35 Prozent der jüngeren Frauen hingegen, vor allem die zwischen 20 und 29 Jahren, fürchten die Anzeichen des Alters, wie Falten und graue Haare.

Augenscheinlich hat das Älterwerden – trotz Klimakterium und Menopause – also doch was Gutes! Frauen werden selbstbewusster, ruhen stärker in sich, fühlen sich mehr im Gleichgewicht mit sich und ihrer Umwelt, wissen realistischer ihre Kräfte einzuteilen und messen sich auch nicht mehr so an Äußerlichkeiten wie jüngere Frauen. Diese leiden viel stärker an nagenden Selbstzweifeln, Unsicherheiten sowie dem mitunter erbarmungslosen Gruppendruck oder Gelästere gleichaltriger Frauen. Die zwar reizvolle und uns immer wieder suggerierte Mischung von Jugend und Frische einerseits und Erfahrung und Selbstbewusstsein andererseits gibt es in Wahrheit nicht. Entweder sind wir das eine oder das andere. Wer das nicht begreift, hat tatsächlich ein Problem mit dem Älterwerden.

Die Frauen, die wir für dieses Buch befragten, erleben diese Altersphase mit ziemlich gemischten Gefühlen: als Zugewinn von Freiheit(en) und Lebensweisheit, aber auch als beklemmenden und ängstigenden Prozess sowie mitunter als Zeit heftiger und unangenehmer Wechseljahresbeschwerden. Aber je nachdem in welchem Alter man Frauen befragt, scheinen sich die Prioritäten der Frauen zu verändern. Wir beobachteten, dass die anfängliche Neugier auf das, was auf frau während des Klimakteriums zukommt, nach und nach durch die Sorge um die Gesundheit, das Wohlbefinden und das Leistungsverhalten verdrängt wird und erst hiernach oft durch ein allmähliches (keineswegs konfliktfreies) Umdenken in Richtung positiver Sinnsuche und Selbstfindung ersetzt wird. In unseren altersmäßig gemischten Gruppen war es oft wunderbar zu erleben, wie die etwas älteren Frauen den jüngeren mit ihren Erfahrungen, auch mit Witz, Humor und Ironie den Blick erweiterten, Mut zusprachen und sich auf diese Weise manch ein Problem in Lachen und Nachdenklichkeit auflöste. Die vielen alltagsklugen (weisen) Frauen, die geläutert oder gereift durch die vielfältigsten Erfahrungen, Konflikte, die großen und kleinen Kämpfe erst mit den Jahren herausfanden, was für sie im Leben wirklich wichtig ist, die anfingen ihre eigenen Prioritäten zu setzen, sich von belastenden und hemmenden Zusammenhängen und Personen lösten und nach kreativen und produktiven neuen Lebensinhalten suchen – sie und ihr Rat sind eigentlich unverzichtbar. Leider findet solch ein Austausch von Frauen verschiedenen Alters kaum noch statt. Was uns mit unseren altersgemischten Gruppen wenigstens ansatzweise gelang – einen Erfahrungsaustausch zwischen bereits gereiften und noch suchenden Frauen zu vermitteln – erscheint uns ein ganz wesentliches Mittel, um Frauenthemen und Frauenprobleme wieder stärker in die Hände von Frauen zu legen. Denn dort gehören sie unseres Erachtens hin – und nicht in Arztpraxen mit einem primär medizinischen Blick auf sie.

Gesunder Egoismus und Pragmatismus

Der eine wartet, dass die Zeit sich wandelt. Der andere packt sie an – und handelt. (Dante Alighieri)

Heutzutage haben die Fünfzigjährigen noch genug körperliche Energie und geistige Phantasie, um etwas auf die Beine zu stellen, verbunden mit der notwendigen Lebenserfahrung und Gelassenheit, nach Abschluss der aktiven Gebär- und Kindererziehungsphase etwas Kreatives und Gutes zu machen.

Mit Zwanzig läuft frau gelegentlich in irgendein Abenteuer, möchte sich und anderen etwas beweisen, muss die manchmal darauf folgende Desillusionierung schmerzlich verarbeiten, um dann wieder aufstehen und weitermachen zu können. Mit Fünfzig wird frau realistischer und vorsichtiger. Meistens verwirklichen Frauen ihre Pläne erfolgreicher. Sie haben es nicht mehr nötig, den Beweis ihrer »Güte« anzutreten. Sie haben aber auch mehr Mut, »nein« zu sagen, wenn etwas nicht passt, und leisten sich den unverschämten Luxus, sich auszusuchen, was sie wirklich machen möchten. Eigentlich alles ideale Voraussetzungen für erfolgreiche Unternehmensgründungen, für Kreativität und schöpferische Aktivitäten! Und das Ganze frei vom »biologischen Zwang« des Gebärens.

Dabei betrachten wir vor allem das Schwanger-Sein und das Gebären als etwas Kreatives (um das uns viele Männer unbewusst beneiden). Diese Kreativität und Energie steckt aber in jeder Frau, und sie geht auch in der Menopause nicht verloren! Wir haben dann die Freiheit, unser Potenzial zu zeigen (z. B. ein Buch über die Wechseljahre zu schreiben) und unsere körperliche Kreativität auf eine andere Ebene zu verlagern.

Dr. Ursula Meiners

Eine 62-jährige Patientin erzählte von ihrer für sie mehr als zufriedenstellenden neuen Tätigkeit (wohl gemerkt: eine einfache Frau vom Lande in einer strukturell schwachen Region). Nach der Hochzeit hatte sie ihren Beruf als Mitarbeiterin im Rathaus schweren Herzens aufgegeben, um sich um Haushalt und Kinder zu kümmern, während der Ehemann arbeiten ging. Nebenbei half sie noch in der familieneigenen Dorfkneipe aus und verdiente sich damit ein kleines Zubrot. Nach dem Tod ihres Mannes, dem Auszug der Kinder und der ersten Phase des Enkelhütens gab sie die Kneipe auf und wusste nicht mehr wohin mit ihren Energien. Eine benachbarte Papierfabrik fragte an, ob sie bereit sei, dort als Springer zu arbeiten, falls mal jemand ausfiele. Sie sagte spontan zu und arbeitet seitdem stundenweise, mal in der Kantine, mal in der Versandabteilung.

Sie hat soziale Kontakte, ist immer gern gesehen (logisch, es gilt ja immer irgendwo ein Personalloch zu stopfen) und verdient sich etwas nebenbei.

Weit mehr Möglichkeiten bietet jedoch der nicht bezahlte Sektor, sei es in Form von ehrenamtlichem Engagement oder von Aktivitäten, für die bislang die Zeit oder auch der Mut fehlten, wie z. B. Französisch oder Klavierspielen zu lernen.

Ideal wäre es, wenn ein solcher Schritt mit dem Partner möglich wäre, sei es in Form eines gemeinsamen Projekts oder »nur« in Form des gegenseitigen Respektierens, Achtens und Unterstützens.

Eine 63-jährige verheiratete Krankenschwester mit vier Kindern erzählte uns kürzlich (sie litt jahrelang unter heftigsten Kopfschmerzen und nahm deswegen lange Zeit Hormone), dass, seitdem sie und ihr Mann wieder Pläne schmieden, es ihr deutlich besser gehe. *»Die Jüngste hat jetzt Abitur gemacht. 34 Jahre Mutter sein ist genug. Ich gehe mit meinem Mann für ein Jahr nach Südamerika. Wir wollen beide in einer karitativen Einrichtung arbeiten und so den Weg wieder zueinander finden!«*

Es gibt zahllose Varianten der Selbstverwirklichung. Nur weil die richtige Strategie und Lösung nicht immer offensichtlich vor uns liegen, heißt es nicht, dass es sie nicht gäbe. Wir müssen lernen, zu sehen, hinzuschauen, zu erkennen, zu hinterfragen, Kompromisse einzugehen, zu verändern, Chancen zu ergreifen, andere Sichtweisen zuzulassen, von der Umwelt anders wahrgenommen zu werden, aber auch unsere eigene Wahrnehmung zu verändern.

Das klimakterische Bermudadreieck

Gefangen(e) zwischen Geschlechtsrolle, Jugendwahn und Altersmythos

Die vergangenen vier Jahrzehnte waren für Frauen eine einzigartige Erfolgsgeschichte. Statt sich wie noch ihre Mütter ausschließlich auf Kinder und Haushalt konzentrieren zu müssen, erwirbt heute ein beständig wachsender Teil von ihnen eine berufliche Qualifikation und geht arbeiten. Damit wachsen gesellschaftliche Teilhabe und Gleichberechtigung, aber auch Selbstbewusstsein und Unabhängigkeit.

Doch die Emanzipation hat auch eine Kehrseite: die Doppelbelastung. Die amerikanische Soziologin Arlie Hochschild erfand bereits 1989 den Begriff *the second shift* (die zweite Schicht): Nach der Arbeit wartet der Haushalt.

Zwar beteiligen sich heute Männer unbestritten stärker als früher an den häuslichen und familiären Pflichten, aber: Der Hauptanteil liegt immer noch in Frauenhand. Der heutigen Frauengeneration wurden somit neue Aufgaben und Rollen zugesprochen, ohne sie je von den alten entlastet zu haben. Sie ist eingeklemmt zwischen vielfältigen und widersprüchlichen (alten und neuen) Rollenerwartungen und -pflichten. Frauen um die Fünfzig sind Mütter, Hausfrauen, Ehefrauen, Geliebte, Großmütter, Töchter, Pflegerinnen und Berufstätige. Und genauso fühlen sie sich oft: zerrieben zwischen all diesen Rollenerwartungen, überarbeitet, gestresst, überfordert und unzufrieden.

Vor allem berufstätige Mütter stehen unter dem permanenten Dauerstress, Haushalt, Kinder, Beruf und Ansprüche des Partners und anderer Familienangehöriger unter einen Hut bekommen zu wollen. Dieser Druck von außen verstärkt sich bei vielen noch durch einen Hang zum Altruismus (»es allen recht zu machen«) oder Perfektionismus (»so gründlich wie möglich«).

Sie hetzen von Termin zu Termin, selbst wenn sie in Teilzeit arbeiten. Womöglich müssen sie sich pausenlos anhören: »Wie gut es dir/euch doch geht« oder »Ach, du mit deinen zwei Vormittagen in der Woche«. Von der Arbeit stürzen sie nach Hause, um sich besser um die Kinder und das ganze Drumherum zu kümmern (»das bisschen Haushalt«), Einkaufen, Kindergarten, Lehrergespräch, Arzttermine oder Kuchen backen für den Schulbasar, Kinder zum Fußball oder Klavierspielen fahren, vielleicht noch schnell bei den eigenen Eltern nach dem Rechten sehen – ganz abgesehen von Kochen, Aufräumen, Putzen usw. usf.

Als Teilzeitarbeiterinnen halten sie nicht nur ihren Männern den Rücken frei, sondern verzichten selbstlos auf einen beruflichen Aufstieg, auf ein volles Gehalt und später auf eine das Alter absichernde Rente – was dann fatal ist, wenn die Ehe in die Brüche geht und sie keine vernünftig bezahlte Arbeit mehr finden.

Obwohl sie wie Hamster in ihrem Laufrad tagein-tagaus durchs Leben hetzen, fühlen sie sich oftmals ihren Kindern gegenüber als »Rabenmütter« (weil sie denken, nicht genügend Zeit für den

Nachwuchs zu haben), ihren Partnern als schlechte Geliebte (weil ihnen die Lust auf Sex verlorengeht) und ihren Eltern als undankbare und schlechte Töchter (weil sie schnell gereizt oder genervt auf die Eltern reagieren).

Bemerkenswerterweise gibt es für »Rabenmutter« im Französischen kein vergleichbares Wort. Niemand würde in Frankreich so denken oder empfinden, keiner die ganztägige Kinderbetreuung infrage stellen. Seit jeher sind in Frankreich ganztags berufstätige Frauen, Ganztagsschulen und Kinderkrippen die Regel. Das doppelte Familieneinkommen, die geachtete Position der Frau in der Gesellschaft, das daraus erwachsene Selbstbewusstsein wie das traditionelle gemeinsame Abendessen, das sonntägliche Treffen »en famille« entschädigt alle Familienmitglieder für die Hektik während der Woche.

Aber auch Hausfrauen sind heute oft unzufrieden. Sie leiden unter der fehlenden sozialen und finanziellen Anerkennung und auch darunter, für altmodisch und rückständig gehalten zu werden, weil sie sich »nur« um Haushalt und Kinder kümmern. Das »Unwort« des Jahres 2007, »Herdprämie«, das in der hitzigen Debatte der Parteien um Kindergeld oder bessere Erziehungseinrichtungen geprägt wurde, bringt ihr Dilemma treffend zum Ausdruck.

Die vieldiskutierte Vereinbarkeit der Aufgaben und Rollen von Frauen erweist sich in der Realität als trügerisch und trotz aller Kraft- und Willensanstrengung als unerhört konfliktreiches Unterfangen. Ob man/frau es sich nun eingesteht oder nicht, es bleibt zwangsläufig immer etwas auf der Strecke, mal die partnerschaftliche Beziehung, mal die Kinder, ganz häufig aber auch »nur« die eigenen Interessen und Bedürfnisse und nicht selten die Gesundheit. Die »Kollateralschäden« schlagen sich symptomatisch auf der Beziehungsebene in Partnerkonflikten, hohen Scheidungsraten, heftigen Auseinandersetzungen mit dem Nachwuchs und auf der gesundheitlichen Ebene in verschiedenen frauentypischen gesundheitlichen Problemlagen (Depressionen, Schlafstörungen, Migräne, prämenstruellen und klimakterischen Beschwerden und Medikamentenmissbrauch) nieder.

Aufgerieben werden Frauen allerdings nicht nur durch die Rollenvielfalt, sondern auch durch das gesellschaftliche Fetischisieren von Jugend und Schönheit sowie auch durch eine von ihnen erwartetc berufliche Mobilität und Flexibilität. Dem gegenüber steht ein eklatanter Mangel an gesellschaftlichen Hilfestellungen und schlicht Anerkennung (ganztägige Kinderbetreuungsangebote, finanzielle Absicherung der Kindererziehungszeiten und des Alters).

Diese ganz unterschiedlichen Belastungen und Stressfaktoren thematisierten Frauen in unseren Interviews, setzen sie interessanterweise jedoch nur selten in Bezug zu den eigenen klimakterischen oder weiteren Beschwerden. Oft erst als Ergebnis einer gesundheitlichen oder anderen Lebenskrise beginnen sie, über das Wechselspiel von äußeren und inneren Bedingungen, von sozialen und biologischen Faktoren, von Belastungen und Beschwerden nachzudenken und längst überfällige Konsequenzen zu ziehen. Anscheinend bedarf es – wie im Märchen von Dornröschen – erst eines sich durch Dornen durchkämpfenden Prinzen, der das schlafende Prinzesschen nach hundertjährigem Schlaf wachküsst. Nur dass dieser Prinz kein schöner und reicher junger Mann ist, sondern weit häufiger das personifizierte Ich, das sich, mit neuem Selbstbewusstsein versehen, nicht mehr unterordnet, fremd bestimmen oder gar vereinnahmen bzw. herumschubsen lässt, sondern das Ruder des Lebens in die eigene Hand nimmt.

Wir kennen hunderte berührende und ermutigende persönliche Geschichten, wo Frauen erst in der Mitte des Lebens begannen, belastende und krankmachende Strukturen und Beziehungen kritisch zu hinterfragen, sich mit ihnen auseinanderzusetzen, sie neu zu ordnen oder sich letztlich sogar aus ihnen zu lösen. Nicht selten waren dabei sogar Frauen, die noch kurz davor ihr Leben und ihren Alltag verteidigten und als normal bzw. intakt einschätzten. Ein schmerzhafter und konfliktreicher Erkenntnis- und Entwicklungsprozess ist das, der häufig erst durch heftige klimakterische Beschwerden oder auch Krankheiten in Gang gesetzt wird, sich über Jahre bleiern hinweg ziehen kann, dornenreich ist und erst nach produktiver Bewältigung als außerordentlich befreiend empfunden und bewertet wird – im Rückblick also. Eine Tragödie mit der Option eines Happy-Ends.

Immer schön und jung bleiben wollen/müssen
Ewig jung, schön, blond und aktiv (und ewig blöd?) ist das überall propagierte Ideal – und eine Hormontherapie, eine Hautstraffung oder eine Fettabsaugung versprechen dabei zu helfen. Wohlweislich verschweigt man uns aber, dass dieser Tausch gesundheitliche Schäden verursachen kann, teuer ist und wir trotzdem älter werden!

Der Abschied von jugendlicher Schönheit, von einem straffen und knackigen Körper, von glänzenden und vollen Haaren – falls all dies überhaupt zutraf – fällt nicht leicht. Er muss gelernt, zunächst jedoch erst einmal akzeptiert und angenommen werden. Nur leben wir in einer Gesellschaft, die Jugend und körperliche Attraktivität idealisiert und belohnt, Alter hingegen diskriminiert und abwertet. Ständig werden wir mit unrealistischen Bildern und Vorstellungen, wie frau zu sein und auszusehen hat, konfrontiert. Und nicht wenige machen sich deswegen wirklich verrückt: Sie pressen sich in zu enge, zu kurze (oder was die Mode geradeso vorgibt) Hosen oder Kleider, sie salben sich mehr oder weniger erfolglos Gesicht und Brüste mit »Antiaging-, Antifalten-, Anticellulitis-Cremes«, sie kasteien sich mit faden Diäten oder Hungerkuren und erkranken deswegen nicht selten an ernsthaften Essstörungen. Weit verbreitet ist die Einnahme von Abführmitteln, um den Stuhlgang in Gang zu bringen, verbunden mit der gefährlichen Nebenwirkung, dass zu viel Kalium aus dem Körper ausgeschieden wird, was wiederum zu bedrohlichen Herzrhythmusstörungen führen kann.

Kurz: Viele Frauen kämpfen nicht selten unerbittlich gegen ihren Körper. Darunter schon bedenklich viele junge Mädchen und Frauen, die sich erbarmungslos an ihren Idolen, den superschlanken, makellosen Schönen aus dem Showgeschäft oder der Modelbranche, messen und ihnen nacheifern. Was den Arzt und Kabarettisten Eckart von Hirschhausen veranlasst, über uns Frauen und unser Verhältnis zum eigenen Körper, zu witzeln: »*Ich wette, sogar Frauen, die für Männermagazine ausgewählt werden, finden daheim vor dem Spiegel noch etwas zu meckern, d. h. Frauen mit perfekten Proportionen sind nicht überproportional glücklich. Größer, kleiner, straffer, spitzer, runder – Frauen sind mit sich und ihrem Körper viel kritischer als Männer.*«

Wo er recht hat, hat er recht! Frauen stehen sich diesbezüglich oft selbst im Weg. Aber auch niemand wird so gnadenlos anhand des Äußeren bewertet wie sie. Männer kennen diese Form von Stress kaum. Weder neigen sie dazu, sich selbst so unbarmherzig einzuschätzen, noch werden sie an ihrer äußeren Erscheinung in gleicher Weise gemessen. Die weiblichen Schönheitsnormen unterliegen ungleich rigideren Regeln. Und so quälen und grämen sich Frauen nun schon seit Generationen, obwohl sie sich meist mehr pflegen und auf ihr Äußeres achten. Warum definiert man uns eigentlich auch heute noch als das »schöne« Geschlecht und unsere Weg- und Bettgefährten als das »starke« Geschlecht? Wir kennen nur eine überzeugende Antwort: Weil wir so sozialisiert wurden, weil männliche Normen und Machtstrukturen uns seit Generationen so haben wollten: schön und fügsam. Jahrhunderte lang bestimmten und be*herr*schten männliche Regeln, Gesetze, Vorstellungen und Bilder das Geschlechterverhältnis und definierten »Weiblichkeit« (versus »Männlichkeit«), »Geschlechterrollen« und »Sex«. Frauen hatten über Generationen keine andere Wahl, als sich auf Gedeih und Verderb in die von Männern geprägten Rollen und Strukturen zu fügen und zu versuchen, sich Spielräume und Handlungsalternativen zu schaffen, gern auch mit den typisch weiblichen »Waffen«: ein gepflegtes Äußeres, Koketterie, Intrigen und Notlügen. Dafür profitierten sie vom gesellschaftlichen Ansehen des Gatten (»*Frau Generaldirektor geht mit mir Tennis spielen*«).

Dieses soziale Erbe ist noch längst nicht verjährt, es ist erstaunlich zäh und beharrlich – was wir im Zeitalter von Gleichberechtigung und Frauenpower kaum für möglich halten. Anstatt auf das Schönheitsdiktat zu pfeifen, tanzen wir nach dessen Pfeife und spielen diese Gesellschaftsspielchen ganz freiwillig mit. Dazu tragen heute natürlich maßgeblich die Meinungsmacher und Trendsetter bei, die überwiegend männlichen Geschlechts sind. Sie definieren, was frau anzuziehen, zu sehen, zu fühlen, zu denken und zu machen hat. Ob wir uns dessen bewusst sind oder nicht, diese, nach männlichen Vorstellungen geschaffene Weiblichkeit, wurde frau zur zweiten Haut und zementiert bis heute eine negativ konstituierende Geschlechtlichkeit.

Diese tiefe Prägung auf die klassischen Weiblichkeitsattribute und Schönheitsideale macht es auch so wahnsinnig schwer, uns einfach so anzunehmen, wie die Natur uns geschaffen hat. Außerdem belastet sie unsere Fähigkeit, gelassen und souverän zu altern. Im männlichen Fokus des Interesses steht immer die junge, schöne und gebärfähige Frau, während die nicht gebärfähige und ältere Frau die soziale Stufenleiter bis in die Bedeutungslosigkeit hinab rutscht. Und so schmücken und schminken sich Frauen seit Generationen voller Leidenschaft, geben sündhaft viel Geld für Kosmetik, den Friseur und schicke Klamotten aus, scheuen selbst vor Schönheitsoperationen nicht zurück und versuchen, das Alter so lange wie möglich zu kaschieren. Selbst kluge Powerfrauen ziehen erstaunlich oft ihr Selbstbewusstsein und Selbstwertgefühl aus Äußerlichkeiten, reagieren aber zugleich ungehalten, wenn sie an solchen Attributen gemessen werden – und verwirren damit manch einen Mann, der eigentlich ein Kompliment loswerden wollte, damit aber ungeschickt ins weibliche Fettnäpfchen trat.

Ob Face- und Bodylifting, Brustvergrößerungen oder -verkleinerungen, Fettabsaugen, Nasen-, Wangen-, Lippen-, Augenlid- oder sogar Scheidenkorrekturen – heutzutage ist alles möglich, solange es in der Kasse nur ordentlich klingelt. Die Hemmungen, solche Eingriffe am Körper durchführen zu lassen, haben in den letzten Jahren rapide abgenommen. Dafür sorgen auch Liveübertragungen aus Schönheits-Operationssälen, raffinierte Bilder von »vorher« und »nachher« oder Shows wie »Germanys Next Topmodel« und natürlich starke kommerzielle Interessen.

Die Fachwelt hingegen ist sich einig: die Risiken und Spätfolgen solcher Eingriffe werden unterschätzt. Große Gefahren werden vor allem für Frauen und Mädchen gesehen, deren Selbst- und Körperbewusstsein nicht gut entwickelt sind. Erfahrungen zeigen, dass es solch operierten Frauen psychisch anschließend oft überhaupt nicht besser geht. Das hat weniger mit einem Misslingen der Operation zu tun, als mit Problemen der Selbstwahrnehmung und des Selbstbewusstseins. Die Selbst-Wertschätzung ist nämlich keine Frage der äußerlichen Attraktivität, sondern vor allem eine der Selbstakzeptanz. Doch letztere müssen Frauen sich oftmals hart erarbeiten.

Wenn allerdings schon oft junge (und schöne) Frauen wenig Gefallen an ihrer Natur und ihrem Äußeren finden, was sollen dann erst wir nicht mehr ganz so jungen und »taufrischen« Semester von unserem körperlichen »Verfallsprozess«, wie die nüchternen Zeitgenossen es unsentimental nennen, halten? Wie mit den ungebetenen Botschaften des Alters in und nach den Wechseljahren umgehen? Jede Frau mag da ihre eigene Antwort finden. Wir fanden Beispiele für das ganze Spektrum von Verhaltensweisen. Für das eher negative Extrem mag die frühere US-amerikanische First Lady Nancy Reagan stehen, deren hübsches puppengleiches Gesicht über Jahrzehnte aufgrund einer Reihe von Faceliftings zu keiner Gefühlsregung mehr fähig war, weder als ihr Mann an Alzheimer erkrankte noch als er verstarb, oder die unvergleichliche Filmdiva Marlene Dietrich, die Jahre vor ihrem Ableben keinen Schritt mehr aus ihrer großen Pariser Wohnung machte, weil sie nicht mehr fotografiert und gesehen werden wollte.

Das Alter allein macht uns also weder weise noch schützt es, wie der Volksmund meint, vor Torheit. Also muss es noch etwas anderes geben, das uns in ein zufriedenes Alter führt. Bloß was?

Es findet wohl kaum jemand amüsant, dabei zuzusehen, wie der Zahn der Zeit unerbittlich an einem nagt, wie Jugend und Schönheit dahinschwinden und die körperliche Alterung voranschreitet, vor allem wenn sie aufgrund von Jugendsünden, einem ungesunden Lebensstil oder Erkrankungen noch früher, rasanter und sichtbarer vonstattengehen. Natürlich ist frau *not amused*, wenn sich die Kleidergröße mit dem Alter verändert, unsere Beine mit Krampfadern überzogen werden oder unsere Haut schlaffer und faltenreicher wird. Dieses Erleben schmerzt und kränkt. Sich das aber nicht einzugestehen, ist genauso fatal wie eine Dramatisierung. Umso mehr, als sich Männer gleichen Alters – gesellschaftlich toleriert – nach wie vor mit jungen und hübschen Frauen dekorieren können, wenn Brieftasche oder Position es zulassen. Wohingegen eine 50-jährige Frau, die einen zwanzig Jahre jüngeren Mann zum Partner hat, schnell das Etikett »mannstoll« angehängt bekommt.

Ebenfalls darf frau (auch wenn sie es selten tut) dem endgültigen Abschied vom Gebären und Kinderkriegen nachtrauern, dem Verlust ihrer unnachahmlichen und wunderbaren Fähigkeit, Leben zu schenken. Abschied nehmen, egal ob von der Jugend oder der reproduktiven Phase, schließt immer Momente von Trauer und Wehmut mit ein. Nur darf frau sich davon nicht vereinnahmen bzw. auffressen lassen. Das schafft neue Probleme, verursacht Panik- und Krisenstimmung und verstellt den Weg für eine neugierige und wohlwollende Beschäftigung mit der neuen Lebensphase.

Vielfach lösen sich Frauen erst mit zunehmendem Alter aus dem Korsett der nagenden Selbstzweifel und der Fremdbestimmung. Ausgerechnet mit der Menopause beginnen sie, sich in ihrem Körper häufiger zu Hause zu fühlen als früher, und vollziehen damit eine Entwicklung, die auch eine unabdingbare Voraussetzung dafür ist, gelassen und in Würde zu altern. Ursula Lehr, die ehemalige Bundesfamilienministerin und Fachfrau fürs Älterwerden, weiß, wovon sie spricht, wenn sie sagt: »*Wir müssen Altern lernen und lernend altern*«. Das schließt ein, erstens mit den körperlichen Veränderungen Frieden zu schließen und zweitens das Alter als Chance für Wachstum und Fortentwicklung zu begreifen. In unserer Gesellschaft, die Alter als negative Abweichung von der Jugend sowie als Problem, Abstieg und Verfall wertet, ist das jedoch alles andere als ein einfacher Spaziergang. Um den nackten und ungeschminkten Tatsachen des eigenen Spiegelbildes souverän ins Auge zu lachen, braucht es Abstand, Humor, innere Größe und die Einsicht, dass wahre Schönheit und Lebenszufriedenheit nichts mit der äußeren Hülle zu tun haben, sondern von innen wachsen. Und diese Einsicht entwickelt sich oft erst mit dem Alter!

Die schweizerische Publizistin und Psychotherapeutin Julia Onken berichtet in ihrem autobiografisch angehauchten Roman »Feuerzeichenfrau« selbstironisch und humorvoll von diesem schwierigen Bewusstwerdungsprozess. Im Alter von 42 Jahren, als ihre Menstruation plötzlich und viel zu früh wegblieb, dämmerte ihr, dass etwas bei ihr »nicht stimmte«. In der Folge las sie jede Menge Sachbücher, sprach mit Frauen und Fachleuten über diese »biologische Unerbittlichkeit«, dachte über ihr Leben, das Älterwerden und den Sinn und die Bedeutung des Wechsels intensiver nach. Ihr wurde klar, wie sie bislang Signale ihres Körpers ignoriert und übergangen hatte. *»Ich orientierte mich ständig an der Außenwelt, an anderen. ... Ich musste mir ständig überlegen, was ich denn eigentlich für Bedürfnisse habe.«* Ihren Kampf, zum Beispiel auch mit dem eigenen Körpergewicht, bezeichnet sie rückblickend als »aufwändig«, »verhängnisvoll« und »demütigend«. In der Folge entwickelte sie aber eine Geradlinigkeit und Zielstrebigkeit, die sie früher an sich nicht kannte und sie zunächst selbst überraschte. Sie sagte deutlich, was sie dachte, und stand auch dazu. In dem Maße wie sie über sich und das Phänomen Wechseljahre nachdachte, wuchs in ihr die Einsicht, dass mit dem Ende der *»körperlichen Mutterschaft«*, die *»geistige Mutterschaft beginnt«*. Damit veränderte sich ihre Grundstimmung, sie entdeckte sich selbst neu: *»Ich kam mir vor, wie wenn ich bis dahin in einem Kellergeschoss gewohnt hätte, in der Annahme, dass dies die einzige Wohnmöglichkeit sei, und nun entdeckte ich, dass sich über dieser Wohnung noch weitere Stockwerke befinden, die ich bewohnen könnte, heiter, hell, lichthaft.«* Und: *»Ich wollte mich endlich um die Inneneinrichtung meines Körpers kümmern,*

Ordnung machen, aufräumen.« Sie trennte sich zunächst von ihren extravaganten, stets eine Nummer zu kleinen Schuhen, wenig später von ihrer Körperwaage, der »absoluten Herrscherin« und »Drehscheibe« ihres Wohlbefindens und zu guter Letzt von unbequemen Klamotten. Staunend und beglückt entdeckte sie die wahre Bedeutung des »Wechsels«: als Wechsel vom Körperlichen hin zu einer neuen geistigen Orientierung und Neugestaltung des Lebens. (Onken 2000)

Ein mühevoller und strapaziöser Weg ist das, den jede Frau mit ihrem ganz eigenen »Päckchen« an Schicksal, Problemen und Voraussetzungen individuell zurücklegen muss. Und nicht jede schafft ihn so bravourös, mit dieser Offenheit und dieser Selbsterkenntnis wie Julia Onken. Doch wenn er selbst einer Psychotherapeutin schwerfiel, wie viel schwieriger muss er dann erst für eine Frau sein, die es nicht gelernt hat, sich ihrem Leben analytisch zu nähern? Wobei Frauen bekanntlich meist weniger Probleme als Männer haben, einen erkannten Konflikt zur Sprache zu bringen. Ihr Defizit besteht offenbar mehr darin, sich die Konflikte einzugestehen. Erst muss es »knüppelhart« kommen, bevor sie die Brüche in ihrer heilen Welt wahrnehmen und beginnen, sie aufzuarbeiten. Ihr Harmoniestreben, ihr Verzicht und die ihnen anerzogene Bescheidenheit verstellen ihnen nur allzu oft den Weg. Für Frauen war es immer wichtig, die Familie zusammenzuhalten und den Bedürfnissen der einzelnen Mitglieder entgegenzukommen – mit dem Ergebnis, dass sie oft mehr geben als nehmen. Im Bestreben »es allen recht zu machen« oder um des »lieben Friedens willen« ordnen sie sich und ihre Bedürfnisse unter. Mit anderen Worten: Sie nehmen sich selbst »nicht so wichtig« (und begreifen dies mitunter sogar als positive Eigenschaft). Das findet nicht selten ein jähes Ende, wenn Frauen, egal ob Hausfrauen, Berufstätige, Mütter, Ehefrauen, in den Wechseljahren durch starke klimakterische Beschwerden an die Grenzen ihrer Belastbarkeit stoßen. Plötzlich »funktioniert« frau nicht mehr, sondern reagiert dünnhäutig und labil. Und weil weder sie selbst noch ihre Familie das zunächst einordnen können, kommt es unentwegt zu Missverständnissen. Diese Phase ist für alle Beteiligten anstrengend, besonders jedoch für Hauptleidtragende.

Die Zusammenhänge von psychosomatischen Beschwerden und eigenen Belastungen müssen erkannt und bearbeitet werden. Nicht richtig verarbeitete oder schlecht verdaute Dinge im Leben dringen in dieser Zeit vermehrt an die Oberfläche und verlangen danach, in Ordnung gebracht zu werden. Um all das produktiv zu machen, braucht es wiederum Zeit, Energie, Geduld und Zuwendung – Attribute, die in unserem Leben Mangelware geworden sind.

Da wir über keine repräsentative Datenbasis verfügen, wissen wir nicht, wie viele Frauen diesen oftmals schwierigen Prozess positiv verarbeiten. Nach unseren Gruppen- und Einzelinterviews zu urteilen, scheint ihn jedoch die Mehrheit – trotz des rauen gesellschaftlichen Klimas und der Vielfalt individueller Problemlagen – erfolgreich zu be- und verarbeiten. Den meisten gelingt es, eine positive Beziehung zur sich verändernden Körperlichkeit und zum Älterwerden aufzubauen. Besonders im Rückblick, aus einem gewissen zeitlichen Abstand heraus, bewerten viele Frauen ihre körperliche Umstellung entspannt und wohlwollend. Gleich mehrere verwiesen auf den dadurch freigesetzten Lernprozess, das »Nachdenken«, die »Gedankenflut« und in der Endkonsequenz das »bewusstere Denken«. Erkenntnisse, die ihnen nicht einfach zuflogen, sondern in den Worten der befragten Frauen mit »intensiven Gesprächen«, »Auseinandersetzungen«, »Beziehungskonflikten«, »Höhen und Tiefen«, »Durchkämpfen«, »Durchstehen, »sich nicht unterkriegen lassen«, »seinen Weg finden und ihn gehen«, »Umdenken« und »Umorientieren« zu tun hatten. Einige führte das zu völlig neuen Aktivitäten und Energien, andere aber auch zu der Einsicht, »ruhiger zu treten«, »Oasen zu schaffen«, »die Kräfte besser einzuteilen« und »weniger zu machen«. Sie entwickelten zudem eine größere Achtung für ihren Körper. Zum Beispiel erzählte uns Uta: »Früher habe ich meinen Körper wie eine Maschine behandelt, die ich nur ein wenig ölen musste, damit sie funktioniert. Heute ist er mir eine Schatzkiste, also keine Maschine mehr.«

Andere Frauen hadern aber auch später noch mit ihren klimakterischen Beschwerden, dem körperlichen Alterungsprozess, der Gewichtszunahme und dem Leistungsabfall. Sie sind traurig, depressiv, ärgerlich oder zornig über ihre körperliche Umstellung und den Alterungsschub. Sie trauern dem Vergangenen nach und ängstigen sich vor dem Kommenden, speziell vor dem mit dem Alter einhergehendem Verfall, den Beeinträchtigungen, den Erkrankungen und dem Sterben. Sie fürchten, den kommenden Anforderungen nicht gerecht werden zu können, und sind weit anfälliger für die Heilsversprechungen der Medizin und Para-Medizin.

Eine positive Einstellung zum Klimakterium wie zum Alter fällt einem nicht, wie in dem Märchen »Sterntaler« der Gebrüder Grimm, schicksalhaft in den Schoß, sondern bedeutet, sich auf den mühevollen Weg nach Innen, in die eigene Wirklichkeit zu begeben, seine Verkettung mit der äußeren Wirklichkeit zu erkennen und letztlich in diesem Prozess zu reifen. Wie bei einer Schatzsuche müssen wir dafür manchmal in große Tiefen abtauchen, unbekannte Meere durchschippern, gefährliche Klippen umsegeln, uns mühevoll durch Geröllmassen graben, mit Drachen und anderen Ungeheuern kämpfen und uns dabei vor allem nicht von Irrlichtern und anderem Hokuspokus vom rechten Weg abbringen lassen.

Die meisten haben dafür noch nicht mal eine Schatzkarte und wissen nicht, wo sie denn eigentlich tauchen oder buddeln sollten. Hier helfen jedoch die Erfahrungen anderer Frauen, die diesen dornenreichen Weg bereits gegangen und nun gereifte Persönlichkeiten sind. Sie sagen uns: Wir sollten Ballast abwerfen, mal ordentlich ausmisten in unserem Leben (nicht nur den Kleiderschrank, den aber auch) und uns von unwichtigen Dingen trennen. Und wie eine körperliche Schwangerschaft braucht auch eine »geistige Schwangerschaft« Zeit und Geduld, Fürsorge, vielleicht auch mal Hilfe von außen.

Wir müssen lernen, mit uns selbst eins zu werden, nicht mehr jedem gefallen zu müssen, nicht mehr »lieb Kind« bzw. »lieb Weib« zu sein, Körpersignale nicht permanent zu übergehen. Von diesem Weg kann uns nur ein zu negativer Blick auf das Kommende abbringen, wie auch unser heiß geliebter Volkssport, der sich nennt: Verdrängen. Ersteres lähmt und macht uns verzagt und mutlos, letzteres bringt uns um die Möglichkeit, über das Leben nachzudenken und die Konsequenzen daraus zu ziehen.

Dr. Sabine Hamm, Dr. Ursula Meiners

Eine unserer Gesprächsteilnehmerinnen (alleinstehende Angestellte mit einer 60-Stunden-Woche im Management eines mittelständischen Betriebs) sagte: »*Es hat lange gedauert, bis ich erkannt habe, dass mir mein Körper signalisiert: So geht es nicht weiter, die seelische Belastung ist zu groß*«.

Auch Barbara (Mitte 50) brauchte viel Zeit, um sich über die Ursachen ihrer sie wie aus heiterem Himmel heimsuchenden Beschwerden (starke Hitzewallungen, Herzrasen) klarzuwerden: »*Ich hatte es bitter nötig, wie ich bemerkte. Diese Zustände, wie ich sie da erlebte, kamen nicht so ganz aus dem Nichts. Sie hatten zusätzlich zum klimakterischen Ablauf eine Vorgeschichte, und die hieß: seelische und körperliche Überbelastung. Mein Körper und die Phase, in der ich mich befand, forderten, zur Kenntnis genommen zu werden, was ich nicht wollte. Aber das alles störte ungeheuer.*«

Sehen wir uns auf einer kontinuierlichen Abwärtsspirale, hin zu Verschleiß, Abstieg, Verfall und Degeneration? Oder begreifen wir Älterwerden trotz gewisser körperlicher Beeinträchtigungen – und die nehmen bei jedem Menschen mit wachsender Anzahl der Lebensjahre zu – als Chance, als Entwicklung hin zu Weisheit, Integrität, Reife und Gelassenheit?

Für den amerikanischen Psychologen Erik H. Erikson hat jede Lebensphase ihre eigenen Aufgaben: Nach seiner Theorie erfährt jeder Mensch in jeder dieser Phasen auch eine Krise, aus der er mit einer positiven oder negativen Entwicklung für das weitere Leben herausgehen kann. Allein nur durch ein automatisches

Älterwerden reift aber man/frau nicht. Bernice Neugarten, eine Berufskollegin, stellte (verblüfft) fest, dass traumatische Krisen in den mittleren und späteren Lebensjahren – Menopause, Pensionierung, Verwitwung – weit weniger krisenhaft und traumatisch empfunden werden, wenn sie als Teil des Lebenszyklus verstanden werden. Diese Erkenntnis nimmt die US-amerikanische Psychologin Betty Friedan zum Anlass, uns Älterwerdende aufzufordern, uns statt auf die vergebliche Suche nach dem »Jungbrunnen« besser auf den Weg zum »Altbrunnen« mit seinen neuen Ressourcen zu machen. (Friedan 1997)

Dr. Sabine Hamm, Dr. Ursula Meiners

Wir selbst haben die Erfahrung gemacht, dass das Nachdenken über uns und unsere körperlichen Prozesse, unsere geschlechtliche Identität wie auch über unseren gesellschaftlichen Kontext außerordentlich hilfreich beim Bewältigen der Wechseljahre waren. Und wir haben so auch das Älterwerden besser akzeptieren können. Allein wenn wir begreifen, dass unser eigener Maßstab auch immer kulturell und sozial definiert ist, sind wir schon einen gewaltigen Schritt weiter. Dann können wir Berge versetzen! Aber vorher müssen wir uns von herrschenden gesellschaftlichen Meinungen befreien und die neue Lebensphase wirklich für ein selbstbestimmtes und aktives Leben nutzen.

Im Grunde haben wir es alle schon einmal selbst erfahren: Jede Krise, jede Krankheit, jede Wende zum vermeintlich Negativen birgt in sich neben allen Härten und Widersprüchen ein bis dahin nicht erahntes Potenzial für Wachstum und Entwicklung. So auch das weibliche Klimakterium, die Menopause und das Älterwerden. Diese führen nicht, wie frau mitunter glauben gemacht wird, in den programmierten Verfall, sondern in eine neue Phase mit eigenen Gesetzen, ungeahnten Möglichkeiten, vitalen und starken Seiten.

Statt der verblassenden äußeren Schönheit nachzutrauern und dem Ideal der ewigen Jugendlichkeit hinterherzujagen, entdecken ältere

Frauen zunehmend ihre innere Schönheit. Statt verzweifelter Korrekturen an ihrer »Fassade« vorzunehmen, machen sie sich an die liebevolle Ausgestaltung ihrer »Innenarchitektur«. Und sie kommen damit erstaunlicherweise häufig besser klar als ihre männlichen Bett- und Wohngenossen, wie diverse Untersuchungen belegen.

Der Altersmythos

Vielen von uns macht das vorherrschende Bild vom Alter zu schaffen, oft unbewusst und subtil. Das Alter(n) ähnelt mehr einem bedrückenden und Furcht einflößenden Schreckensszenario als einer beglückenden Lebensphase, in der Lebensweisheit, Alterssouveränität und Freiraum für selbstbestimmte Aktivitäten gewonnen werden. Irrwitzigerweise hält sich das negative Bild hartnäckig, obwohl es noch nie so viele Menschen gab, die derart zufrieden altern wie heute, die ihr Leben bis ins hohe Alter genießen, voll geballter Energie sind und so gar nicht den pessimistischen Zuschreibungen entsprechen. Dennoch: die negativen Schlagzeilen, Kommentare und Bilder reißen nicht ab. Schockierend und bedrückend, was sie uns über das Alter und die Alten mitteilen: Leistungsabfall, Degeneration, Abbau, Krankheiten, Alzheimer, Pflegenotstand, Altersarmut, Generationenkonflikt und Belastung der Sozialkassen. Der Eindruck entsteht, dass Menschen, die aus dem Erwerbsleben ausscheiden, nur noch Objekte kostspieliger medizinischer Betreuung und eine Belastung des Sozialversicherungssystems sind. Keine rosigen Aussichten für uns zukünftig nachrückende Alte. Dabei gibt es in keiner Altersgruppe so große Unterschiede in Aussehen, Aktivität und Gesundheitszustand wie bei uns Älterwerdenden (der eine oder andere von uns kennt das sicherlich von Klassentreffen …). Studien belegen, dass man bis zu 15 Lebensjahre gewinnen kann, wenn man seine körperlichen, aber auch geistigen und sozialen Fähigkeiten trainiert.

Und vergessen wir nicht: Von uns ist die Rede, von den heute Vierzig- bis Sechzigjährigen. Nach herrschender Ideologie lösen wir allein durch unsere Menge und unsere Langlebigkeit eine

Katastrophe aus! Wenn wir Glück haben, erreichen wir Mitte Fünfzigjährigen im Jahr 2030 das stolze Alter von etwa 85 Jahren, 2040 von 95 und 2050 das wenig wahrscheinliche Alter von 105. Und so tragen wir heute schon präventiv eine Verzichtserklärung auf intensivmedizinische Maßnahmen mit uns herum. Wozu denn auch diese ganzen lebenserhaltenden und -verlängernden Maßnahmen, wenn das Alter so schrecklich ist? Dann doch lieber ein schnelles Ende als ein Schrecken ohne Ende. Wer möchte schon Kindern und Enkelkindern als Pflegefall zur Last fallen? Unter solchen Bedingungen ist es kein Vergnügen alt zu werden – oder?

Dass diese Flut negativer und beklemmender Szenarien, Diskussionen, Bilder und Prognosen nicht spurlos an einem vorüberzieht, sondern sich auf die eine oder andere Weise ins Bewusstsein eingräbt, ist kaum zu leugnen. Damit wird es aber auch schwer, das Älterwerden und das Alter zu akzeptieren – und damit unweigerlich auch die Wechseljahre. Bei der Vielzahl der negativen Zuschreibungen muss man/frau schon sehr selbstbewusst sein, um nicht ganz mutlos zu werden. Dabei wollen wir ja eigentlich möglichst alt werden, aber bitte mit einer anderen Perspektive und mehr Lebensqualität.

Abschied und Neuanfang

Denken wir an die weiblichen Wechseljahre, denken wir im Großen und Ganzen an wenig Erfreuliches. Wir denken an die hormonelle Umstellung, an Hitzewallungen, Zyklusstörungen, Schlafprobleme und Stimmungsschwankungen. Unsere frauenärztlichen Ratgeber sehen sie gar als ernsthaftes Gesundheitsrisiko. Und so haben wir uns angewöhnt, die Wechseljahre durch deren Brille zu sehen – als medizinisches Problem, als Östrogen- und Progesteronmangel, als Lebensphase mit gesundheitlichen Beschwerden und Gefahren. Dabei passiert zwischen unserem 40. und ungefähr 55. Lebensjahr, der Zeit *des Wechsels*, unglaublich viel mehr in unserem Leben als nur ein *Wechsel der Hormone*. Die Frauen mit denen wir sprachen, berichten vor allem von folgenden Veränderungen:

Die familiären Aufgaben und Pflichten ändern sich

Die Zeit der Wechseljahre ist für viele Frauen auch die Zeit, in der die Kinder pubertieren, von zu Hause ausziehen, ihre Ausbildung absolvieren und eigene Familien gründen. Der Haushalt verkleinert sich, die Ehe- und Partnerschaft muss neu ausgelotet werden, die eigenen Eltern brauchen zunehmend Hilfe und Unterstützung – oder sterben im schlimmsten Falle.

All das sind nicht gerade einfache Rahmenbedingungen, die oft eine explosive Sprengkraft in sich bergen, Nerven und Kräfte kosten. Ob und inwieweit diese Belastungen die Wechseljahresbeschwerden erst auslösen oder diese dramatisch verstärken, darüber wird in der Fachwelt diskutiert. Mit herkömmlichen Befragungen lässt sich das auch nicht ermitteln, denn viele Frauen sind sich weder ihrer krankmachenden Stressoren bewusst noch in der Lage, ihre vielfältigen Beschwerden in Bezug zu diesen zu setzen. Zwar registrieren sie ab dem 40. Lebensjahr allgemeine Befindlichkeitsstörungen und einen Leistungsabfall, hinterfragen ihren Alltag mit seinen Belastungen, Problemen und Konflikten aber oft erst aus zeitlicher und emotionaler Distanz.

Die Kinder werden unabhängiger oder sind vielleicht schon ausgezogen, brauchen immer seltener die mütterliche Unterstützung. Mama muss das Brot nicht mehr schmieren, die Jugend findet allein den Weg zum Kühlschrank. Die Kinder hängen nicht mehr »am Rockzipfel« – im Gegenteil: sie kapseln sich ab, verbringen mehr Zeit mit ihren Freunden als mit ihren Eltern bzw. ihrer Mutter. Viele Frauen sind froh über die entstehenden Freiräume, anderen fällt es aber auch schwer, die Kinder »loszulassen«, vor allem den klassischen Hausfrauen, die mangels Alternative ihre Rolle schlecht aufgeben können oder wollen.

Andere haben auch schlicht verlernt, Zeitlöcher anders zu nutzen, und lassen sich weiter von irgendwelchen vermeintlichen

Pflichten hetzen. Auch das ist ein Lernprozess: es ist wie noch einmal laufen zu lernen, Stürze und Beulen inklusive. Lässt man sich jedoch darauf ein, winkt am Ende ein positives Lebensgefühl!

Den Auszug der Kinder verarbeiten Frauen unterschiedlich. Berufstätige Frauen verkraften ihn in der Regel problemloser als Hausfrauen.

> Marianne berichtete uns: »*Von einem großen Haushalt auf zwei Personen umzuschalten, war nicht einfach. Den Auszug der Kinder habe ich wegen meiner Berufstätigkeit gut verkraftet. Wider Erwarten kann ich es jetzt sogar genießen. Jetzt freue ich mich, wenn alle heimkommen, auch wenn ich all die Jahre eine Glucke gewesen bin.*«

Schneller kommen die Frauen damit zurecht, wenn ihre Töchter und Söhne noch regelmäßig nach Hause kommen oder in der Nähe wohnen. Je jünger die Kinder das Nest verlassen, um zum Beispiel in einer anderen Stadt zu studieren, umso krisenhafter können Mütter dies erfahren, manche fallen vorübergehend sogar in ein »Loch«. Sind die Kinder jedoch schon Mitte zwanzig oder gar älter, freut sich die Mutter, nicht mehr das »Hotel Mama« führen zu müssen.

> Renate erzählt: »*Es ist halt so, dass die Wechseljahre mit dem Auszug der Kinder zusammenfallen, möglicherweise ist das von der Natur so eingerichtet, weil man dann nicht mehr die Kraft für beides hat. Das ist eine ganz schöne Sache, die Kinder entwickeln sich auch weiter und haben ihren Lebensbereich, es harmoniert ja auch nicht immer wegen der verschiedenen Interessen, und dann ist das schon gescheit, dass jeder seinen Lebensbereich hat.*«

Andererseits haben manche »späte Mädchen« noch relativ kleine Kinder, die der Mutter körperlich und psychisch alles abverlangen. So schwitzen sie am Infoabend des Kindergartens oder der

Schule ihres Nachwuchses unter lauter jugendlich aussehenden 20- bis 30-jährigen anderen Mamas und fühlen sich nicht selten leicht deplatziert. Dabei nehmen die »Spätgebärenden« zu. Vierzigjährige Mütter mit ihren Babys und Kleinkindern auf dem Arm oder im Kinderwagen sind kein Gesprächsthema mehr. Doch einfach ist das späte Mutterglück nicht: Liebgewordene Gewohnheiten, Zeit und Ruhe für eigene Interessen und Aktivitäten: alles Fehlanzeige, und hinzu kommt dann auch noch die Konfrontation mit den zusätzlichen Strapazen der Wechseljahre. Kompensieren kann frau das nur mit einem großem Organisationstalent, starken Nerven, Gelassenheit, einem intakten Umfeld und dem Bewusstsein der ungeheuren Glücksmomente, die die kleinen Wirbelwinde und Hosenscheißer in das bisher langweilige Erwachsenenleben bringen.

Starke Frauen – müde Frauen

Vielleicht kennen viele noch den Werbespot eines Herstellers von Staubsaugern: Eine elegante und gepflegte »Business-Lady« fragt auf einem vornehmen Empfang eine scheinbar biedere Hausfrau etwas süffisant-scheinheilig: »Und was machen Sie so beruflich?« – Und diese antwortet schelmisch-lächelnd, aber überzeugend: »Ich leite ein kleines Familienunternehmen«. Anschließend sieht man eine glückliche Mutter von vier Kindern, die ihren Haushalt im Griff hat.

Den jahrelangen Spagat zwischen Kindererziehung, Haushaltspflichten, Partnerschaft und Berufstätigkeit erleben viele Frauen aber als kräftezehrend und ermüdend. Die von uns befragten Frauen zogen mehrheitlich zwei bis drei Kinder groß, waren oder sind berufstätig, was verglichen zur bundesdeutschen Statistik in beiden Fällen überdurchschnittlich hoch ist. Fast alle registrierten einen Leistungsabfall und eine Zunahme von Beschwerden im mittleren Lebensalter. Viele betonten, wie sie in den zurückliegenden Jahren grenzenlos powern konnten, ohne an ihre Erschöpfungsgrenzen zu stoßen.

Dr. Sabine Hamm, Dr. Ursula Meiners

Marie erzählte beispielsweise von ihrem 13- bis 14-stündigen Arbeitstag in ihrem Weinbaubetrieb, und kann es immer noch nicht fassen, warum ihr das jetzt mit Anfang Fünfzig nicht mehr gelingen will:

»Bei mir fing es vor gut vier Jahren an, dass ich merkte: Es geht die Kraft weg, ich habe keine Energie mehr. Ich stand vor der Arbeit und habe mich wieder hingesetzt. Ich stand morgens auf und war müde und erschöpft. Das kann es doch nicht sein, dachte ich. Ich war total platt. Auf einmal waren das Berge vor mir. Ich fühlte mich wie Hundert und die Dampfwalze ist über mich weggefahren«.

Marie betreibt mit ihrem Mann einen mittelständischen Weinbaubetrieb und, da heutzutage niemand mehr von Weinanbau allein leben kann, nebenbei auch noch mehrere Ferienwohnungen und eine Weinstube, die bis vor Kurzem täglich geöffnet hatte. »Ein Extremfall«, mag mancher einwenden, aber für Frauen in selbstständigen kleinen Betrieben in strukturschwachen Regionen die Normalität. Anmerkung: Inzwischen hat Marie konsequent ihre Weinstube geschlossen, sehr zum Ärger mancher Dauergäste – und sie ist glücklich! Dafür reist sie zu ihren Kindern und unterstützt diese, indem sie die Enkel »hütet«, zum Babyschwimmen begleitet etc.

Auch Elke, Sandra, Pia und Monika ärgerte es außerordentlich, dass sie nicht mehr so funktionieren wie bislang:

»Ich dachte, durch die Phase gehe ich ganz normal durch, musste dann aber leider feststellen, dass ich nicht so gut damit klarkomme, weniger wegen der körperlichen Veränderungen, sondern weil ich mich meinen täglichen Anforderungen nicht mehr gewachsen fühle. Ich war es gewohnt, immer mit voller Energie meinen Alltag zu erledigen und habe jetzt große Durststrecken – das schafft mich.«

»Der Dauerstress produziert schon einen ordentlichen Schlauch. Ich bin Vielem nicht mehr so gewachsen wie früher.«

»*Normalerweise hat mir das nie was ausgemacht, jetzt ist mir das einfach zu viel, obwohl ich dasselbe mache. Man kriegt das nicht mehr richtig bewältigt. Es kommt einem vor, als wird mehr von einem verlangt, obwohl es gar nicht mehr ist.*«

»*Ich kann schaffen ohne Ende, ich kann powern ohne Ende – so dass alle Welt sagt, du bist verrückt, wo hast du die Energie her. Aber abends merke ich dann auch, dass mir alles weh tut. Es geht bei mir schneller, zuerst habe ich viel Energie, und dann bin ich so müde. Vor zehn Jahren war es so nicht, ein Hinweis für mich, dass sich etwas geändert hat.*«

Leistungsbewusst erzogen und sozialisiert, nehmen Frauen Dauerbelastungen gepaart mit Stress und Hektik, als tägliche Gegebenheiten des Lebens an, powern gerne und leidenschaftlich rund um die Uhr und halten das alles auch noch für wunderbar und normal.

Klingt es nicht auch bewundernswert, wenn Frauen (wie Männer) mit einem 10- bis 16-stündigen Arbeitstag einem glaubhaft versichern, ihre Arbeit mache ihnen Spaß? Wahre Anerkennung finden jedoch oft nur die »Leistungsträger« der Gesellschaft, die Manager und die beruflichen Workaholics. Die Arbeit von Frauen, die mehrheitlich »bloß« in Teilzeit, in der »Nebenwirtschaft« oder im Haushalt arbeiten, sich »nur« um den Nachwuchs, Haus und Garten etc. kümmern, finden, wenn überhaupt, verbale Anerkennung in Wahlkampfzeiten. Und dennoch: Solange der Körper reibungslos funktioniert, sind für viele Frauen andauernde Belastungssituationen so alltäglich wie normal. Erst wenn Rücken und Gelenke schmerzen, Füße und Beine unangenehm anschwellen, depressive Verstimmungen die gute Laune vertreiben, Hitzewallungen die Frauen ausbrennen, der fehlende Schlaf sie zermürbt, allgemeine Lustlosigkeit der Libido den Garaus macht, zieht manch eine Frau die Notbremse und setzt neue Prioritäten und Akzente.

Wechsel in der Generationenfolge –
das Lebenskarussell dreht sich weiter

Einige Frauen berichten von ihren noch aktiven und selbstständigen, andere von ihren kranken und zunehmend pflegebedürftigen bzw. bereits gestorbenen Eltern und Schwiegereltern. Je nach Alter und Gesundheitszustand ihrer Angehörigen sehen sich Frauen mit verschiedenen Fragen konfrontiert. Frauen, die ihre kranke und demente (Schwieger-)Mutter bzw. ihren (Schwieger-)Vater (mitunter auch beide zur gleichen Zeit oder nacheinander) pflegen, sind stark gefordert, wenn nicht überfordert, und klagen häufig über zum Teil massive gesundheitliche Probleme und Wechseljahresbeschwerden. Ihre Belastungsgrenzen überschreiten vor allem die Frauen, die gleichzeitig auch noch ihre Kinder betreuen müssen. Für eigene Interessen und Bedürfnisse bleibt so oft über Jahre keine Zeit. Als überaus hart und einschneidend erfahren sie dabei den geistigen und körperlichen Verfall sowie die Persönlichkeitsveränderungen ihrer einst so starken und jetzt gebrechlichen Eltern.

> Heike: »Ich konnte auch ganz schlecht damit umgehen, dass die Eltern gebrechlich wurden, ich hatte sie immer als starke Eltern erlebt, die immer da waren und mir immer Halt gegeben haben, und dann plötzlich diese Gebrechlichkeit …«

Der endgültige Abschied von ihnen ist ein äußerst schmerzhafter und trauriger Einschnitt, der nur bei großer Hinfälligkeit und langer Pflegebedürftigkeit vielleicht erleichternd akzeptiert wird. Zur Trauer gesellt sich aber die Einsicht in die eigene Endlichkeit und die Angst vor dem möglichen Leiden im Alter. Das Gefühl, nach dem Tod der Eltern nun »die nächste« zu sein, sowie das Aufgeben und Aufhören des »Kind-Seins« empfinden manche wie einen Schock, verbunden mit einer tiefen Traurigkeit.

Monika: »Für mich war es ein sehr einschneidendes Erlebnis, weil man weiß, jetzt bist du an der Reihe. Manche Probleme zwischen Tochter und Mutter oder Vater sind vielleicht nie verarbeitet worden, das muss man dann erst mal alleine machen.«

Jeder Mensch hat, zumindest biologisch, nur einen Vater und eine Mutter. Der Tod eines Elternteils ist ein absoluter Ausnahmezustand im Leben eines Einzelnen, der sich auch nicht mit dem Hinweis auf das fortgeschrittene Alter oder den schlechten Gesundheitszustand der Eltern rational abtun lässt. Eigene Lebensängste und Todesängste werden durch diesen Generationenwechsel (unbewusst) ausgelöst.

Nach dem Tod eines Elternteils trauert man nicht nur, sondern man lässt auch viele Dinge Revue passieren und verweilt in Erinnerungen, Erinnerungen, die nicht immer nur positiv sind. Vieles muss aufgearbeitet werden, aber auch das kostet Zeit und Lebensenergie.

Viele Fünfzigjährige sind in diesem Alter auch schon Großmutter. Von ihnen wird stillschweigend erwartet, dass sie wie die Feuerwehr immer dann zur Stelle sind, wenn es brennt. Und viele tun das sogar gerne, nur eben nicht immer und jederzeit. Aber: Nicht nur für diese Blitzeinsätze sind sie gut, sondern viele berufstätige Töchter und Söhne könnten überhaupt nicht einer geregelten Berufstätigkeit oder Ausbildung sorgenfrei nachgehen, wenn es nicht die solide Basis und Solidarität der Großeltern gäbe. Oft lastet auf den rüstigen Omas oder Opas ein moralisch hoher Druck, weil sie natürlich ihren Kindern nach besten Kräften helfen wollen, es ihnen aber auch schon mal zu viel werden kann. Nicht immer fragt man die Großmütter oder -väter, ob es ihnen wirklich passt, damit in der jungen Familie beide arbeiten können und zwei Gehälter zur Verfügung stehen oder die alleinstehende Tochter überhaupt arbeiten kann.

> Elisabeth: »*Inzwischen genieße ich die Situation, dass die Kinder aus dem Haus sind und die Enkelchen nur von Zeit zu Zeit besuchsweise kommen. Ich will nicht als »Rabenoma« verstanden werden, sondern ich habe einen Freiraum für mich, den ich schön finde. Ich kann Sachen manchen, für die ich früher keine Zeit hatte.*«
>
> Maria: »*Als Großmutter will ich mich gar nicht zu sehr einbinden lassen, dazu habe ich noch zu viele Pläne. Den Freiraum, den ich jetzt geschaffen habe, den möchte ich schon behalten.*« Renate: »*Ich liebe es, wenn meine Enkel ins Haus kommen, genauso genieße ich es aber, wenn ich sie abends in die Obhut ihrer Eltern zurückgeben kann*«.

Gleichzeitig berichten einige Frauen voller Freude, wie sie ihre Enkelkinder genießen, nicht selten sogar bewusster als die eigenen Kinder, da sie sich die Zeit für das Zusammensein weit besser einteilen und nicht wie junge Mütter schnell an ihre Belastungsgrenzen kommen. Wichtig ist, dass Frauen in den Wechseljahren, die bereits Großmutter geworden sind, sich nicht überfordern, dass sie ihren eigenen Weg finden und die mit Kindern und Kindeskindern gemeinsam verbrachte Zeit bewusst so einteilen, dass noch genügend Raum für eigene Unternehmungen bleibt.

Zeit gewinnen, neu besinnen – bewusster leben

Mit dem Auszug der Kinder gewinnt man/frau Zeit und dadurch die Möglichkeit, sich selbst und die eigenen Interessen wieder mehr in den Mittelpunkt stellen zu können. Diese Neu- und Umorientierung ist dabei oftmals »einfacher gesagt als getan«. Was wegen Zeitmangels über Jahre auf der Strecke blieb bzw. in der Mühle des Familienalltags zerrieben wurde, muss erst einmal wieder entdeckt und umgesetzt werden. Dazu braucht es nicht nur Zeit, sondern auch Mut und Energie, sei es, sich für einen Volkshochschul- und Universitätskurs einzuschreiben, mit Klavier spielen anzufangen, nochmals die Schulbank zu drücken, alleine ohne Kinder (und womöglich ohne Partner) zu verreisen, auf fremde Menschen zuzugehen, neue Kontakte und Freundschaften zu knüpfen.

> Susanne: »Es gibt noch viel zu machen. Man ist für nichts eigentlich zu alt, wenn man nur geistig frisch und interessiert bleibt. Und – was wichtig ist – mit der Zeit sorgsam umgehen, also die Zeit nicht mehr vertun mit Dingen, die mir nichts geben oder nichts sagen.«
>
> Katrin: »Man kann sich heute mehr auf sich besinnen, das Leben genießen, in der Freizeit und so.«

So wie die Pubertät mit der Umgestaltung eines bis dahin existenten Weltbildes, mit der Neudefinition des Ichs einhergeht, so geschieht dies auch mit Frauen in den Wechseljahren. Wichtig ist, für sich und die neue Lebensphase das Zepter selbst in der Hand zu behalten – und nicht nur den Besenstiel oder den Kochlöffel.

> Marita: »In meiner Jugend habe ich ganz viel nicht machen können, weil ich zu Hause bleiben und den Betrieb übernehmen sollte. Das war unheimlich schwer. Jetzt weiß ich, dass ich in die Pötte kommen muss, um Vieles nachzuholen, bevor es irgendwann zu spät ist.«

Bei guter Gesundheit hat man/*frau* mit Vierzig – statistisch gesehen – noch die Hälfte des Lebens vor sich und mit Sechzig noch etwa ein Viertel. Mit Fünfzig ist frau zwar nicht mehr ganz taufrisch, zählt aber auch noch längst nicht zum »alten Eisen«. Dennoch tickt die Lebensuhr lauter. Spätestens jetzt sollten wir lernen, bewusster mit der verbleibenden Zeit umzugehen, wie auch den eigenen Körper fürsorglicher und achtsamer zu behandeln. Nicht selten waren es erst gesundheitliche (auch klimakterische) »Warnschüsse«, die Frauen veranlassten, die »Reißleine« zu ziehen und rücksichtsvoller mit den Kräften zu haushalten, respektvoller mit dem Körper umzugehen und bewusster auf die Gesundheit zu achten. Gesunde Ernährung und körperlicher Ausgleich gewinnen in dieser Lebensphase an Stellenwert, aber auch Dinge, die der Seele gut tun (Saunabesuche, Massagen, Yoga, Spaziergänge, Singen im Chor, Treffen mit Freundinnen).

> Beate: » *Das hat auch etwas damit zu tun, dass ich mich schon mit mir mehr beschäftige, dass ich mehr Gelegenheit habe, auch mir selber etwas Gutes zu tun.* «

Die Lebensmitte ist auch Bilanzzeit: Wohin hat mein Weg mich geführt? Was kommt jetzt? Was will ich behalten, weiterführen, komplettieren? Was soll anders werden? Was ändert sich: durch Kinder, die das Haus verlassen; durch Eltern, die pflegebedürftig wieder ins Haus ziehen, durch berufliche Umbrüche oder partnerschaftliche Konflikte?

Dr. Sabine Hamm, Dr. Ursula Meiners

Drei Frauenstimmen:

»*Im Moment wird mir so richtig bewusst, dass die jungen Jahre vorbei sind, und ich habe Angst davor, dass es jetzt nur noch abwärts geht.*«

»*Das kann doch nicht alles gewesen sein, ich bin hauptsächlich immer für die Kinder da gewesen und denke jetzt: ›Oh Gott, jetzt bist du auch bald dran.*«

»*Auch mich macht das Altern, obwohl ich erst ganz am Anfang stehe, rat- und sprachlos, und der Wechsel verändert mich, ohne dass ich es irgendwie unter Kontrolle habe.*«

Gleich mehrere Frauen betonten in unseren Gesprächen, ihre Beziehungen, ihre Aktivitäten und Vorhaben zukünftig stärker unter einem ideellen Nützlichkeitsaspekt zu stellen und zu pflegen:

»*Die Wechseljahre oder das Alter, so ein Wandel hilft mir, das Leben bewusster zu leben.*« »*Deswegen liegt in der Lebensphase auch so viel an, weil man jahrelang zu kurz gekommen ist, weil man aufarbeiten möchte, denken will oder einen Berg abzuarbeiten hat in der Persönlichkeit.*«

Konsequenter und ehrlicher wollen sie ihre Kräfte einteilen und ihre Zeit vornehmlich mit solchen Menschen und Aktivitäten verbringen, die ihnen wichtig und bedeutsam erscheinen, wozu auch konsequentes »Nein-Sagen« gehört:

»Ich habe in den letzten Jahren viel mehr gelernt, ›nein‹ zu sagen, wie ich es mein ganzes Leben nicht gemacht habe, und zwar in allen Situationen. Auf der Arbeit zum Beispiel dränge ich mich nicht mehr danach, etwas zu tun, sondern denke: Wart' mal, vielleicht tut es jemand anderes. Zuhause genauso, da bleibt es halt liegen. Auch bei Verabredungen mache ich das so: Ich sage einfach nein, ich kann nicht. Früher hab ich mich das nicht getraut, dachte, da trete ich jemandem auf die Füße.«

Ein klares und bestimmtes »Nein« zu halbherzigen Verabredungen, zu lästigen und uneinsichtigen Forderungen, zu ungeliebten Tätigkeiten, zu nicht wirklich wichtigen Menschen hilft, sich auf das Wesentliche zu konzentrieren:
»Wenn man Familie und eine Beziehung hat, muss man Rücksicht nehmen, aber ich habe viele Freunde gehabt, wo ich Zeit vertan habe, die streich' ich von meiner Liste. Die Zeit, die ich jetzt noch habe, will ich mit solchen Freunden verbringen, die mir selbst was bringen.«

Dr. Sabine Hamm, Dr. Ursula Meiners

Eine Frau aus unserer Gesprächsrunde, die schon einige herbe gesundheitliche Probleme durchlebt hat, musste mühsam lernen, stärker auf sich zu achten. Inzwischen nimmt sie sich ihre tägliche Auszeit, unabhängig davon, ob es der Familie passt oder nicht. Sie geht entweder allein oder mit Freundinnen ein bis zwei Stunden im Wald spazieren. Sie erklärt: *»Das genieße ich und gönne es mir einfach so, da wird die Familie informiert, aber nicht gefragt.«* Diesen gesunden Pragmatismus hat sie sich übrigens von ihren Kindern abgeschaut: *»Ich kann froh sein, wenn sie mich informieren, dass sie weggehen, fragen darf ich nicht mehr.«*
Was wir doch von unseren Kindern alles lernen können!
Über ähnliche Lernprozesse berichten auch andere Frauen:
»Ich habe gelernt: Wechseljahre sind ein Umbruch, Wechseljahre heißt für mich auch: Bewusst etwas zu nehmen, nach dem Motto, jetzt waren alle dran, jetzt komm ich auch mal dran, und auch ein bewussteres Leben, da habe ich auch die Handbremse angezogen.«

> »Wenn man weniger belastbar ist, dann achtet man mehr auf sich und schaut, dass man bestimmte Grenzen nicht überschreitet, und dann finde ich das sehr positiv, suche mir ganz gezielt Oasen, die Sauna zum Beispiel.«
>
> »Ganz schön empfinde ich das auch, seitdem ich das akzeptiert habe, dass ich nicht jeden Tag gleich viel leisten kann.«

Viele Frauen empfinden ihre Periode als körperlichen Ballast. Diesen nun loszuwerden, heißt auch, sonstigen Ballast loszuwerden. Das heißt auch, sich stärker auf das Wesentliche im Leben zu konzentrieren, sich von Zwängen zu befreien oder auch Träume Realität werden zu lassen. Wir möchten in diesem Zusammenhang jeder Frau empfehlen, ein Ritual zu vollziehen, z. B. einen Sack mit Ballast zu packen und diesen im Fluss zu versenken, oder (umweltfreundlicher): den Ballast aufzuschreiben und statt des wirklichen Mülls ebenfalls zu versenken, zu vergraben, als Flaschenpost dem Wasser anzuvertrauen oder als Briefchen in ein Astloch oder eine Wurzel zu stecken. Wichtig ist, sich diese Veränderung bewusst zu machen und sie sich bildlich vorzustellen.

Alte / Neue Partnerschaft

Die prickelnde Erotik der ersten Verliebtheit in lange zusammenlebenden Partnerschaften nimmt unwiederbringlich ab. Nicht allen (Eltern)Paaren gelingt es, das »Wir« im Vordergrund zu halten und die Beziehung zu pflegen, die ursprünglich die Keimzelle dieser Familie war, diese gegründet und aufgebaut hat. So gehen wir zunächst auf in unseren Rollen als »Mama« und »Papa« und vergessen das »Du« und »Ich«. Viele haben sich zwischen Fußballplatz und Fernseher, zwischen Karriere und Kegelabend so auseinandergelebt, dass sie gar nicht mehr recht wissen, welchen Menschen sie an ihrer Seite haben. Nach der großen Verliebtheit ebbt im Laufe der Jahre vielfach die Bereitschaft zu intensiven Gesprächen ab. Eine einseitige Kommunikation prägt viele Beziehungen.

Susanne: »*Was auch noch dazu kommt, die Partnerschaft verändert sich, jetzt fangen wir ja wieder an, wo wir mit dem ersten Kind aufgehört haben, und da musst du erst mal gucken.*«

Oft erst, wenn der Nachwuchs auszieht und die Partner wieder mehr Zeit haben, spüren Frauen wie Männer, wie sie sich in den zurückliegenden Jahren auseinandergelebt haben. Nicht wenige langjährige Ehen brechen zu diesem Zeitpunkt auseinander. Affären und Seitensprünge, unterschiedliche Interessen, Temperamente, Lebenskonzepte sowie verschiedene sexuelle Erwartungen werden nicht mehr durch den familiären Kitt unter den Teppich gekehrt. Vor allem letztere bergen jede Menge Konfliktstoff und stellen nicht wenige Beziehungen auf eine harte Probe. Viele verfallen regelrecht in Panik, wenn sie an einen Urlaub ohne Kinder denken oder mit den sexuellen Wünschen des Partners konfrontiert werden. Jede Menge Stress für langjährige Partnerschaften, ausgesprochen heikel, sensibel und konfliktträchtig und ein Tabuthema sondergleichen, wovon im dritten Kapitel »Liebe, Lust und Frust« noch ausführlich die Rede sein wird.

Körpersprache – Körpersignale – Körperweisheit

Symptome sind keine Krankheit

Oft haben Frauen im Zusammenhang mit den Wechseljahren und der Menopause unangenehme Empfindungen. Solche Symptome, die sich gegebenenfalls zu störenden Beschwerden auswachsen können, sind dennoch keine Krankheit! Es sind Anzeichen eines normalen Anpassungsprozesses, den jede Frau irgendwann zwischen Vierzig und Mitte Fünfzig durchlebt. Und wie jede hormonelle Veränderung im weiblichen Organismus, ob Pubertät, Menstruationszyklus, Schwangerschaft oder Wochenbett, fallen sie mal mehr oder weniger störend bzw. belastend aus.

Der amerikanische Neurologe Antonio Damasio nennt diese Symptome auch »somatische Marker« und meint damit jene Körperempfindungen, die unser Denken und Handeln begleiten. Dazu gehören: ein flaues Gefühl im Magen, ein spontanes Unwohlfühlen, ein Kloß im Hals, Gänsehaut, aufsteigende Hitze, verspannte Muskeln, ein »ungutes« Gefühl, aber auch positive Empfindungen wie wohlige Wärme im Bauch, ein weites Gefühl in der Brust, ein angenehmes Kribbeln. Auch solche von Frauen des Öfteren in den Wechseljahren geäußerten Beschwerden wie Hitzewallungen, Kopfschmerzen, Schlafstörungen, Stimmungsschwankungen, Rückenschmerzen sind nichts anderes als körperliche und seelische Reaktionen auf Ungleichgewichtszustände und Anpassungsvorgänge in uns selbst und in unserem Leben. Sie verraten viel über unseren momentanen Zustand und helfen einem guten Arzt, seine Diagnose zu stellen.

Für uns Frauen sind sie fast so etwas wie »alte Bekannte« oder ständige Begleiter, die uns in Abhängigkeit von unseren monatlichen oder biografischen Zyklen piesacken und bei stärkeren Beschwerden zum Arzt treiben. Doch während sie die Mainstream-Medizin ursächlich in unserer biologischen Natur verortet, sehen wir ihre wahren Ursachen viel komplexer.

Wir stützen uns hier auf Christine Northrup, die als eine der wenigen GynäkologInnen solche Beschwerden oder somatischen Marker nicht der weiblichen Biologie zuschreibt, sondern auf Störungen und Konflikte in deren sozialer Umwelt und Natur. Für sie ist die weibliche Biologie nicht so konstruiert, dass sie unerträgliche Schmerzen oder Beschwerden verursacht (Ausnahme: Geburt), weswegen sie auch die traditionelle schulmedizinische Gynäkologie mit solchen Problemen für schlichtweg überfordert hält. Dass sie sich mit dieser Position unter ihren Kollegen nicht gerade Freunde gemacht hat, müssen wir wohl nicht extra betonen. Northrup selbst gründete deswegen auch mit gleichgesinnten Kolleginnen ein alternatives Frauengesundheitszentrum, das seither ratsuchende Frauen ganzheitlich in Gesundheitsfragen (die sehr häufig Lebensfragen sind) berät und behandelt. Letzteres hauptsächlich mit naturheilkundlichen Methoden und Mitteln.

Von psychosomatischen Beschwerden spricht man dann, wenn sich die Betroffenen krank fühlen, ihre Beschwerden jedoch nicht auf eine organische Ursache zurückzuführen sind, sondern durch seelische Belastungen ausgelöst werden. Der Begriff *psychosomatisch* setzt sich zusammen aus den griechischen Wörtern für Seele (Psyche) und Körper (Soma). In unserer Alltagssprache finden sich viele Hinweise auf diese Wechselwirkung: Etwas liegt uns »schwer im Magen« oder sitzt uns »im Nacken«, eine Sache geht uns »unter die Haut« oder »an die Nieren«, der Schreck fährt uns »in die Glieder« oder es verschlägt uns »die Sprache«.

Schon im Volksmund gilt der Körper als Spiegel der Seele – im positiven wie im negativen Sinne. Wer mit sich und seinem Leben im Reinen ist, strahlt das nicht nur nach außen aus, sondern ist in der Regel auch gesundheitlich stabiler. Wer hingegen mit chronischem Stress, Konflikten, Ängsten und Belastungen zu tun hat, wird früher oder später psychosomatische Beschwerden ausbilden, die das Immunsystem schwächen und schließlich zu Krankheiten führen können. Es gibt keine Krankheit ohne psychosomatische Einflüsse. Studien weisen immer wieder darauf hin, wie stark die Zusammenhänge zwischen Sorgen, Nöten, Ängsten, negativen Gefühlen und Krankheitsbildern sind. Für viele Menschen, Ärzte, Psychosomatiker und Homöopathen ist es kein Zufall, *wann*, *wie* und *in welcher Art* ein Mensch an einem Organ erkrankt. Jede Krankheit hat immer auch etwas mit der eigenen Persönlichkeit und der Biografie zu tun. Jedes körperliche Missempfinden will uns etwas mitteilen, und wer lernt, diese Botschaften zu entschlüsseln, befindet sich schon auf dem Weg der Besserung. Wir können die seismografischen Qualitäten unseres Körpers nur dann besser verstehen lernen, wenn wir begreifen, wie eng gerade auch unser Hormonsystem mit unserer Gefühlswelt und Befindlichkeit korrespondiert. Genauso wie Hormone unsere Gefühle beeinflussen und verändern können, nehmen auch unsere Gefühle, unser Denken und Handeln Einfluss auf unser Hormonsystem. Exakt diese Wechselwirkung, dieses sich gegenseitige Beeinflussen und Verstärken, und zwar wiederum im positiven wie negativen Sinne, gehört ebenso zu unserer Natur wie das »Amen in der Kirche« – dummerweise tun wir uns oft so schwer damit, genau das zu erkennen.

In der Fachliteratur finden wir eine Reihe von Deutungen und Interpretationen für typische Beschwerden in den Wechseljahren, unter anderem diese:

Aufhören der Blutung
Der Körper hört auf, das »Nicht-mehr-fruchtbar-Werden« zu betrauern, frau hat damit abgeschlossen und ein anderes »Ventil« dafür gefunden.

Chaosblutungen (zu heftig, zu lange, zu oft, zu schmerzhaft)
Die Trauer ist so groß, dass die eigene Energie nicht sinnvoll genutzt, sondern widerstandslos in Form heftiger Blutungen abgegeben wird. Frau kann nicht aufhören zu trauern, aber anstelle psychischer Trauer wird körperlicher Schmerz empfunden.

Hitzewallungen

Frau ist »heiß« auf etwas – auf das Erreichen eines neuen Zustandes, evtl. auch auf ein sexuelles Abenteuer.

Schweißausbrüche

Treten normalerweise bei Anstrengung auf. Eine Geburt ist mehr als anstrengend, warum nicht auch eine geistige und körperliche Wiedergeburt?

Depression

Frau trauert um eine »Freundin«, die Menstruation, die sie annähernd vierzig Jahre lang jeden Monat begleitet hat, vielleicht trauert sie auch verpassten Chancen nach (vielleicht einem Kind?), hat keinen Mut und keine Energie, etwas Neues anzupacken, lässt sich treiben und verweigert das Leben.

Aggression

Frau ist wütend auf sich (vielleicht auch weil sie meint zu »versagen«?) und auf andere.

Starke Gewichtszunahme

Frau resigniert, weil sie erkennt, dass ihr Körper eine geringere erotische Ausstrahlung hat; körperliche Attraktivität zwecks Verführung eines Mannes mit dem unbewussten Ziel »Begattung« macht keinen Sinn mehr.

Abnahme der Libido

Erstens hat der Motor keinen »Sprit« (Östrogene) mehr, zweitens hat frau vielleicht nie gelernt, Sexualität einfach als Lustgewinn und egoistische Befriedigung zu betrachten, drittens ist vielleicht auch der gewohnte Partner zu fremd oder fade geworden.

Nehmen Sie bitte diese Deutungen nicht allzu wörtlich. Verstehen Sie sie als Anregungen zur eigenen Interpretation. Nur Sie selbst können den tieferen Sinn Ihrer Beschwerden entschlüsseln und für sich produktiv machen, indem Sie offen und ehrlich Ihre Beschwerden in Beziehung zu Ihrem Leben setzen. »Knüppeln« Sie diese sinnvollen Körpersignale nicht mit Medikamenten oder Hormonen nieder, sondern setzen Sie sich mit ihnen auseinander. Sonst laufen

Sie Gefahr, dass die wahren Ursachen wie ein Wasserstrudel Sie immer weiter nach unten ziehen. Selbsterkenntnis ist der erste Schritt zur Selbstheilung! Freilich bedarf es dazu auch des Wissens über normale biologische Abläufe und Zusammenhänge, daneben aber ebenso Vertrauen in sich, in die eigene körperliche Weisheit und Stärke und deren Selbstheilungskräfte.

Wenn du in der Jugend nicht sammelst, was willst du im Alter finden? (Sir. 25,5)

Bei normalen Wechseljahresbeschwerden empfehlen wir, sich dem in unserer Gesellschaft üblich gewordenen Mechanismus der Medikalisierung zu verweigern. Wir sollten uns mehr wert sein und der Welt unsere Existenz- und So-Sein-Berechtigung klarmachen. Wir sollten unser Wunderwerk, den weiblichen Organismus, besser verstehen lernen, wertschätzen und lieben. Nur so werden wir weniger angreifbar und manipulierbar von außen.

Selbstredend stellt auch kein Arzt bei psychosomatischen Beschwerden die Mitwirkung sozialer und sozialpsychologischer Faktoren in Abrede. Nur bei den typischen Wechseljahresbeschwerden stellt er bevorzugt das Schwanken der weiblichen Hormone oder die mangelnde Anpassung des weiblichen Körpers unter Generalverdacht. Bei menstruellen und klimakterischen Beschwerden, die häufig psychosomatischer Natur sind, führt das häufig zum wenig zielführenden »Herumdoktern« an Symptomen. Nicht selten schießt man so mit der sprichwörtlichen Kanone auf Spatzen. Oder es werden Kausalitäten hergestellt, die nicht da sind und weder zu einer sinnvollen Therapie noch zu einer sonstigen Lösung führen. Die Schulmedizin stößt an ihre Grenzen. Doch wie in der Geschichte »Des Kaisers neue Kleider« traut sich keiner, die Wahrheit zu sagen. Ärzten fällt es anscheinend schwer, zuzugeben, dass sie für etwas nicht zuständig sind oder etwas nicht wissen oder sogar etwas falsch therapiert haben, und auch uns fällt es allenthalben leichter, die Ursachen für unser Dilemma den schwankenden Hormonen in die Schuhe zu schieben als in unserem Leben danach zu suchen. Zu groß scheint der Vertrauens- und Imageverlust einerseits, zu groß aber auch die Angst vor Veränderung andererseits.

Für die Schulmedizin bleibt ein Symptom in erster Linie ein »Krankheitszeichen«, das auf eine Gesundheitsstörung bzw. eine Krankheit hinweist und deswegen zu behandeln ist (so die offizielle Definition). Und tatsächlich zeigen sie mitunter eine ernste Erkrankung an, aber eben nicht in jedem Fall. Nicht jedes Symptom ist ein Hinweis auf eine heimtückische Erkrankung – und schon gar nicht jene, die die Wechseljahre begleiten, also einen normalen hormonellen Umstellungsprozess. Dennoch scheint heutzutage der stillschweigende und so vernünftig klingende Pakt zwischen Arzt und Patient darin zu bestehen, lieber einmal zu viel als einmal zu wenig abzuklären. Zu groß ist die Furcht vor schwerwiegenden Krankheiten, zu negativ belastet ist unsere Sicht auf Symptome. Dass Symptome keineswegs nur Überbringer negativer Nachrichten sind, sondern auch positive Funktionen erfüllen, wird für Unfug, esoterischen Blödsinn, homöopathische Quacksalberei oder gar für unterlassene Hilfeleistung gehalten. Hinzu kommt: Findige Juristen erstreiten gelegentlich horrende Summen als Schmerzensgeld, falls ein Symptom einmal falsch gedeutet wurde.

Und vergessen wir nicht: Im Erfinden neuer Leiden werden pharmazeutische Firmen und medizinische Interessenverbände ständig einfallsreicher, aber auch skrupelloser. Krankheit, darauf verweist u. a. der Medizinjournalist Jörg Blech, wird zum »Industrieprodukt«. Gesundheit ohne Pillen scheint gar nicht mehr vorgesehen zu sein, und wer keine therapeutischen Mittel *gegen Krankheiten* braucht, nimmt welche *für die Gesundheit*. Krankheitserfinder verdienen ihr Geld an gesunden Menschen, denen sie einreden, sie seien krank. Leiden nicht auch Sie gelegentlich unter Müdigkeit, schlechter Laune oder Unlust? Oder mangelt es Ihnen manchmal an Konzentration? Die Liste ließe sich beliebig fortsetzen. Die Wahrheit ist: Heutzutage reicht es schon aus, wegen eines unspezifischen Symptoms den Arzt zu konsultieren oder einen von der Norm abweichenden medizinischen Befund aufzuweisen, um sofort medikamentös versorgt zu werden. Nur selten verlässt ein Patient die Arztpraxis ohne Rezept. Wahr ist aber auch: Manch ein Patient fühlt sich ungeliebt oder nicht ernst genommen, wenn der Doktor ihm kein Rezept in die Hand drückt. Und so stellen sich Arzt und Patient viel zu selten die Frage, ob die Symptome nicht auszuhalten sind, *bevor* sie zur »chemischen Keule« greifen.

Die neuen weiblichen Krankheiten »klimakterisches Syndrom«, »Östrogenmangel« oder »Hormonmangel« mit den angeblich gravierenden negativen Folgen für Gesundheit, Alter und Lebenszufriedenheit erfand man übrigens just in dem Augenblick, als es gelang, naturidentische Hormone industriell herzustellen. Ein Schelm, der Böses dabei denkt.

Was bei ernsten Erkrankungen oder auch zum Beispiel starken Schmerzen eine segensreiche pharmazeutische Erfindung darstellt, führt nicht selten zu einer »Symptomverschiebung«. Gemeint ist damit, dass ein medikamentös wegtherapiertes Symptom an anderer Stelle wieder auftaucht. Die Folge: ungeahnte Komplikationen und Krankheiten, die nun erst recht eine aufwändige Behandlungsspirale in Gang setzen. Dies ist vergleichbar mit einer feuchten Wand in einem Haus: Man kann sie streichen, dann sieht sie vier Wochen lang gut aus, wird aber schnell wieder nass und setzt Schimmel an, weil das Fundament nicht saniert wurde. Die Risiken und Nebenwirkungen, die in jeder Packungsbeilage nachzulesen sind, wie auch die noch gar nicht bekannten, unkalkulierbaren Wechselwirkungen mit anderen Medikamenten, sollten jeden mahnen, diese nur bei ernsthaften Erkrankungen in Kauf zu nehmen.

Also nochmals: Nehmen Sie die Symptome gelassen, schalten Sie besser ein bis zwei Gänge zurück und gönnen sich und Ihrem Körper mal eine Auszeit von Stress und Hektik, probieren Sie lieber einmal Naturheilpräparate aus, als sich in eine vorschnelle Dauermedikamentierung zu begeben. Meist regeln Ihre Selbstheilungskräfte das mit der Zeit selbst.

Verändern Sie ihren Blick auf die klimakterischen Symptome, begreifen Sie sie als Zeichen, Signale, Weckrufe, ja sogar Freunde Ihres Körpers, die Ihnen auf ihre unnachahmliche Weise zu verstehen geben, dass etwas in Ihrem Leben nicht so ist, wie es eigentlich sein sollte. Sehen Sie sie als Boten, die auf körperliche, seelische Ungleichgewichte und/oder Störungen hinweisen. Anstatt mit Pillen gegen sie anzugehen und dadurch womöglich auf eine andere Ebene zu drücken, sollten Sie ihnen nachspüren und schauen, was Sie in Ihrem Leben plagt, ängstigt und quält. Es ist wichtig, auf unsere »Körperweisheit« zu hören (Christiane Northrup), sie als Zeichen in dieser Lebensphase richtig einzuordnen und zu entschlüsseln (Susan Love) bzw. als »Kommunikationsmittel« zu begreifen, um nach den »Ursachen in der Tiefe zu fahnden« (Rüdiger Dahlke).

Aber wie im Altertum »bestraft« man lieber den Überbringer der schlechten Nachricht, als sich der Ursache des Problems zuzuwenden.

Psychobiologen verweisen darüber hinaus auf zwei das »klimakterische Syndrom« nicht minder betreffende Fakten.

Erstens halten sie es für bewiesen, dass hinter vielen hormonellen Veränderungen (vor allem Schwankungen und Schüben) im Gehirn und Körper in Wahrheit fortdauernde belastende Stresssituationen stehen.

Zweitens steht für sie außer Frage, dass Symptome, die sich in Zeiten hormoneller Veränderungen zeigen, stärker werden können, weil Körper und Seele deutlich empfindsamer reagieren. Vor allem ungelöster emotionaler Stress verschärfe in der Regel ein Hormonungleichgewicht und mache Frauen anfälliger für Symptome. Darüber hinaus – und darauf machen wiederum auch Psychotherapeuten aufmerksam – spielen die individuell erlernten Verarbeitungstechniken eine wichtige Rolle. Frauen reagieren auf Belastungen nämlich höchst unterschiedlich – je nach Lebenserfahrung, Persönlichkeit, Temperament und der individuellen Fähigkeit, mit Stress umzugehen.

Wechseljahresbeschwerden / Tipps und Ratschläge

Alle hormonellen Wechsel im Leben von Frauen *können* (müssen aber nicht) eine kritische Zeit sein, die sie anfälliger für Probleme aller Art macht. Je weniger stabil ein System ist, desto störanfälliger und beeinflussbarer ist es bekanntlich von außen wie von innen. Ein Tisch auf vier Beinen steht stabiler als einer auf drei Beinen und bricht selbst unter schweren Lasten nicht so schnell zusammen.

Dr. Ursula Meiners

In meiner frauenärztlichen Praxis mache ich immer wieder die Erfahrung, dass die meisten Frauen zwischen 35 und 55 irgendwann mal eine handfeste persönliche oder gesundheitliche Krise durchmachen, deren Ursachen und Beschwerden diese häufig selbst in die »Wechseljahre-Schublade« stecken. Dabei haben diese Durchhänger eigentlich nichts mit den Wechseljahren zu tun, außer dass sie zufällig mit diesen zeitlich zusammenfallen.

Ein Beispiel: Eine gute Freundin, die sich mit Anfang Vierzig nach vielen, vielen Kämpfen mit sich selbst und ihrem Partner schließlich scheiden ließ, sich beruflich aus dem Nichts mit sehr viel Zähigkeit, Energie und Phantasie ein Standbein schuf, ihren drei Kindern – trotz aller Widrigkeiten – Abitur und Studium ermöglichte, brauchte erst diese Lebenserfahrung, die Scheidung, um gereift in die nächste Lebensphase zu wechseln. Jahrelang verging kaum eine Woche, in der nicht Verzweiflung bis hin zu Suizidgedanken, Selbstverachtung und Mangel an Selbstvertrauen ihre Gedanken beherrschten, verbunden mit gynäkologischen Beschwerden aller Art bis hin zum (nicht bestätigten) Verdacht auf Brustkrebs. Heute ist sie Anfang Fünfzig, ihre Kinder sind mehr oder weniger unabhängig, sie hat so gut wie keine klimakterischen Beschwerden und menstruiert regelmäßig. Sie ist überzeugt davon, dass sie »ihren Mist« mit Anfang Vierzig »abgeladen« hat und nur deshalb jetzt so frei leben kann. Auch in ihrem Fall wären Hormone oder sonstige Medikamente mit Sicherheit die falsche Therapie gewesen.

Lebens- und Gesundheitskrisen, so wenig wünschenswert sie auch sind, formen einen Menschen, sie lassen ihn reifen und weiser werden.

Wir haben gelernt: Die Schwere der Symptome hängt von vielen Faktoren ab, hauptsächlich jedoch von der Größe der täglichen Belastungen und Stressfaktoren, aber auch vom allgemeinen Gesundheitszustand und den individuellen Verarbeitungstechniken.

Belastend kann Vieles sein: Dinge, über die frau sich ärgert oder denen gegenüber sie sich machtlos und ohnmächtig fühlt, die sie überfordern oder nicht zur Ruhe kommen lassen – all das vertieft das gefühlte Hormonungleichgewicht und ruft über kurz oder lang Beschwerden unterschiedlichster Art hervor.

Aber: Welch gewaltige Zumutung und zugleich Herausforderung für uns weibliche Kontrollfreaks! Der Körper macht einfach, was er will. Und dieses Unkontrollier- und Unvorhersehbare sowie die Wucht der Beschwerden haben schon manch eine Frau, die glaubte, alles fest im Griff zu haben, aus der Bahn geworfen. Wer versteht da nicht die Frauen, die mit den Möglichkeiten der künstlichen Hormonbeeinflussung ihren Körper wieder kontrollieren möchten? Nach westlichen Standards sozialisiert, leben wir ein normiertes Leben und sind stolz auf unseren Verstand, unsere Vernunft und unser Leistungsverhalten. Und nun verhält sich unser Körper alles andere als normgerecht – das können und wollen wir nicht verstehen.

Wechseljahresbeschwerden haben eine große Variationsbreite in ihrer Häufigkeit und Intensität. In der Literatur wird eine Vielzahl von Beschwerden dem Klimakterium zugerechnet. Grob unterscheidet man zwischen somatischen, psychischen, unspezifischen und altersbedingten Beschwerden und Erkrankungen. Zwar zählen letztere überhaupt nicht in diese Rubrik, dennoch werden sie in Fach- und Sachbüchern nicht selten im selben Atemzug genannt.

Neben den Leitsymptomen wie Hitzewallungen, Schweißausbrüchen, Schlafstörungen, Blutungen und Gefühlsschwankungen werden in der Literatur auch Nebensymptome aufgelistet wie Schwindel, Herzrasen, Müdigkeit, Reizbarkeit, Panikattacken, Stimmungsschwankungen (bis hin zu Depressionen), Gedächtnisstörungen, Inkontinenz, Blasenentzündung, Blasen- und Gebärmuttersenkung, Verstopfung, Durchfall, trockene Haut, Bindegewebsschwäche, Gewichtszunahme, Gelenk- und Muskelschmerzen, Haarausfall am Kopf und verstärkter Haarwuchs im Gesicht.

Solch eine Auflistung von potenziellen Beschwerden ruft schlimmste Ahnungen und Befürchtungen über das Klimakterium wach. Dabei haben die meisten der hier aufgeführten Beschwerden nichts mit dem Klimakterium, sondern vielmehr mit Krankheiten bzw. dem Älterwerden zu tun. Die Symptomatik von Schilddrüsenerkrankungen beispielsweise liest sich wie das Einmaleins eines Lehrbuchs über das Klimakterium, und sie sind gar nicht selten in diesem Alter.

Wir interviewten Frauen, die große Ängste vor ihrem Klimakterium äußerten, weil sie sich mit Schrecken an das ihrer Mutter, Schwester oder Kollegin erinnerten, die depressiv wurden oder anderweitig ernsthaft erkrankten. Irgendwann stellten sie jedoch verblüfft und erleichtert fest, dass sich dieser Spuk bei ihnen nicht wiederholte. Wir sprachen aber auch mit Frauen mit gegenteiligen Erfahrungen – Frauen, die keinen Gedanken an klimakterische Beschwerden verschwendeten und plötzlich, aus heiterem Himmel, von ihnen aus ihrer bisherigen Bahn gekickt wurden. Wir erfuhren aber auch, dass bereits vorhandene gesundheitliche Probleme oder stark belastende Situationen sich häufig mit klimakterischen Beschwerden mischten und oft zu einer gesundheitlich rasanten Talfahrt führten, die aber von den Frauen selbst oft erst Jahre später als Auslöser oder Verstärker entlarvt wurden.

All die oben genannten Symptome unterscheiden sich – und das ist weniger bekannt – gar nicht so sehr von denen, die Männer dieses Alters zu Protokoll geben. Selbst das Schwitzen ist bei beiden Geschlechtern ausgeprägt und keine nur Frauen betreffende »biologische Schikane«, wie neuere Untersuchungen zeigen.

Vermutlich sollten wir uns allmählich an den Gedanken gewöhnen, dass das viel diskutierte »klimakterische Syndrom« eine bewusst und zielstrebig aufgeblähte Luftnummer ist, mit der sich (auch in Zukunft) prächtig Geld verdienen lässt und hinter deren erfolgreicher Einführung und Verbreitung einflussreiche Interessengruppen stehen. Es scheint dringend geboten, uns aus der beherrschenden Definitionsmacht und Behandlungshoheit dieser medizinisch-pharmakologischen Professionen zu lösen.

Wir mögen oftmals müde, abgespannt, überarbeitet sein, möglicherweise verunsichert wegen etwaiger nerviger klimakterischer Beschwerden und deshalb empfindsamer, ungeduldiger und kraftloser als früher. Aber wir sind nicht krank.

Symptome fordern uns auf, mit unserem Körper und unserer Seele achtsamer und rücksichtsvoller umzugehen. Wer diese Zeichen übergeht oder gar medikamentös unterdrückt, darf sich nicht wundern, wenn er schließlich ernsthaft erkrankt.

Diese Phase der hormonellen Umstellung kann zu einer Tortur werden, wenn es frau nicht gelingt, ihr Leben von Energie- und Gesundheitsfressern zu befreien. Das Klimakterium ist – inklusive aller Beschwerden – eine Metamorphose.

Wir öffnen die Tür für die nächste, aktive Lebensphase.

Gehen wir durch diese Tür ständig zurückblickend und voller Selbstzweifel? Oder gehen wir selbstbewussten und erhobenen Hauptes durch sie hindurch?

Fakt ist: Es ist ein Umbruch. Wir können nicht beständig so weitermachen wie bisher. Wenn es uns gelingt, die körperlichen Signale ernst zu nehmen und zu entschlüsseln, können wir die notwendigen Veränderungen in unserem Leben vornehmen. Erst dann öffnet sich die Tür – hin zu einem aktiven Alter.

Hormone helfen dabei nicht, höchstens vorübergehend. Sie unterdrücken die Symptome, können aber nicht heilen. Heilung kommt immer von innen, nie von außen. Viele Gynäkologen verwechseln Ursache und Wirkung und glauben uns einen Gefallen zu tun, indem sie uns Hormone verordnen. Damit »köpfen« sie lediglich die »Boten«, die Symptome verschieben sich oft genug auf eine andere Ebene.

Es ist allerhöchste Zeit, dass wir unser Klimakterium wieder in Besitz nehmen. Wir müssen es »zurückholen von denen, die versuchen, es an unserer Stelle zu definieren« (Susan Love) – und wir müssen diejenigen nüchtern betrachten, die es für die Medizin vereinnahmen wollen.

(Hexen-)Tanz auf dem Vulkan: Hitzewallungen und Schweißausbrüche

Hitzewallungen mit oder ohne Schweißausbruch sowie Schwindelgefühl sind die häufigsten Symptome während der Wechseljahre. Sie sind lästig, gesundheitlich aber unbedenklich.

Die Angaben über die Intensität, den Zeitpunkt, die Auslöser ihres Auftretens und die Häufigkeit schwanken je nach Studie beträchtlich. In Europa und Nordamerika gelten sie als *das* klimakterische Leitsymptom. In der medizinischen Fachliteratur werden sie als ein unvermeidliches Naturereignis beschrieben, als »Blitz aus heiterem Himmel«, ähnlich einem Vulkanausbruch mit anschließend sintflutartigen Regengüssen. Und genauso erleben manche Frauen die Hitzewallungen: als etwas, wogegen sie sich absolut nicht wehren können, dem sie ohnmächtig ausgeliefert sind. Dabei lassen sie sich sehr wohl beeinflussen, wie wir noch zeigen werden.

Meist dauern sie eine halbe Minute bis drei Minuten, wobei sich das Hitzegefühl bei starken Wallungen oft über Gesicht, Hals, Nacken und Oberkörper ausbreitet, bei schwachen dagegen nur in Form eines leichten Kribbelns, einer erhöhten Herzschlagfrequenz (von Herzklopfen bis -rasen) oder eines lokal begrenzten Schwitzens auf der Oberlippe, im Nackenbereich oder anderswo zu spüren ist. Gelegentlich gehen sie mit einer Hautrötung, starken Schweißausbrüchen, Übelkeit, Schwindel und einem anschließenden Frösteln einher.

Dr. Sabine Hamm

Heide, eine gute Freundin, litt zeitweilig stark unter Hitzewallungen. Sie beschreibt sie folgendermaßen:

»Stell dir eine Person vor, die normalerweise immer friert und plötzlich das Gefühl hat, als ob drinnen eine Flamme angezündet wird. Du hast null Chance, dich dagegen zu wehren. Dir wird sehr heiß, verbunden mit einem Schweißausbruch, und du machst Dinge, die du ansonsten nicht machst: Fenster aufreißen, Jacke ausziehen. Anschließend friert man, fröstelt und fühlt sich total eklig, durchgeschwitzt. Der ganze Körper, von oben bis unten, besonders Nacken und Haare, sind schweißnass, morgens kann man das Nachthemd auswringen.«

Ihr brachte das sogar eine Sommergrippe ein. Dieser Spuk dauerte ungefähr ein halbes Jahr, ein Vierteljahr davon extrem – mehrmals in der Stunde. Besonders heftig schwitzte sie, als ihre Blutungen, die bis dahin regelmäßig kamen, unregelmäßig wurden. Nachdem sie ganz aufhörten, schwächten sich auch ihre Hitzewallungen ab. Mit ihnen konnte sie dann gut umgehen:

»Ich merkte zwar, wie die Wallung kam, aber sie war erträglich, fast angenehm.« Und noch drei weitere interessante Selbstbeobachtungen teilte sie uns mit: erstens, wie Stress, Anspannung und Kaffee ihre Wallungen förderten; zweitens, um wie viel besser sie sich mit ihnen arrangierte, als sie sich einmal eine berufliche Auszeit gönnte; und drittens, dass sie kaum jemand anderes bemerkte. Erfahrungen, die auch andere Frauen teilen und die mittlerweile durch verschiedene Untersuchungen wissenschaftlich belegt wurden.

Hitzewallungen können drei bis fünf Jahre andauern, ausnahmsweise auch länger, dann aber vermutlich durch andere Ursachen ausgelöst. Im Klimakterium selbst durchfluten sie Frauen meist kurz vor ihrer Menstruation, wenn ihre Östrogenkonzentration am niedrigsten ist. Man vermutet hier einen Zusammenhang, zumal betroffene Frauen auf Östrogengaben gut ansprechen. Allerdings ist die Ursachenforschung weit komplizierter und nicht nur eine Frage des Östrogenspiegels. Über die wirklichen Ursachen ist nämlich relativ wenig bekannt. Tatsache ist, dass der Östrogenabfall die Wärmeregulation des Körpers verändert und viele chemisch komplizierte Abläufe nach sich zieht. Daneben weisen eine Vielzahl von Untersuchungen aber auch auf qualitativ ganz andere Ursachen als Auslöser bzw. Verstärker von Hitzewallungen und Schweißausbrüchen hin. Diskutiert werden besonders:

(1) emotionale Erregungszustände, Ängste, Spannungen, Stress etc.
(2) Nebenwirkungen von Medikamenten und Folgen chirurgischer Eingriffe (Entfernung von Eierstöcken, Gebärmutter, Schilddrüse; Einnahme von Schilddrüsenmedikamenten, Beta-Blockern, Antidepressiva)
(3) Symptom von Krankheiten (Schilddrüsenüberfunktion, Krebserkrankungen, chronische Entzündungen)
(4) schwül-warme oder stickige Temperaturen
(5) Ernährungsgewohnheiten (speziell: Kaffee, Alkohol und Nahrungsmittel, die reich an einfachen Zuckern und Kohlenhydraten sind)
(6) Rauchen

Sie alle stehen im Verdacht, Hitzewallungen zu verstärken; einen generellen Auslöser konnte man jedoch noch nicht ausmachen.

Ebenso wenig bekannt ist, dass sich einige Frauen im Klimakterium von echten Kaltblütern plötzlich in Warmblüter verwandeln. Gingen sie früher nie ohne Wärmflasche, Heizkissen oder dicke Socken ins Bett, verzichten sie nun darauf.

Dr. Sabine Hamm, Dr. Ursula Meiners

Eine gute Freundin erzählte uns, wie sie mit Anfang Vierzig erstmals bemerkte, dass ihre normalerweise stets eiskalten Füße plötzlich warm waren, mitunter sogar unangenehm heiß. Anstatt vor dem Schlafengehen warme Fußbäder zu nehmen, steckte sie plötzlich ihre Füße in kaltes Wasser. Sie fühlte sich so, »*als hätte jemand meinen inneren Temperaturregler von kalt auf warm gedreht*«. Eine für sie befremdliche Veränderung, mit der sie sich erst einmal arrangieren musste. Aus Gewohnheit zog sie sich nicht selten dennoch zu warm an, schlief in zu dicken Daunenbetten und drehte die Zimmertemperatur viel zu hoch.

Rosi, eine Diskussionsteilnehmerin, fragte bekümmert in die Runde, was sie mit ihren vielen selbst gestrickten dicken Wollpullovern tun solle, in denen sie nur noch schwitze und die sie deswegen nicht mehr anziehen könne.

Merkwürdig, dieses Phänomen, das niemand schlüssig erklären kann. Wir haben die Erfahrung gemacht, dass jede betroffene Frau denkt, nur ihr geschehe dies. Dabei schlagen zum Beispiel auch wir beide uns seit Jahren mit manchmal brennend heißen Fußsohlen durchs Leben – ein Symptom, für das selbst Ursula keine Erklärung hat und das weder in gängigen medizinischen Lehrbüchern noch in gynäkologischen Arztpraxen bekannt zu sein scheint. Egal wem wir davon erzählen, jeder schaut uns ungläubig bis belustigt an. Sabine nahm deswegen schon ein Kühlaggregat statt einer Wärmflasche mit ins Bett. Erst seit Kurzem kann sie das Kind beim Namen nennen: es ist eine *neuropathologische Störung*. Ursache? Unbekannt. Therapie? Medikamente aus der Gattung der Antidepressiva – man weiß ja nie, ob frau nicht eventuell durchdreht …

Am meisten belastend empfinden Frauen ihre Hitzewallung, wenn ihr Schlaf dadurch gestört ist, sie schweißnass aufwachen und nicht mehr einschlafen können. So ist es kein Wunder, dass ungefähr 60 bis 80 Prozent der von starken Hitzewallungen heimgesuchten Frauen auch unter manifesten Schlafstörungen leiden.

Hitzewallungen sind darüber hinaus vielen Frauen peinlich. Sie fühlen sich durch diese »blöde« Körperreaktion bloßgestellt, d. h. nicht nur beeinträchtigt, sondern auch als Frau im Klimakterium »enttarnt«. Sie schämen sich für ihren roten schweißnassen Kopf oder für die verschwitzten Klamotten, fühlen sich in ihrem Selbstwertgefühl verletzt. Wer deswegen dann auch noch von seinen »lieben Mitmenschen« aufgezogen wird, dem bleibt eigentlich nur als Strategie die Offensive. Susan Love, die bereits zitierte Ärztin und Buchautorin, trägt ihre Hitzewallungen mittlerweile mit Humor und Gelassenheit. Zeitweilig trug sie einen Anstecker mit dem kessen Spruch: »Ich habe keine Hitzewallungen, sondern Energieschübe.« Sie steht zu ihnen und versucht nicht, sie zu verbergen. Fragt sie jemand, warum sie in einem kühlen Raum ihre Jacke ablegt, antwortet sie: »Ich habe nur eine Hitzewallung.«

Der größte Kritiker lauert jedoch selten im Umfeld, sondern in einem selbst. Psychotherapeutin Julia Onken rät allen, die sich diese Sache zu sehr zu Herzen nehmen, sich beim Nahen einer Hitzewallung einmal tunlichst ganz unaufgeregt vor den Spiegel zu stellen und zu schauen, was passiert. Meist – so ihre Erfahrung – schaue das Spiegelbild gar nicht so niederschmetternd aus, wie frau sich oft fühlt.

Oft denken Frauen, dass mit den Hitzewallungen auch unangenehme Gerüche einhergehen, was vielfach als noch fürchterlicher als das Schwitzen empfunden wird. Ob das nur Einbildung oder Fakt ist, sollte frau einmal ruhig hinterfragen. Eine vertraute Freundin kann da helfen und Manches klarstellen. Möglicherweise kann sich frau auch einfach nur nicht riechen, so wie sie ist – keine Seltenheit in unserer bisweilen überhygienischen, von einer gigantischen Schönheitsindustrie beherrschten Körperkultur, die Frauen ständig unter die Dusche springen und nach Bedarf die Kleidung wechseln lässt. So finden Bakterien kaum noch einen Nährboden für jedwede Geruchsbildung auf der Haut. Bekanntlich riecht Schweiß auf frisch gewaschener Haut kaum. Die Haut ist auch unser größtes Ausscheidungsorgan und – abhängig von dem, was gegessen, getrunken, geraucht wird bzw. vom allgemeinen Gesundheitszustand – nicht frei von Ausdünstungen aller Art. Auch hormonelle Umstellungen scheinen eine Rolle zu spielen: So berichten Mütter pubertierender Töchter häufig über einen anderen Körpergeruch ihrer Töchter vor der Periode. Vielleicht ändert sich auch der Körpergeruch mit der hormonellen Umstellung im Klimakterium – was wir aber nur vermuten können. (Wir kennen keine Untersuchungen hierzu.)

Viele Frauen – nur von denen redet niemand – empfinden ihre Hitzewallungen überhaupt nicht als lästig oder quälend. Vor allem nicht, wenn sie nicht so heftig ausfallen und sich das Schwitzen in Grenzen hält. Manche genießen sogar, »*wie die Wärme durch den Körper strömt*«, »*die kalten Füße wärmer werden*«, »*die innere Wärme die winterlichen Temperaturen erträglicher macht*« oder dass »*man sich nicht mehr so warm anziehen muss*«, sogar »*im Winter Dekolleté zeigen*« kann oder dass man spürt, wie viel »*Leben und Energie*« noch im Körper ist.

Anstatt sich der Hitzewallungen zu schämen, sollte man offensiv und produktiv mit ihnen umgehen – wie mit den anderen Symptomen der Wechseljahre auch. Northrup definiert Hitzewallungen als »Körperweisheit« und rät dazu, sie als Chance zu begreifen, das eigene Leben einer Bestandsaufnahme zu unterziehen, die täglichen Belastungen zu prüfen und neu zu organisieren, neue Ziele zu entwickeln und schließlich gesündere Grenzen zu setzen.

Auch Julia Onken interpretiert Hitzewallungen als ein Zeichen freiwerdender Energie. Mit einer positiven Einstellung könne man die Hitze nicht mehr nur als lästig empfinden, sondern als etwas »Sonnenhaftes«, als ein Symbol für das Feuer in einem selbst: »Lass dich in Wallung bringen, lass die alten Gedanken und Einstellungen, Vorstellungen und Werte so richtig in dir herumwirbeln. Und wenn die Wallung vorbei ist, dann räume alles wieder ein, untersuche bei dieser Gelegenheit, welche Gedanken du wieder in dich aufnehmen und von welchen du dich verabschieden möchtest. Die Zeit der Wechseljahre ist die geeignete Zeit, alte, übernommene Wertvorstellungen gegen Neues, Eigenes auszuwechseln.« (Onken 2000, S. 156)

Auch die Psychologin Heike Olbricht ermutigt Frauen, den Symptomen eine positive Bedeutung zuzuschreiben. Das hält sie bereits für eine geglückte Selbsttherapie bzw. Selbstheilung. Anhand der Symptome erkennt frau ihre hormonelle Umstellung; sie zeigen ihr, dass sich etwas in ihr ändert. Nach heutigen Standards ist das natürlich kein präziser Indikator, schon gar nicht für jemanden, der nicht geübt ist, die Sprache seines Körpers zu verstehen. Dennoch zeigen die Symptome aussagekräftiger als jede Hormon(Blut)diagnostik die klimakterischen Veränderungen an, wie sogar Gynäkologen zugeben müssen.

Laborwerte spiegeln immer nur einen momentanen Zustand und können daher, da die Hormone im Verlauf des Zyklus und des Allgemeinbefindens sehr schwanken, kaum aussagekräftig sein.

Viele Frauen berichten über Hitzewallungen, die aus dem Bauch kommend nach oben gehen. Vielleicht »*kommt*« es diesen Frauen »*einfach hoch*«? Vielleicht ist etwas »*zum Kotzen*«? Möglicherweise zeigt uns der Weg der Hitzewallung auch nur die Richtung, nämlich über das Herz in den Kopf und somit in den Verstand – der uns wiederum sagen kann, wo und wie wir etwas ändern sollten.

Nach Vorstellung der traditionellen chinesischen Medizin entsteht Krankheit da, wo keine Energie mehr fließt. Aber bei einer Hitzewallung fließt Energie! Und was für welche! Insofern sollten wir unserem Körper für dieses Signal danken und dessen positive Bedeutung erkennen.

Die lästigen Hitzewallungen und Schwitzattacken haben noch eine weitere positive Seite: Sie sind eine nützliche Reaktion des Körpers. Die Heilpraktikerin Susun Weed sieht sie als Möglichkeit, überschüssige Wärme aus dem Körper abzuführen, wenn frau nicht mehr menstruiert. Vermutlich erfüllen sie darüber hinaus sogar reinigende Aufgaben bzw. noch weitere, derzeit noch gänzlich unbekannte Funktionen.

Wir fragen uns, ob wir nicht der Sinnhaftigkeit unserer Körperreaktionen grundsätzlich mehr vertrauen sollten als ihnen prinzipiell zu misstrauen und Symptome mit Medikamenten, die immer auch Risiken und Nebenwirkungen bedeuten, zu behandeln? Wenn wir sie pathologisieren, verkennen wir ihre potenzielle Nützlichkeit und tappen in die »Hormonfalle«.

Und noch eine Anmerkung zum Schluss, die vielleicht manche Frau milder stimmt: Hitzewallungen sind gar nicht so geschlechtsspezifisch, wie wir immer denken. Auch Männer sind davon betroffen. Das belegen Untersuchungen, u. a. eine schwedische Befragung aus dem Jahr 2003 bei gesunden Männern im Alter von 55–75 Jahren, die nachwies, dass Männer dieses Alters mehr Schweiß als Frauen ausscheiden.

Die Problematik des Schwitzens scheint aber nur auf Frauen fokussiert. Warum eigentlich? Will uns jemand etwas einreden? Uns vielleicht manipulieren? Oder ist es einfach nicht »kniggegemäß«, dass Frauen schwitzen?

Tipps und Ratschläge

Wählen Sie Ihre Kleidung nach dem Zwiebelprinzip. Je nach Ihrem Wärmeempfinden können Sie auf diese Weise schnell reagieren, indem Sie entweder Sachen aus- oder anziehen.
Bevorzugen Sie Kleidung aus Baumwolle bzw. Naturfasern. Angenehme Trageeigenschaften besitzt auch Sport- oder Funktionsunterwäsche. Letztere transportiert den Schweiß weg vom Körper und ist pflegeleicht.

Schlafen Sie in einem weiten weichen Baumwoll-T-Shirt (evtl. aus dem Schrank Ihres Mannes) und legen Sie sich ein weiteres oder zwei zur Reserve ans Bett. Schlafen Sie am besten bei offenem Fenster.
Falls Sie nachts sehr stark schwitzen, legen Sie sich zwischen zwei Laken, dann müssen Sie nicht gleich die ganze Bettwäsche wechseln. Am besten schlafen Sie unter einer leichten Sommerdecke,

falls sie frieren, legen Sie noch eine weitere Decke obendrauf. Das dicke Daunenbett hat vorerst ausgesorgt.

Machen Sie **Sport**, besonders Ausdauersport wie Walken, Joggen, Radfahren. **Frauen, die viel in Bewegung und körperlich aktiv sind, leiden seltener unter Hitzewallungen, Schlafstörungen und Stimmungsschwankungen.** Schon wenn Sie dreimal wöchentlich eine halbe Stunde zügig an der frischen Luft spazieren gehen, werden Sie eine Verbesserung spüren.

Sorgen Sie dafür, dass Ihr Kreislauf angeregt wird. Alles, was ihn auf Trab bringt, wie Bewegung, Wechselduschen, Bürstenmassage, Sauna, Dampfbäder und kühlende Armbäder, eignet sich hierfür. Bereits morgendliche Trockenmassagen mit Bürste oder Handschuh machen Ihren Körper weniger anfällig für Hitzewallungen.

Gönnen Sie sich in Stresszeiten ein besonderes Verwöhnprogramm, etwa besinnliche Badewannenstunden, Massagen, Entspannungsübungen, Yoga oder Meditation.

Bekommen Sie tagsüber Hitzewallungen, halten Sie beide Handgelenke unter fließendes kaltes Wasser (der Wasserstrahl sollte dort auftreffen, wo normalerweise der Puls gefühlt wird)**, machen Sie ein Fenster auf und legen Sie sofort Sachen ab.** Das kann Ihnen bereits über einen Hitzeschub hinweghelfen.
Und noch ein praktischer Tipp: Nehmen Sie einfach immer ein mildes Deodorant, einen Waschlappen oder ein Reserve-T-Shirt mit.
Ein bewährtes Mittel gegen Hitzewallungen am Tag ist Wassertreten. Füllen Sie eine Badewanne knöcheltief mit kühlem Wasser. Gehen Sie nun in der Wanne spazieren beziehungsweise treten Sie auf der Stelle. Ein Fuß ist immer im Wasser, einer in der Luft. Hören Sie auf, wenn der Kälteschmerz einsetzt.

Bei Schwindelgefühlen: einen Waschlappen mit kaltem Wasser tränken, leicht auswringen und von der rechten Hand zur Schulter hin waschen, noch mal zurück, dann wieder bis in die Achselhöhle hinauf. Mit dem anderen Arm verfahren Sie genauso. Zum Schluss einige Male mit dem Lappen über Brust und Nacken reiben. Den Lappen immer wieder nass machen.

Bei Ameisenlaufen in Armen oder Beinen helfen Ihnen Wassergüsse: Schrauben Sie den Brauseteil der Dusche ab und lassen Sie das Wasser warm auf die Haut laufen, so dass es eine »Platte« bildet. Nun den Wasserstrahl von der Außenseite des rechten Fußes bis zur Leistengegend führen, etwas verweilen, an der Innenseite zurückkehren und mit dem anderen Bein die gleiche Prozedur. Dann an der Außenseite der rechten Hand bis hin zum Schulterblatt duschen, etwas verweilen, an der Innenseite zurückkehren und den anderen Arm vornehmen. Ist Ihr Körper richtig erwärmt, die gleiche Prozedur mit kaltem Wasser wiederholen. Wasser kurz abstreifen und für eine Viertelstunde ins Bett legen.

Vermeiden Sie Zigaretten, Alkohol, Kaffee, schwarzen Tee und **scharf gewürzte Speisen**, denn diese treiben Ihre Temperatur in die Höhe.

Salbei wirkt schweißregulierend. Bei Schweißausbrüchen und Hitzewallungen können Sie über mehrere Wochen hinweg jeden Tag vier Tassen davon trinken: Ein Teelöffel Salbeiblätter mit 250 ml kochendem Wasser übergießen und 10 Minuten ziehen lassen. Danach absieben.
Bei Nachtschweiß eine Tasse eine Stunde vor dem Schlafengehen, auch Waschungen und Bäder mit dem Tee helfen.

Arzneimittel mit **Traubensilberkerze** (Cimicifuga) haben in einer Untersuchung des kritischen Verbrauchermagazins Ökotest (März 2011) deutlich besser abgeschnitten als ebenfalls stark beworbene Nahrungsergänzungsmittel auf der Basis von Isoflavonen (Rotklee und Soja), von denen wegen widersprüchlicher und nicht ausreichender Studienlage sogar abgeraten wird. Die Cimicifugapräparate werden bei Hitzewallungen und Stimmungslabilität und als Monopräparate empfohlen. (Weitere Rezepte auf S. 248ff.)

Schlafstörungen

Schlafstörungen aller Art (Probleme beim Einschlafen oder Durchschlafen, unruhiges Schlafen, frühzeitiges Wachwerden etc.) treten in den Wechseljahren gehäuft auf, weswegen man sie zum Menopausen-Syndrom, auch vegetativ-klimakterisches Syndrom genannt, rechnet. Je stärker Frauen von nächtlichen Hitzewallungen betroffen sind, desto häufiger leiden sie unter Schlafstörungen. Beides kann ebenfalls Angst machende Herzbeschwerden auf den Plan rufen. Nicht wenige Frauen ängstigen sich, weil sie meinen, ernsthaft krank zu sein. Diese Angst verstärkt dann oft die ohnehin schon bestehenden Schlafstörungen. Das Herzklopfen erklärt sich wie auch die Hitzewallungen durch eine Weitstellung der Blutgefäße und kompensatorischer Erhöhung der Herzfrequenz. Diese Herzbeschwerden sind zu 99 Prozent harmlos.

Durch die Hitzewallungen wachen manche Frauen schweißgebadet auf, Nachthemd und Bett sind feucht bis nass geschwitzt, so dass beides gewechselt muss. Spätestens nach dieser nächtlichen »Turnübung« ist frau hellwach und munter.

Doch hinter den Schlafstörungen stecken nicht nur Schweißausbrüche. Die Ärztin Susan Love meint, dass 40 Prozent der nächtlichen Wachzeiten nichts mit Hitzewallungen zu tun hätten, da die meisten Menschen gewöhnlich nachts mehrmals aufwachen, dann aber wieder einschlafen. Warum dies Frauen in der Perimenopause oft nicht gelingt, weiß bis heute niemand so genau.

Was man jedoch weiß: Die meisten Schlafstörungen haben keine organischen Ursachen. Viel öfter gehen sie auf Stress, unbewältigte Probleme, Konflikte oder belastende Ereignisse zurück, die einen bis ins Bett verfolgen und schlecht schlafen lassen. Das Licht kann man ausschalten, nicht aber seine Gedanken. Die Folge: Wir fühlen uns innerlich unruhig oder angespannt. Die Gedanken rotieren und tausend Dinge gehen einem durch den Kopf: der Streit im Kollegenkreis, die unerwartet hohe Rechnung der Autowerkstatt, die Schulprobleme des Kindes, die Krankheit der Mutter, die eigenen Schlafprobleme und die Angst, den Anforderungen des nächsten Tages wegen des Nicht-Schlafen-Könnens nicht gewachsen zu sein. Morgens fühlen wir uns wie gerädert, können kaum unser Spiegelbild ertragen und uns schlecht konzentrieren. Wir sind schlecht gelaunt, missmutig, überaus reizbar, einfach zu nichts zu gebrauchen.

Vielfach sind die auslösenden Probleme so normal und alltäglich, dass sie oft überhaupt nicht als solche wahrgenommen werden. Aber auch chronische Belastungen halten nicht wenige für normal. Manchmal sind es die hohen Ansprüche und Erwartungen an uns selbst, manchmal aber auch ganz reelle Problemlagen, mitunter beides gemeinsam, was uns schlaflose Nächte beschert.

Schlafen Menschen zu wenig, schaltet das Gehirn sein logisches Denkvermögen auf Sparflamme. Die Logik wird schachmatt gesetzt. Es regiert das Gefühlszentrum, wie Schlafforscher festgestellt haben. Dies könnte beispielsweise die überzogenen Gefühlsausbrüche junger Mütter nach durchwachten Nächten erklären und auch Launenhaftigkeit, Streitsucht und Aggressivität der nicht mehr ganz so jungen Frauen in den Wechseljahren. Bei den meisten Menschen mit Schlafproblemen zeigen sich eine ausgeprägte Tagesmüdigkeit, Leistungs- und Konzentrationsschwächen, Stimmungsschwankungen und verschiedene vegetative Beschwerden, wie zum Beispiel Kopfschmerzen, Frösteln oder Kreislaufprobleme – zumeist schon nach der ersten nicht durchgeschlafenen Nacht. Alles Symptome, die laut medizinischen Lehrbüchern zum »klimakterischen Syndrom« zählen, in Wirklichkeit aber schlichte Folgen des Schlafdefizits sind – das wahre Problem, wie wir meinen. Dauert dieser Zustand an, schwächelt auch das Immunsystem. Wer zu wenig schläft, kann auf Dauer ernsthaft krank werden.

Zudem sollte man sich immer bewusst machen, dass länger andauernde Schlafstörungen mitunter der erste und diskrete Hinweis auf eine beginnende Depression sein können. Menschen, die unter seelischen Belastungen leiden, schlafen häufig schlecht. Bisher ging die Wissenschaft davon aus, dass Schlafstörungen die Folge von Depressionen sind. Diese Annahme stellen Wissenschaftler nach einem Bericht des britischen Fachmagazins *New Scientist* nun auf den Kopf. Ihre These: Schlechter Schlaf verursacht möglicherweise erst eine Erkrankung der Psyche.

Schlafstörungen beginnen mitunter in den Wechseljahren. Für manche Mediziner Beweis genug, ihre Ursachen in den hormonellen Veränderungen zu suchen, in diesem Fall in einem Mangel an Gelbkörperhormonen. Dabei ist der Wach-Schlaf-Rhythmus noch von ganz anderen Faktoren abhängig, z. B. vom Rhythmus von Tag und Nacht, der Jahreszeiten, des Tagesablaufs, von der Arbeitszeitregelung und den Belastungen des Alltags. Auch das Lebensalter spielt eine Rolle: Kinder, Jugendliche, Erwachsene und Senioren haben jeweils ganz unterschiedliche Schlafbedürfnisse. Je älter der Mensch ist, desto kürzer ist sein Tiefschlaf. Während Säuglinge bis zu 16 Stunden am Tag schlafen, brauchen Menschen jenseits des sechzigsten Lebensjahres im Schnitt nur noch etwa sechs Stunden. Es dauert auch länger, bis sie einschlafen, sie wachen häufiger auf und brauchen tagsüber hin und wieder ein »Nickerchen«. Dies ist jedoch kein Anzeichen für eine Schlafstörung, sondern Teil einer ganz normalen biologischen Veränderung.

Unsere »innere Uhr« ist individuell und mehr oder weniger störanfällig. Besonders chronischer Stress, Veränderungen im Tag-Nacht-Rhythmus (z. B. durch Langstreckenflüge oder Schichtarbeit), äußere Störungen (Lärm, Schnarchen des Partners) etc. bringen sie schnell aus dem Takt. Ob sie darüber hinaus auch von hormonellen Veränderungen, wie in der Pubertät, in der Schwangerschaft, in den Wechseljahren oder im Menstruationszyklus, beeinträchtigt wird, wissen wir bis heute nicht. Daher greift die These, dass Schlafstörungen allein den hormonellen Veränderungen in den Wechseljahren oder dem Alter anzulasten seien, viel zu kurz. Zwar neigen Menschen mit zunehmendem Alter zu vermehrten Schlafstörungen, aber auch junge Frauen und Männer jedes Alters schlafen oftmals schlecht, so dass sowohl der gesunde als auch der gestörte Schlaf nur Ergebnis vieler Faktoren sein kann.

Auch organische Ursachen können zu Schlafstörungen führen. Bei einem Drittel der Betroffenen finden sich zum Beispiel Schlafapnoe, Restless-Legs-Syndrom oder Schilddrüsenerkrankungen. Ein weiteres Drittel hat mit psychischen Erkrankungen zu kämpfen (Angst, Depressionen, Panikattacken). Und schließlich gibt es eine Gruppe, bei der sich weder organische noch psychische Ursachen finden lassen.

Den Schlaf beeinträchtigen indes auch Arzneimittel. Besonders solche Medikamente, die auf das Nervensystem wirken, wie einige Arzneimittel gegen Bluthochdruck (ACE-Hemmer, Betablocker, Diuretika), sogenannte Appetitzügler oder Medikamente gegen Depressionen, Schilddrüsenhormone, das Asthmamittel Theophyllin oder Abkömmlinge des Kortisons – fast alles Medikamente, die weit häufiger von Frauen eingenommen werden und deren Nebenwirkungen nicht selten dem klimakterischen Syndrom zugeschrieben werden.

Man geht davon aus, dass bis zu 30 Prozent der Erwachsenen unter Schlafstörungen leiden, mit steigender Tendenz, insbesondere mit zunehmendem Alter. Besonders betroffen sind Frauen. Das jedenfalls ist das Ergebnis einer britischen Studie, für die 1000 Erwachsene befragt wurden. Fast jeder Fünfte sagte, er könne nachts vor Sorgen oft keine Ruhe finden. 65 Prozent davon waren Frauen, 35 Prozent Männer. Forscher erklären dies damit, dass Männer besser imstande seien, nach der Arbeit abzuschalten und Probleme wegzuschieben.

Schlafstörungen sind also ein »Allerweltsproblem«, jedoch mit zum Teil ernsten gesundheitlichen und sozialen Folgen. Über ihre Ursachen und wie sie zu beheben sind, weiß man bislang wenig. Was dazu führt, dass sich die schulmedizinische Therapie und Behandlung im Wesentlichen immer noch auf das Verordnen von Schlafmedikamenten beschränkt – mit gefährlichen Risiken und Nebenwirkungen.

Rund 1,5 Millionen Deutsche sind nach Angaben der Deutschen Hauptstelle für Suchtfragen (DHS) medikamentenabhängig, zwei Drittel aller Medikamentenabhängigen sind weiblich. Christoph von der Goltz, Suchtforscher am Zentralinstitut für seelische Gesundheit in Mannheim, sieht als Ursachen vor allem Stress und Mehrfachbelastungen bei Frauen durch die zunehmende Doppelbelastung von Familie und Beruf, als alleinerziehende Mutter oder durch finanzielle Probleme. Frauen mit Schlafstörungen suchen dann Hilfe in Medikamenten – oft mit den genannten schwerwiegenden Folgen. Sie versprechen sich davon, wie die ehemalige Drogenbeauftragte der Bundesrepublik, Sabine Bätzing, feststellt, die alltäglichen Belastungen in Familie, Partnerschaft und Beruf besser bewältigen zu können.

Hinzu kommt, dass die Beschwerden von Frauen häufiger als »psychisch bedingt« abgetan werden und – das ist ein Fakt – weit häufiger als Männer Beruhigungs-, Schlaf- oder Schmerzmittel sowie Antidepressiva verordnet bekommen, vor allem, wenn sie über 50 sind.

Es gibt also viele Feinde eines gesunden Schlafs, und falls Sie zu den schlaflosen Nacht- und dadurch auch zu den müden bzw. mürrischen »Tagwandlerinnen« gehören, sind folgende Anregungen und Empfehlungen sicher ganz interessant:

Tipps für einen gesunden Schlaf

Wichtig ist, sich zu fragen: Was lässt mich nicht ein- bzw. durchschlafen? Sind es Hitzewallungen, Schmerzen, Sorgen, Geräusche oder andere Störquellen? Je nach Ursache Ihrer Schlafstörungen müssen Sie die Gegenstrategien wählen.

Nicht weniger wichtig ist es, Ihr bisheriges Schlafverhalten und Ihr Schlafzimmer genauer unter die Lupe zu nehmen, um potenzielle »Schlafräuber« zu erkennen und zu eliminieren. Falsche Gewohnheiten bedürfen einer disziplinierten Gegenstrategie, weswegen ein konsequentes Einhalten gewisser Ordnungskriterien und Schlafrituale sehr wichtig ist.

Unser Körper muss sich wieder für den Schlaf konditionieren.

- Gestalten Sie Ihr Schlafzimmer so, dass Sie es mit Ruhe, Geborgenheit oder Wohlbefinden verbinden. Verbannen Sie Fernseher, Computer und andere Elektrosmog erzeugende Geräte (elektrischer Wecker) aus diesem Raum. Nutzen Sie zum Arbeiten eine andere Ecke oder ein anderes Zimmer Ihrer Wohnung bzw. Ihres Hauses.

- Gewöhnen Sie sich einen regelmäßigen Schlaf-Wach-Rhythmus an. Gehen Sie stets zur gleichen Zeit ins Bett und stehen Sie zur gleichen Zeit auf – auch am Wochenende (Toleranzspielräume inklusive).

- Verzichten Sie auf einen Mittagsschlaf und vermeiden Sie das Einnicken abends beim Fernsehen.

- Lösen Sie sich von falschen Vorstellungen über den Schlaf. Machen Sie sich bewusst, dass Sie mit zunehmendem Alter weniger Schlaf benötigen.

- Benutzen Sie Ihr Bett nur zum Schlafen. Anstatt sich ruhelos im Bett zu wälzen, sollten Sie nach spätestens 30 Minuten wieder aufstehen und Dinge tun, die Ihnen Spaß machen (z. B. Lesen), oder eine Routinearbeit (z. B. Geschirrspüler, Waschmaschine ausräumen) erledigen. Wenn Ihnen viel durch den Kopf geht und Sie merken, dass diese Gedanken Sie nicht loslassen, schreiben Sie sie auf.

- Eine andere Möglichkeit: Bleiben Sie liegen und zwingen Sie sich, wach zu bleiben. Versuchen Sie, Ihre Augen so lange wie möglich offen zu halten. Irgendwann fallen sie Ihnen zu. Schauen Sie dabei nicht auf die Uhr.

- Machen Sie aus dem Schlafengehen ein Ihnen wohltuendes Ritual. Gewöhnen Sie sich an, vor dem Schlafengehen immer dieselben (schönen) Dinge zu tun: Entspannungsmusik hören, einen Kräutertee trinken, eine Runde um den Häuserblock oder durch den Garten laufen – je nach Ihren Vorlieben.

- Suchen Sie nach Störquellen, die Ihren Schlaf beeinträchtigen könnten und schalten Sie diese aus (eine tickende Uhr, eine unbequeme Matratze, eine zu helle Umgebung, eine zu hohe oder zu niedrige Temperatur im Schlafzimmer).
- Richten Sie sich bei Bedarf einen eigenen gemütlichen Schlafplatz ein.
- Wenn Sie nachts aufwachen, schauen Sie nicht auf die Uhr! Das setzt Sie zusätzlich nur unter Druck.
- Verzichten Sie vor dem Schlafengehen auf schwere Mahlzeiten, Koffein und Alkohol. Treiben Sie regelmäßig Sport, aber spätestens drei bis vier Stunden vor der Schlafenszeit.
- Greifen Sie nicht voreilig zu chemisch-synthetischen Schlafmitteln! Schlafmittel sind die schlechteste aller Lösungen, denn sie sorgen für einen untypischen Schlafverlauf und machen zudem relativ schnell abhängig.
- Eine natürliche Einschlafhilfe aus Pflanzenstoffen wie Baldrian oder Hopfen wirkt schlafanstoßend und verringert die Einschlafzeit, ohne dabei Ihren natürlichen Schlafrhythmus zu beeinträchtigen. Aber sie wirken wie die meisten Naturheilmittel nicht sofort, sondern entfalten ihre Wirkung erst mit der Zeit.
- Auch wenn es Ihnen schwerfällt: Führen Sie nach einer durchwachten Nacht Ihren Schlaf-Wach-Rhythmus wie gewohnt fort. Gehen Sie am nächsten Tag etwas früher ins Bett, aber schlafen Sie nicht »bis in die Puppen«, auch nicht tagsüber. Ihr Körper holt sich den Schlaf in den nächsten Tagen zurück.
- Sollten die Schlafstörungen länger als drei Wochen anhalten, suchen Sie den Rat eines Arztes und lassen Sie abklären, ob eventuell organische Ursachen vorliegen. Überlegen Sie sich jedoch genau, ob Sie Schlafmittel verschrieben bekommen möchten (siehe oben).

Weitere entspannende und schlaffördernde Ideen

Wenn Sie eine Duftlampe besitzen: Geben Sie in die Verdunstungsschale Wasser und fügen Sie 4 Tropfen Kamillenöl, 2 Tropfen

Lavendelöl und 2 Tropfen Neroliöl hinzu. Stellen Sie die Schale eine Stunde vor dem Zubettgehen in Ihr Schlafzimmer.

Legen Sie sich ein Lavendelsäckchen unter das Kopfkissen.

Von folgenden Kräutern ist eine schlaffördernde Wirkung bekannt: Melissenblätter, Baldrianwurzel, Johanniskraut, Passionsblumenkraut und Hopfen. Aus ihnen lassen sich Tees zubereiten, z. B.:

Hopfentee: 1 Esslöffel Hopfen aus der Apotheke mit ¼ Liter heißem Wasser übergießen. 10 Minuten ziehen lassen, abseihen und kurz vor dem Schlafengehen trinken.

Baldriantee: 1 Gramm Baldrian mit 250 ml kochendem Wasser übergießen und 5 Minuten ziehen lassen. Danach absieben. Davon trinkt man ca. 1 Stunde vor dem Schlaf eine Tasse.

Johanniskrauttee: 1 Esslöffel Johanniskraut mit einer Tasse heißem Wasser übergießen, 5 Minuten ziehen lassen, abseihen und 30 Minuten vor dem Zubettgehen trinken.

Empfohlen werden auch Fertigpräparate aus der Apotheke mit hoch dosiertem Baldrianextrakt. Diese wirken schlafanstoßend und verbessern die Schlafqualität – ohne die üblichen Nebenwirkungen chemisch-synthetischer Alternativen.

Gleichsam erholsam wie auch schlaffördernd ist folgendes Entspannungsbad: Vermischen Sie 3 Esslöffel Sahne oder Honig und 10 Tropfen Lavendelöl in einem Gefäß und geben diese Mixtur in Ihr Badewasser. Wenn Sie mögen, genießen Sie dazu entspannende Musik bei Kerzenschein.

Homöopathie

z. B. Magnesium phosphoricum C30: 5 Globuli 1 Stunde vor dem Schlafengehen

z. B. Ambra C30: 5 Globuli 1 Stunde vor dem Schlafengehen

z. B. Arsenicum album C30: 5 Globuli 1 Stunde vor dem Schlafengehen

Zyklusstörungen und Blutungen

… das nächste leidige Kapitel in den Wechseljahren. Sie treten gehäuft während der hormonellen Umstellung auf, nerven gewaltig und können unter Umständen zu gesundheitsschädlichen Blutverlust-Folgezuständen führen. Eigentlich sind Frauen in dieser Hinsicht Einiges gewöhnt, aber in den Wechseljahren kommt es manchmal ganz dick, und zwar nicht nur sprichwörtlich.

Hormone steuern bekanntlich den weiblichen Menstruationszyklus – nicht stressunabhängig, aber im Großen und Ganzen doch recht verlässlich, eben zyklisch. Sie tragen dazu bei, dass die Gebärmutterschleimhaut aufgebaut, anschließend umgebaut und dann innerhalb von wenigen Tagen abgestoßen wird. Durch die hormonellen Schwankungen im Klimakterium, besonders der »relativen Östrogendominanz«, kommt es zu Blutungen ganz unterschiedlicher Dimension, von eruptiven, sehr starken bis hin zu leichten Schmierblutungen.

Irgendwann hat selbst die geduldigste Frau von solchen Blutungen, und seien es auch nur Schmierblutungen, die Nase gestrichen voll. Kaum ist die letzte Blutung vorbei, fängt der ganze Schlamassel schon wieder von vorne an, auch wenn die Menstruationsbeschwerden oft längst nicht mehr die Dimension vergangener Tage annehmen. Aber ihre Unberechenbarkeit, ihre Unregelmäßigkeit, ihre Stärke sowie die mit ihnen verbundenen Einschränkungen und Belastungen übersteigen die Toleranz der davon betroffenen Frauen gewaltig. Dagegen sind die sich länger hinziehenden Zyklen eher angenehm, wenn auch einschränkend. Ein Notfallpäckchen mit Hygieneartikeln (plus schmerzlindernden Pillen) wird eines der wichtigsten Utensilien in der Damenhandtasche.

Eine Frau aus einem Internetforum schildert ihre Erfahrungen: »*Ich habe mich schon lange mit dem Thema beschäftigt und mir sicher genauso lange vorgenommen, nicht in Panik zu geraten. Ich bin davon überzeugt, je weniger man/frau darüber nachdenkt, umso leichter nehmen wir's dann auch. Mein größtes Problem ist die mangelnde Pla-*

nung. Soll heißen, es kann mich jederzeit und überall erwischen, und das finde ich einfach nervig. Ansonsten wie bei euch, mal verdammt schmerzhaft und/oder blutend wie ein abgestochenes Schwein.«

Praktisch kommt jede Form von Gebärmutterblutung vor, das Spektrum reicht von sehr schwachen und kurzen Perioden über Zwischenblutungen bis zu sehr langen Perioden, von ganz geringer bis hin zu starker Blutungsintensität. Einzige Gemeinsamkeit: Die Zeitspannen und Blutungen werden unregelmäßig, aber selbst das unterlaufen einige wenige »Glückliche«, die nahezu von einem Tag auf den anderen aufhören, regelmäßig zu menstruieren. Meist fängt es jedoch mit unregelmäßigen Periodenblutungen an, zum Beispiel mit schwachen Regelblutungen (*Hypomenorrhoe*), starken Regelblutungen (*Hypermenorrhoe*), verlängerter Menstruation (*Menorrhagie*), Schmierblutungen vor und nach der eigentlichen Menstruation, verkürzten Zyklen unter 25 Tage (*Polymenorrhoe*), verlängerten Zyklen über 35 Tage (*Oligomenorrhoe*), bis zum endgültigen Versiegen (*Amenorrhoe*). Manchmal wechseln aber auch starke und leichte Blutungen einander ab.

Besonders krisenhaft erleben Frauen starke Blutungen. Sie berichten unter anderem von heftigen, schwallartigen oder blutsturzartigen Blutungen. Obwohl sie zeitweilig die Lebensqualität stark beinträchtigen, seien sie mehrheitlich harmlos bzw. »gutartig«, sagt Christiane Northrup. Starke Blutungen können im schlimmsten Falle verhindern, dass frau das Haus verlässt oder voll am Leben teilnimmt, weil sie durch mehrere Tampons und Einlagen blutet und schließlich auch durch Kleidung oder Nachthemd. Länger andauernde starke Blutungen können zu einer Eisenmangelanämie führen.

Sie kommen überfallartig (ohne Voranmeldung und Vorwarnung), häufig dabei ohne Schmerzen, selten mit Krämpfen, oftmals vor der regulären Menstruation – das macht sie besonders unangenehm und heimtückisch.

Eine Freundin erzählte uns, wie sie von ihnen während einer Ausstellungseröffnung urplötzlich und gnadenlos peinlich überrascht wurde. Nur ihr schwarzes Outfit rettete sie vor einem bestürzten Menschenauflauf und dem Auslösen eines Notarzteinsatzes.

Einige Frauen realisierten im Gespräch im Nachhinein einen Zusammenhang mit Stress, eine erinnerte sich daran, dass sie beinahe deswegen ihren Zug verpasste, eine andere erwähnte ganz besonders katastrophale Blutattacken, als ihre Mutter im Sterben lag. Aber auch ohne erkennbaren Anlass oder jedweden Stress berichten Frauen von derart heftigen Blutungen.

Starke Blutungen sind selbst heute noch der häufigste Grund für eine Gebärmutterentfernung (Hysterektomie), und diese ist wiederum der an Frauen in ihrer zweiten Lebenshälfte am meisten vorgenommene chirurgische Eingriff in deutschen Krankenhäusern. Nicht alle Operationen dieser Art erscheinen aber wirklich notwendig. Die meisten Hysterektomien erfolgen aufgrund einer »weichen«, d. h. nicht zwingend notwendigen Indikation. Viele Gynäkologen ignorieren immer noch, dass die Gebärmutter selbst bei abgeschlossenem Kinderwunsch kein überflüssiges Organ ist. Sie übt eine wichtige Stützfunktion im Becken aus und ist wichtig für das sexuelle Erleben. Frauenärztinnen empfehlen ihren Patientinnen nebenbei bemerkt diesen also meist überflüssigen Eingriff deutlich seltener als ihre männlichen Kollegen. Dennoch: Nahezu jede zweite Frau ab Sechzig hat hierzulande keine Gebärmutter mehr – ein Skandal sondergleichen, wie wir finden. Aber weil anscheinend niemand, von einigen wenigen Gesundheitsforscherinnen abgesehen, dies öffentlich als unhaltbaren Zustand brandmarkt, lassen sich derart viele Frauen zu dieser Operation überreden. Zum Teil übernehmen sie sogar die verächtliche Geringschätzung der Gynäkologie und halten ihre Gebärmutter nach dem Ende der Gebärfähigkeit (bzw. noch problematischer: nach Abschluss des Kinderwunsches) für ein überflüssiges und potenziell krebsanfälliges Organ, das am besten präventiv entfernt werden sollte. Kritikerinnen prägten dafür provokativ den Begriff »Genitalverstümmlung im Kopf«. Die bekannte australische Frauenrechtlerin und Publizistin Germain Greer sieht zahlreiche »Varianten von Frauen-Verstümmelungen« in unserer modernen Gesellschaft, die meisten unter dem Deckmantel der Medizin und patriarchaler Schönheitsideale. Wer diese Kritik für überzogen, ungerecht und unsachlich hält, dem empfehlen wir, sich einmal die Operationsstatistiken und Umsätze der Schönheitsbranche genauer anzusehen.

Woman-of-Colour-Aktivistinnen gehen sogar so weit zu sagen, dass es sich um eine »Art von Enthirnung« handeln muss, wenn Frauen sich von Gynäkologen »ausnehmen lassen wie Gänse«, Hormone schlucken oder Schönheitsoperationen vornehmen lassen, um in ein fragwürdiges Schönheitsideal zu passen.

Nur: Was kann frau bei schweren Blutungen machen? Weil sie eines der am meisten belastenden Symptome in den Wechseljahren sind, begeben sich nicht wenige Frauen in Behandlung und lassen sich dazu überreden, sich von ihrem Uterus zu trennen. Medizinisch abklären lassen sollte jede betroffene Frau solche Blutungen, denn in seltenen Fällen kann die Ursache tatsächlich eine bösartige Veränderung sein, die eine Hysterektomie notwendig macht. Aber eine Operation ohne wirklich zwingende Gründe sollte sich jede Frau gut überlegen. In den meisten Fällen handelt es sich bei diesen Blutungen um harmlose und vorübergehende Erscheinungen. Ein paar Monate machen sie Frauen das Leben wirklich schwer, dann gehen sie in aller Regel vorbei. Doch diese Zeit müssen betroffene Frauen erst einmal aus- bzw. durchhalten. Dafür benötigen sie medizinische, vorrangig aber mentale Unterstützung. Denn das Durchhalten, die Erkenntnis, dass frau nicht auf Knopfdruck funktioniert, bereitet vielen Frauen handfeste Probleme. Einerseits müssen sie im Job jederzeit »ihre Frau stehen«, andererseits trauen sie sich kaum noch aus dem Haus, werden ängstlich und kraftlos, bekommen Krach mit ihren Partnern, wenn sie wegen der langen Blutungen in dieser Zeit sexuell nicht ansprechbar sind (haben deswegen sogar manchmal auch noch ein schlechtes Gewissen), oder fühlen sich minderwertig, weil sie nicht nach Plan funktionieren.

Anstatt in diesen Fällen an eine Operation zu denken, brauchen Frauen jemanden, der sie ermutigt, der ihnen sagt, dass dies lediglich ein zeitweiliges Problem ist, noch dazu eines, worunter viele Frauen in dieser Phase leiden, jemanden, der ihnen gegebenenfalls eine Heilkur oder eine Auszeit verordnet, vor allem jemanden, der ihnen die Krebsangst nimmt – durch eine umsichtige Diagnose und keine schnelle Krankenhauseinweisung.

Die Vielzahl der überflüssigen Hysterektomien ist unseres Erachtens nicht nur Ausdruck einer absoluten Fehlentwicklung unseres medizinischen Systems, sondern auch eine Tragödie für alle in dieses Räderwerk geratende Frauen. Denn vielen Frauen geht es nach der Operation schlechter als zuvor, sie haben heftigere klimakterische und menopausale Beschwerden als nicht operierte Frauen, auch wenn sich das wissenschaftlich exakt nicht belegen lässt, da es hierzu keine Untersuchungen gibt. Jedoch verweisen Selbsthilfegruppen und Frauengesundheitszentren auf vielfältige Probleme mit dieser OP und ihren Folgen. Diese Gruppen erreichen jedoch mit ihren Erkenntnissen und Bedenken nur wenige Frauen, da sie strukturell nur schwach in den Regionen vertreten sind.

Andererseits erlebt Ursula in ihrer Praxis nicht selten Frauen, die jahrelang (mit sich) gekämpft haben, die nicht nur geduldig ihre Blutungen, sondern auch ihre widerborstige Gebärmutter ertragen haben, bis ein Punkt erreicht war, an dem sie »*Ich kann/will nicht mehr!*« sagten und sie doch in eine Operation einwilligten. Nicht selten hört Ursula dann Sätze wie »*Das war die beste Entscheidung meines Lebens*« oder »*Warum habe ich das nicht schon früher gemacht?*« Diese Beispiele zeigen, dass auch der eigene Idealismus oder die eigene Lebensphilosophie nicht zum einzig wahren Evangelium erhoben werden sollte, sondern manchmal auch hinterfragt werden darf, um dann um des Selbstschutzes willen über Bord geworfen zu werden.

Wir halten es für überfällig, dass sowohl wir Frauen als auch die Gynäkologie ihre Einstellung zu dieser Operation verändern. Die Hysterektomie wird von manchen Kritikerinnen als Ausdruck eines geringschätzigen Verständnisses der weiblichen Geschlechtsorgane gewertet. Sie hat eine lange unheilvolle Tradition. Bereits in der Antike sah man die Gebärmutter als Ursprungsort der gefürchteten Hysterie, einer angeblich ernsten weiblichen Erkrankung, und als Quelle für Aufsässigkeit und Ungehorsam. Ungezählte Frauen wurden Opfer dieser Operation, nicht wenige verstarben an den Folgen dieses Eingriffs. Bis heute sieht man sie nach dem Erfüllen ihrer Hauptfunktion als Gebärerin nur noch als nutzloses, blutendes, Beschwerden machendes, möglicherweise Krebs hervorbringendes Organ, das deshalb bei Beschwerden entfernt werden kann. Und wir Frauen glauben das! Konditioniert über Jahrhunderte durch diese patriarchalische Sicht, haben wir ein mehr als gebrochenes Verhältnis zu unserem natürlichen Zyklus und unseren weiblichen Organen, sehen sie vordergründig im Zusammenhang mit Beschwerden, Schmerzen und Krankheiten. Wer hat schon noch ein sinnlich spirituelles Verhältnis zu seiner Gebärmutter und seinem Zyklusgeschehen, wer sieht sie noch als Inbegriff von Weiblichkeit, von Schöpfung, Kraft und Energie, wer wenigstens nur als ein auch jenseits von Schwangerschaft und Gebären funktional sinnvolles Organ? Dabei sind sie »Orte unserer Kraft« und »Teil unserer Magie« (Christiane Northrup), die mehr Respekt verdienten und nicht einfach wegbehandelt und -operiert werden sollten. Wenn weibliche Zyklen medikalisiert und pathologisiert werden, scheint es auch ziemlich normal, sich von der ewig blutenden und krebsanfälligen Gebärmutter zu befreien und synthetische Hormone als eine Lösung für den unzuverlässigen Körper anzusehen.

Eine Hysterektomie sollte immer nur die letzte Maßnahme sein, nur selten liegen nämlich bösartige Veränderungen vor. Sicher: Alle länger andauernden Blutungen müssen gynäkologisch abgeklärt werden, z. B. durch eine Ausschabung. Ein Zellabstrich vom Gebärmutterhals (PAP-Abstrich) ist sehr zu empfehlen und wird von den Krankenkassen bezahlt. Diese Krebsvorsorgeuntersuchung trug dazu bei, dass die Zahl der an Gebärmutterhalskrebs erkrankten und verstorbenen Frauen deutlich sank.

Internationale Leitlinien empfehlen für Frauen ab 30 sogar nur ein drei- bis fünfjähriges Intervall dieser Untersuchung. Der Nutzen häufigerer Untersuchungen sei begrenzt. Unklare Befunde im PAP-Screening führten oft zu falsch positiven Befunden und diese wiederum zu unnötigen Eingriffen und Risiken. Es besteht kein Grund für überstürzte Entscheidungen unter Zeitdruck. Holen Sie sich notfalls eine zweite ärztliche Meinung in einer hierfür spezialisierten Dysplasie-Sprechstunde.

Eine Gebärmutterentfernung ist dann am wenigsten problematisch, wenn eine Frau für sich stimmig zu der Überzeugung gelangt, dass diese Operation notwendig und richtig ist. Dazu muss sie jedoch an alle vorhandenen Informationen kommen, und zwar frei von Zweckoptimismus, Angstmache oder Geringschätzung dieses weiblichsten aller Frauenorgane. Die Gebärmutter ist ja nicht nur für die Schwangerschaft und Menstruation wichtig, sondern ebenso – auf einer emotionalen Ebene – für die weibliche Identität. Viele Frauen fühlen sich buchstäblich amputiert, nicht mehr vollwertig nach solch einem Eingriff. Manche Ehemänner finden hierin sogar einen Grund, sich nach vielen gemeinsamen Partner- und Ehejahren »*nach etwas Jüngerem umzusehen*« oder »*weil frau nicht mehr ganz ist.*«

In jedem Falle sollten Sie bei nicht ganz klaren Befunden immer eine zweite Expertenmeinung einholen oder, fast noch besser, ein Frauengesundheitszentrum aufsuchen (Adressen im Anhang).

Als Alternative zur Hysterektomie bietet sich für manche Frauen die sogenannte Endometriumablatio an, d. h. unter Sicht (Hysteroskop) wird die komplette Schleimhautbasis durch thermische Denaturierung entfernt, so dass sich diese nicht mehr aufbaut und auch nicht mehr abbluten kann. Die Endometriumablatio hat den Vorteil, dass die Gebärmutter in Gänze an Ort und Stelle verbleibt. Ursula rät ihren Patientinnen bevorzugt zu dieser Methode.

Überlegenswert ist auch die sogenannte Mikroembolisation von Myomen. Dieser minimal invasive Eingriff ist zu überlegen, sofern die starken Blutungen durch Myome ausgelöst werden. In einem kleinen stationären Eingriff schieben die Ärzte einen Katheter bis zu dem Blutgefäß, welches das Myom mit Blut versorgt. Dann spritzen sie kleine Kunststoff-Kügelchen dort hinein. So wird die Blutzufuhr gestoppt und das Myom »ausgehungert«. Die Erfolgsquote ist sehr hoch und der Klinikaufenthalt kurz. Dennoch hat sich diese Methode nicht als Routine etabliert, vermutlich, weil dieser Eingriff von Radiologen und nicht von Gynäkologen durchgeführt wird und letztere sich nicht von ersteren ihre Behandlungshoheit streitig machen wollen. Dieser Eingriff gelingt auch nur bis zu einer bestimmten Myomgröße.

Doch bedenken Sie: Myome entwickeln sich, wenn Sie keine Hormone nehmen, meistens in der Menopause zurück, womit sich das Problem »Blutung« auf natürliche Weise löst. Stellen Sie sich ernsthaft die Frage, ob es noch sinnvoll ist, diesen Eingriff vorzunehmen, zumal er wie jeder Eingriff mit Risiken, auch Schmerzen verbunden sein kann. Allerdings sollte jedes Myom, das schnell wächst, operativ entfernt werden.

Frauen können auch über das Legen einer Hormonspirale nachdenken. Diese Spirale blockiert die Schleimhaut in der Gebärmutter, so dass unter dem Einfluss von Östrogenen diese nicht mehr zur Blutungsreife gelangt. Auch diese Entscheidung ist eine individuelle; eine allgemeine Regel oder Empfehlung gibt es nicht. Grundsätzlich gehört diese Therapie in ärztliche Behandlung.

Erstaunlich gut helfen meist auch Heilkräuter, etwa Kräutertee mit Frauenmantel und Schafgarbe. Auch Akupunktur und Homöopathie bringen oft gute Ergebnisse. Durch autogenes Training oder Konzentrationsübungen können die Myome ebenfalls schrumpfen. Doch dazu braucht es Zeit und Geduld.

Tipps und Ratschläge

Teemischung gegen starke Blutungen in den Wechseljahren

je 20 g Eichenrinde und Tormentillwurzel

je 30 g Hirtentäschel und Schafgarbe

Zubereitung: 1 TL dieser Mischung mit ¼ Liter kaltem Wasser mischen und Ansatz zugedeckt 2–3 Stunden ziehen lassen. Danach kurz aufkochen und 20 Minuten ziehen lassen. Nach dem Abseihen 2–3 Tassen über den Tag verteilt trinken.

In der Apotheke finden Sie eine Reihe von Fertigpräparaten, die einfach in der Zubereitung sind.

Falls sich der Eisenspeicher durch starke Blutungen geleert hat und Antriebslosigkeit, Müdigkeit und Konzentrationsprobleme auftreten, sollte Ihr Hausarzt den Hämoglobin-Wert des Blutes kontrollieren. Mit Kräuterblut aus der Apotheke bzw. der Drogerie sowie Lebensmitteln wie Rote Beete, Mangold, Schwarzwurzeln, Hülsenfrüchten, Schnittlauch, Petersilie, Pistazien und Sonnenblumenkernen führen Sie Ihrem Körper relativ gut verwertbares Eisen zu.

Dr. Ursula Meiners:

Homöopathie

Einerseits gibt es unzählige homöopathische Arzneien bei unangenehmen Blutungen, diese wären ein eigenes Buch wert. Andererseits erscheint das Thema zu wichtig, um eine Eigentherapie durch den Patienten verantworten zu können. So viel sei gesagt: Es gibt eine Abfolge von Globuli, die sich bei Myomblutungen sehr bewährt hat. Ich erlebe immer wieder, dass sich die Blutungen eindämmen lassen und zumindest eine Zeit lang in ihrer Heftigkeit als tolerierbar erlebt werden. Manchmal reicht dieser Zeitgewinn aus, um die Menopause ohne Operation zu erreichen.

Regeltempostörungen (zu frühe/zu häufige Periode) lassen sich in der Regel sehr gut homöopathisch steuern, das setzt aber eine individuelle Therapie voraus.

Stimmungsschwankungen

Es stört die Fliege an der Wand, manche Frau erkennt sich selbst nicht mehr, wird laut, gar zornig, mitunter ungerecht, launisch oder weinerlich, je nach Anlass und Persönlichkeit. Manche gleiten auch plötzlich in depressive Stimmungslagen, meinen, nichts mehr auf die Reihe zu bekommen, sind traurig, missgestimmt, unsäglich mut-, energie- und antriebslos. Und das, wie sie denken, meist aus nichtigen oder nicht erkennbaren Anlässen, scheinbar grundlos. Sie fühlen sich hilflos solchen Gefühlsreaktionen ausgeliefert. Eine Achterbahn emotionaler Stimmungslagen und ein Wechselbad der Gefühle – nicht nur für sie selbst, sondern für alle in ihrer Umgebung. Was aber Frauen sich selbst nicht erklären können, bleibt für die Umwelt erst recht ein Geheimnis. Am stärksten erschrocken ist die Frau über sich selbst. Fassungslos steht sie vor ihrem Gefühlswallungen und schämt sich nicht selten dafür.

Gruselige Geschichten werden erzählt. Robert Wilson, Gynäkologe, Buchautor und unermüdlicher Verfechter der Hormontherapie, berichtet in seinem in den 1960er Jahren berühmt gewordenen Roman »Feminin forever« (»Für immer weiblich«) mit Schaudern von der Menopause seiner Mutter: »Ich war entsetzt über die Verwandlung, die aus einer lebhaften, vor Gesundheit strotzenden Frau, die der Motor der ganzen Familie war, eine schmerzgeplagte, verdrießliche Invalidin werden ließ. Ihre Wutanfälle tyrannisierten die Familie, jagten uns Angst und Schrecken ein. Es waren diese furchtbaren Erfahrungen, die mich später als Arzt veranlassten, mich den Problemen des Klimateriums zuzuwenden.« (Wilson 1966) Auch das traurige Schicksal einer Nachbarin, die ins Wasser ging, weil sie angeblich wegen der Veränderungen im Klimaterium »verrückt« wurde, verwendete er in seinen zahllosen öffentlichen Auftritten als abschreckendes Beispiel und als Werbung für Hormone. Für ihn waren diese Verhaltensänderungen direkte Folgen des Östrogenmangels im Gehirn und deshalb mit Hormonen gut behandelbar. Aus heutiger Sicht wissenschaftlich völlig haltlos und frauenfeindlich obendrein.

Dr. Ursula Meiners

Auch ich selbst habe diese Erfahrung gemacht. Ich meinte, mich gegenüber meinen kleinen Söhnen (damals 4, 7 und 10 Jahre alt) rechtfertigen zu müssen, weil ich, der normalerweise lebensfrohe und energisch zupackende Motor der Familie, zeitweilig alles andere als dies war, nämlich energielos und übellaunig. Ich fühlte mich genötigt, ihnen zu erklären, dass die Launen einer Frau von ihrem Menstruationszyklus abhängen.

Noch heute erinnere ich mich schmunzelnd an meinen Jüngsten, der mit den Händchen in die Hüften gestemmt, lauthals durch die Küche rief: »*Hoffentlich kommt bald deine Blutung, damit du wieder normal wirst*«.

Erst später realisierte ich, dass meine depressive Stimmungslage und meine schlechte Laune zwar zyklusabhängig auftraten, denn »*mit dem Einsetzen der Periode kam Mütterchen allmählich wieder in die Gänge*«, jedoch erst aus meinem Leben verschwanden, nachdem ich ein gutes und richtungweisendes Gespräch mit meinem Mann führte und wir im Anschluss daran die innerfamiliäre Arbeitsteilung und -organisation veränderten, aber auch indem ich einen unterstützenden Griff in meine homöopathische Wunderkiste tat.

Erst durch die eigene leidvolle Erfahrung begriff ich, dass meine depressiven Stimmungen ursächlich Symptome meiner ständigen Überforderung und Erschöpfung waren, wenngleich auch hormonell flankiert durch die zyklischen Veränderungen. Ein Zusammenhang, der während meines gesamten Medizinstudiums und aller weiterführenden frauenärztlichen Qualifikationen nie thematisiert wurde.

Stimmungsschwankungen kennen nicht nur Frauen jenseits der Vierzig. Schon Jüngere können davon ein Lied singen. 3 bis 10 Tage vor der Periode leiden rund 15 bis 70 Prozent[1] aller Frauen

---

1   Dass diese Zahlen so schwanken, hat vor allem methodische Ursachen. Die Gründe liegen im ausgesprochen diffusen Beschwerdebild, aber auch

an Reizbarkeit, Niedergeschlagenheit, Ängsten, Aggressivität, Vergesslichkeit, Konzentrationsproblemen und Weinerlichkeit.

Derartige unschöne Gefühle werden oft begleitet von körperlichen Missempfindungen wie Ziehen und Schmerzen im Unterbauch, Verstopfung, Kopfschmerzen, Wassereinlagerungen und Spannungsgefühlen in den Brüsten. Mediziner prägten für dieses diffuse Beschwerdebild den Begriff prämenstruelles Syndrom, kurz PMS genannt. Ein ausgesprochen mysteriöses Syndrom, eines, an dem die Fachwelt sich schon seit Längerem die Zähne ausbeißt, ohne ihm bislang auch nur ein Stückchen näherzukommen. Aber auch eines, das die Lebensqualität der betroffenen Frauen stark beeinträchtigt – allerdings stets nur für wenige Tage oder gar nur stundenweise.

Stimmungsumschwünge während des Klimateriums sind ähnlich.

Dr. Sabine Hamm, Dr. Ursula Meiners

Heide beschreibt ihre Gefühlslage mit folgenden Worten: »*Meist bin ich ganz gut drauf, aber manchmal, ganz plötzlich, holt mich dann auch eine depressive Stimmung ein, das geht ganz schnell, beinahe übergangslos.*« Sie selbst sucht Erklärungen in den Hormonen, womit sie, wie wir gerade andeuteten, gewiss nicht grundsätzlich falsch liegt. Geflissentlich übersieht sie dabei aber das tiefer liegende Problem, ihren 10- bis 12-stündigen verantwortungs- und anspruchsvollen Arbeitsalltag und ihre Sorge für ihre gesundheitlich angegriffene über 90-jährige, noch allein lebende Mutter.

Silke fängt bereits an zu weinen, wenn sie nur von ihrem Leben erzählt: Der Sohn, der Selbstmord beging, die alte Mutter, die sie versorgt, der sie dennoch nichts recht machen kann, die vergebliche Suche nach einem Halbtagsjob. Sie ist froh, dass sie noch einen zweiten Sohn und einen verständnisvollen Partner hat. Aber auch

---

darin, dass mehrheitlich Frauen befragt wurden, die sich bereits wegen irgendwelcher Beschwerden in ärztlicher Behandlung befanden.

sie fragt sich, ob ihre starken Hitzewallungen und depressiven Verstimmungen wirklich mit ihren hormonellen Veränderungen im Klimakterium zu tun haben.

Ebenso Inge, die zuerst einen Sohn und später ihren Mann verlor und monatelang, wenn nicht länger, von ständigen Hitzewallungen gequält wurde und in einem ganz tiefen depressiven »dunklen Loch« saß.

Oder Ulrike, die, seitdem ihr Mann aus gesundheitlichen Gründen frühzeitig aus dem Beruf ausschied, allein für den Lebensunterhalt aufkommt, sich vor der Zukunft und Geldsorgen ängstigt, und unter massiven Schlafstörungen leidet.

Oder Christine, deren Mann sie wegen einer jüngeren Frau verließ.

Oder …

Wir könnten die Aufzählung der größeren und kleineren biografischen Lebenskatastrophen, Schicksalsschläge und Belastungen noch fortführen. Alle diese Frauen leiden teilweise an sehr starken Stimmungstiefs, Ängsten, Schlafstörungen. Allen fällt es schwer, »nein« zu sagen, alle wollen weiterhin perfekt »funktionieren« – und alle suchen beinahe gesetzmäßig nach ursächlichen Erklärungen in ihren instabilen Hormonen während des Klimakteriums.

Vielleicht liegt auch hierin begründet, dass so manche Frau selbst am Mythos Wechseljahre festhält. Die medizinische Diagnose »Klimakterisches Syndrom« hilft ganz vorzüglich, die wahren Probleme zu verdrängen.

Aber natürlich simulieren diese Frauen auch nicht und verdienen es, ernst genommen zu werden.

Über die Ursachen der Stimmungslabilität gehen die Meinungen der Fachleute auseinander. Für Mediziner sind es die fehlenden

Östrogene, die Frauen reizbar, ängstlich und emotional labil werden lassen. Dass sie nicht gleichermaßen alle Frauen überfallen, erklären sie aus unterschiedlichen Empfindlichkeiten des Gehirns. Frauen, die empfindsamer auf hormonelle Schwankungen reagierten, bekämen häufiger PMS, Wochenbettdepressionen und klimakterische Beschwerden, so ihre kühne These.

Gelegentlich stellen jedoch selbst Schulmediziner die Existenz des PMS in Frage, weil die theoretisch postulierten hormonellen Veränderungen sich nämlich gar nicht nachweisen lassen und auch keine anderen Ursachen erkennbar sind. Eine groß angelegte Studie in Norwegen, Kanada und den USA mit insgesamt 13 000 Frauen bezweifelt sogar einen Anstieg von psychischen Krankheitssymptomen im Klimakterium. Mittlerweile halten wir noch nicht einmal dies für undenkbar. Dazu stießen wir bei unserer Recherche auf viel zu viele Widersprüche, Irrtümer, einseitige oder gar falsche Prämissen und nicht zu vergessen, handfeste Interessen.

Dass Hormone unsere Stimmungslage beeinflussen, steht außer Frage. Wie genau sie das tun, weiß jedoch niemand. In der ersten Hälfte des Menstruationszyklus sind Frauen oft meist eher euphorisch und glücklich gestimmt und können Probleme leichter unter den Teppich kehren. Kurz vor und während der Menstruation sind sie dagegen gereizt, übellaunig, mitunter unausstehlich. Ein ständiges Auf und Ab, im Rhythmus der inneren weiblichen Uhr mit ihren zyklisch positiven wie negativen Ausschlägen.

Doch nur die negativen sind unsere Feinde, die positiven haken wir als »normal« ab. Fühlen wir uns energisch und zupackend, wie das in der ersten Zyklusphase in der Regel ist, halten wir dies für normal, fühlen wir uns am Ende des Zyklus miserabel, verfluchen wir ihn.

Eigentlich sollten wir »alten Häsinnen« schon längst gelernt haben, bewusster, auch ehrlicher mit unserem Zyklus zu leben. Ehrlicher mit unseren »Ups«, vor allem aber achtsamer und rücksichtsvoller mit unseren »Downs« umzugehen. Aber fleißige Arbeitsbienen kennen kein Pardon, rackern bis zum Umfallen und ärgern sich über ihre zyklischen Leistungstiefs. Sie verschließen die Augen vor ihrer eigenen Biologie, beißen tapfer die Zähne zusammen – wohl die tiefe Ursache der weiblichen prämenstruellen Beschwerden und auch für viele der hier thematisierten klimakterischen Befindlichkeitsstörungen. Christiane Northrup schreibt dazu: »Was passiert, wenn Frauen während ihrer reproduktiven Jahre ihre zyklische Natur ignorieren, wenn sie sich von der Weisheit des Körpers distanzieren und versuchen, so zu funktionieren, als wären sie lineare Wesen? Sehr oft kommt es dann zu PMS – ein erster monatlicher Rippenstoß, der uns an den wachsenden Berg ungelöster Probleme erinnern will, die sich aufgestaut haben.« (Northrup 2003, S. 41f.) Mit anderen Worten: Als sei es das Normalste der Welt, ordnen Frauen ihren Bio-Rhythmus dem der Gesellschaft unter und wundern sich, wenn ihr Körper dagegen rebelliert und zu einer tickenden Zeitbombe für die physische und psychische Gesundheit wird.

In der Psychosomatik diskutiert man darüber hinaus noch einen anderen Zusammenhang. Poetisch ausgedrückt ist die Blutung das körperliche Weinen des weiblichen Organismus, weil er nicht schwanger geworden ist, denn schließlich bleibt die Periode bei einer Schwangerschaft bekanntermaßen aus. Was passiert jenseits der Vierzig? Die Familienplanung ist verstandesmäßig bei den meisten Frauen abgeschlossen, der Körper signalisiert aber monatlich, dass er noch schwanger werden könnte. Rational weiß die Frau, dass sie nicht schwanger ist und es auch nicht werden will, also macht es eigentlich keinen Sinn, die zweite Zyklushälfte lang auf die Blutung zu warten. Und so fühlt sich frau total schlecht, körperlich und mental.

In der Psychologie und Soziologie verweist man hingegen mehr auf die Zusammenhänge zwischen physischem und psychischem Stress (Stress wird definiert als Spannung zwischen einem Ist-Zustand und einem Soll-Zustand) sowie auf die Probleme, die mit der negativen Stigmatisierung des Zyklusgeschehens und des Älterwerdens verbunden sind.

In vorderster Front steht jedoch der Stress, hier besonders die großen Lebenskrisen, Umbrüche und Veränderungen, daneben aber auch die vielen kleinen alltäglichen Stressfaktoren, die ebenfalls zu subjektiven Überlastungsgefühlen führen.

Das ständige Gefühl, gestresst und erschöpft zu sein, senkt die Frustrationstoleranz und erhöht die Anfälligkeit für weitere Stressoren, auch für solche gesundheitsschädigenden Verhaltensweisen wie Medikamentenmissbrauch, Rauchen und übermäßigen Alkoholgenuss.

Darunter leidet letztlich das Immunsystem und reagiert mit allerlei Beschwerden, Infekten und Krankheiten, wodurch wiederum auch die Stimmungslage beeinträchtigt wird. Ein Teufelskreis.

Uns jedoch einreden zu wollen, dass Stimmungsschwankungen einzig der hormonellen Umstellung geschuldet sind, ist dann doch zu simpel. Es fällt nämlich auf, dass viele der als typisch mit den Wechseljahren assoziierten Beschwerden identisch mit den durch Stress ausgelösten Beschwerden sind. Manche bezeichnen diese Form von Überforderung als den »ganz alltäglichen Wahnsinn«. Im Prinzip kann das alles sein, angefangen von ungelösten Beziehungsproblemen bis hin zu einer unausgewogenen Ernährung. Dies alles kann das normale hormonelle Milieu stören und in den fruchtbaren Jahren physische und psychische »Verwüstungen« anrichten. Vor allem der so genannte »Dominoeffekt« tritt ein: Fällt ein Dominostein, fallen alle anderen in schneller Folge. So führen nächtliche Hitzewallungen und Schweißausbrüche zu Schlafstörungen mit all den hässlichen Folgen wie schlechter Laune, Reizbarkeit, Niedergeschlagenheit, Ängsten, Aggressivität, Vergesslichkeit, Konzentrationsproblemen und Weinerlichkeit. Stimmungsschwankungen entstehen mit großer Zuverlässigkeit bei permanenten Überforderungen, latenten Konflikten oder chronischem Stress.

Aus der Stressforschung weiß man bereits seit Längerem, dass hinter vielen hormonellen Veränderungen im Gehirn und im Körper in Wahrheit ständig wiederkehrende Stresssituationen stehen.

Hierzu gehören unter anderem schwere Krankheiten, familiäre Schicksalsschläge, längere Phasen von Sorgen, Nöten und Kummer sowie Partnerschaftsprobleme.

Und Schmerzforscher erklären uns darüber hinaus, dass beispielsweise länger andauernde Schmerzen einen Prozess im Gehirn auslösen, der schließlich zu Phantomschmerzen führen kann – das heißt, man empfindet Schmerzen, obwohl die Schmerzursache schon längst nicht mehr existiert. Mediziner sagen dazu »chronifizierte Schmerzen ohne realen Befund« – ein ernstes Problem für die Betroffenen, für die behandelnden Ärzte und für die Krankenversicherung.

Wir fragen uns: Wenn Schmerzen Spuren in Gehirn hinterlassen, können das dann nicht auch möglicherweise starke klimakterische und menopausale Beschwerden?

Die Ursachen dieser Beschwerden sind höchst komplex und damit nur schwer dingfest zu machen. Nicht der Hormonspiegel an sich ist das Problem, sondern »die spezifische Kombination aus dem Hormonspiegel einer Frau und ihrer Gehirnchemie, die zusammen mit ihrer Lebenssituation zu ihren Symptomen führt«. (Northrup 2003, S. 45) Und da die Lebenssituation bei jeder Frau naturgemäß sehr verschieden sein kann, äußern sich die Wechseljahre bei jeder Frau auch mit anderen Symptomen.

Einzig ein ehrlicher Blick hinter die »eigene Kulisse« bringt diesbezüglich Klarheit. Doch in den persönlichen Gesprächen mit Frauen haben wir gemerkt, dass dieser Blick alles andere als ein fach ist. Die norwegische Soziologin Eva Marie Solheim ging dem sogar wissenschaftlich nach. Sie befragte im Rahmen eines Forschungsprojektes der Universität Oslo im Laufe von fünf Jahren einmal jährlich 150 Frauen im Alter zwischen 45 und 55 Jahren. Durch das sich über die Jahre entwickelnde Vertrauensverhältnis bekam sie ein weit besseres Gespür für die wahren Probleme und tiefere Einblicke in das Leben der befragten Frauen als jede anonyme einmalige Befragung dazu in der Lage wäre. Zwei wichtige Einsichten waren:

(1) Frauen verbergen oft bis zur »Selbstverleugnung« ihr »Unglück«, empfinden es als »private Schmach«, wenn es familiäre Konflikte und Probleme gibt.

(2) Verheiratete wie Alleinstehende fühlen sich oft gleichermaßen einsam, sind resigniert und traurig – die Verheirateten resignieren über ihre schweigsamen Ehemänner, die Alleinstehenden sind traurig, weil sie die Hoffnung auf Partnerschaft aufgegeben haben.

Und dennoch antworteten die meisten Frauen auf die Frage, ob sie glücklich seien, »wie mit einer Stimme, dass es ihnen gut gehe, dass sie nicht klagen könnten ... Seltsamerweise beförderten ihre Lebensgeschichten und ihr Erzählen anderes zum Vorschein.« (Solheim 1993) Eva Marie Solheim zog daraus den Schluss: Frauen beziehen den Wert des Lebens zum größten Teil aus dem Schicksal und Lebensweg ihrer Kinder. Wenn es der Familie und den Kindern gut geht, meinen sie kein Recht zum Klagen zu haben. Eine Form von Selbstverleugnung bzw. Selbstaufopferung und Ergebnis jahrhundertelanger geschlechtsspezifischer Prägung und Sozialisation – wie sonst sollte man dieses Ergebnis interpretieren?

Frauen tragen die ihnen durch die geschlechtsspezifische Arbeitsteilung zugewiesenen Rollen und schultern wie selbstverständlich die Mehrfachbelastung aus Beruf und Familie. Zeitbudgetuntersuchungen belegen: Sie verbringen deutlich mehr Zeit mit unbezahlter und auch wenig anerkannter Arbeit als Männer: in Form von Hausarbeit, Kindererziehung, Betreuung älterer Familienangehöriger, Nebenerwerbstätigkeit. Daraus resultiert oft eine wirtschaftliche Abhängigkeit. Ganz besonders schwierig sieht es für alleinerziehende und/oder in materiell ungesicherten Verhältnissen lebende Frauen aus. Finanzielle Not, beengte Wohnverhältnisse, alleinige Verantwortung für die Kinder und unsichere Arbeitsplätze führen zu chronischer Überlastung, zu ungesundem Stress und dem Gefühl, die Dinge nicht mehr im Griff zu haben, die Kontrolle zu verlieren oder den Verhältnissen hilflos ausgeliefert zu sein – mithin *die* Voraussetzungen für Depressionen bei Frauen, wie Studien zeigen, die für diese Gruppe die höchste Depressionsquote ausweisen.

Ein Zusammenhang, den wir gleichermaßen für alle anderen klimakterischen Beschwerden vermuten. Nur solange die Hormonthese zur Erklärung der Wechseljahresbeschwerden favorisiert wird, interessiert das offenbar lediglich nur am Rande, zumal natürlich auch Ärzte angesichts solcher aus prekären Lebensverhältnissen resultierenden Gesundheitsprobleme restlos überfordert sind und ein Griff in die Hormonkiste und zum Rezeptblock dann wie der letzte Notnagel erscheinen.

Frauen sind die »Dienstleistungskaste« der übrigen Generationen, und zwar sowohl für Partner, Eltern wie auch der Kinder. Die unsichtbaren Wichtelfrauen, die aus allen Ecken und Verstecken hervorspringen und für die Sauberkeit und Ordnung von Mensch, Vieh, Haus und Hof sorgen, derweil die Herrschaft friedlich schläft. Sie *rennen und traben, schniegeln und biegeln, klopfen und hacken, und kochen und backen, klappen und lärmen, rupfen und zupfen, hüpfen und traben, putzen und schaben ... Und eh ein Faulpelz noch erwacht, war all sein Tagewerk ... bereits gemacht!*, heißt es in einem Gedicht von August Kopisch aus dem Jahr 1836. Und als Dank für ihre Arbeit bekamen sie Erbsen in den Weg gestreut, worauf sie für immer und ewig verschwanden. Wohin? Keiner weiß es. Vielleicht in die innere Emigration? In die Depression?

Vielleicht haben aber auch einige »Wichtelfrauen« den »Absprung« geschafft – und sind zu einer Persönlichkeit gereift, die ihr Alter respektiert und weiß, dass sie nicht mehr grenzenlos belastbar ist, die sich aus gesundheitsschädigenden Beziehungen löst und sich selbst mehr zum Maßstab der Dinge macht?

Psychologen sagen, wir können diese Phase nur positiv bewältigen, wenn wir sie als Entwicklungsaufgabe begreifen. Eine erfolgreiche Bewältigung dieser Entwicklungsaufgabe setzt aber eine

aktive Auseinandersetzung mit uns selbst und unseren Lebensumständen voraus. In der Literatur wird dieser Prozess auch als
»Metamorphose«, »Verwandlung« oder »Häutung« bezeichnet,
nicht unähnlich – es sei absichtlich noch einmal wiederholt – einer
Geburt mit Wehen und Schmerzen.

In der Mitte des Lebens blicken viele Frauen zurück und
ziehen Bilanz. Verpasste Lebenschancen und unerfüllte Träume
drängen ins Bewusstsein, aber auch Gedanken, wohin das weitere Leben gehen soll. Je nachdem, wie diese Reflexion ausfällt,
sind sie mal mehr oder weniger zufrieden, mit allen dazugehö-
renden Gefühlsstürmen. Manche Frauen nehmen das zum Anlass, ihr ganzes Leben komplett umzukrempeln, bei ihnen wird
die Lebensmitte zum »Wendepunkt«. Frauen können sich an
Beziehungen, Berufen und Situationen, denen sie entwachsen
sind, festklammern, was möglicherweise den Alterungsprozess
beschleunigt und die Krankheitschancen drastisch erhöht, oder
sich den neuen Aufgaben stellen, die der Körper und der Hormonspiegel verlangen. »Wer dazu den Mut aufbringt, bereitet
sich wirklich auf den Frühling der zweiten Lebenshälfte vor.«
(Northrup 1998, S. 483) Nicht wenige verbleiben jedoch in ihren
jeweiligen Beziehungen oder Bezügen, auch wenn sie in ihnen
unzufrieden sind.

In diesem Sinn fordern uns gleich eine ganze Reihe von Autorinnen auf, die »positive Funktion des Zorns« oder der Wut zu
entdecken. Sie ermutigen uns, uns weniger dieser Gefühle zu
schämen, als vielmehr sie zum Anlass zu nehmen, uns ihrer wahren Ursachen bewusst zu werden. Möglicherweise fällt das vielen
Frauen schwer, weil sie zu sehr noch in traditionellen weiblichen
Rollenbildern feststecken – der braven, netten, fügsamen Tochter
und der hilfsbereiten, liebevollen Frau und Mutter. Frauen wurden erzogen, sich in allen Situationen nachgiebig und bescheiden
zu verhalten – ein Verhalten, das als liebenswert und sympathisch
gilt. Zornige und wütende Frauen passen dagegen nicht ins traditionelle Frauenbild. Frauen werden aber krank, wenn sie ihre Traurigkeit, Kränkungen, Zurückweisungen mit sich selbst ausmachen, sie

lieber herunterschlucken als sie herauszulassen. Dieses destruktive Muster muss durchbrochen werden. Sagen Sie sich: *Nun reicht es, nun will ich mein eigenes Leben gestalten und die sein, die ich bin!*

Die »Mir-geht-es-gut-ich-kann-nicht-klagen«-Einstellung hilft hier nicht weiter, sie ist ein Zeichen von Selbsttäuschung, Selbstverleugnung und Fremdbestimmung. Es muss aber nicht zu einem großen verbalen Eklat kommen! Ein ruhiges, erleichterndes Gespräch mit dem Partner, Ehemann, den Kindern oder dem Chef ist sicherlich die bessere Variante. Leider ist aber oft die Kommunikation dem jahrelangen ehelichen Einerlei und Nebeneinander zum Opfer gefallen und muss erst mühsam wieder erlernt werden.

Ebenso schwer fällt es Frauen, ein Gleichgewicht zwischen Geben und Nehmen herzustellen. Die liebenswerte, sich selbst verleugnende Fürsorglichkeit führt dazu, dass Frauen ganz oft mehr Gebende als Nehmende sind – es folgen Überforderung, schlimmstenfalls das Burnout-Syndrom, in jedem Falle aber Malaisen, wenn nicht sogar ernsthafte Krankheiten. Doch auch diese können hilfreich sein, wenn frau ihre Symbolik versteht und die nötigen Konsequenzen zieht.

Aus Krisen lernt man/frau oft mehr als aus allen Büchern der Welt. Für Christiane Northrup sind »Ausbrüche von Reizbarkeit wegen geringer Familienangelegenheiten«, »das erste schwache Anklopfen an die Pforte mit der Aufschrift ›Weisheit der Wechseljahre‹«. Sie fordern dazu auf, »Beziehungsmuster zu überdenken«, den Blick zu schärfen für »Ungerechtigkeiten sowie unfaire Lastenverteilungen«. (Northrup 2003, S. 20) Aus der Traumaforschung wissen wir zudem, dass Frauen, die in jungen Jahren (sexuelle) Gewalt erfuhren, häufig erst in dieser Zeit beginnen, sich ihrer traumatischen Erfahrungen zu erinnern.

Wie ein bei Hochwasser schnell anschwellender und über die Ufer tretender Fluss brechen sich über Jahre angestaute und unter den Teppich gekehrte Probleme bevorzugt während der hormonellen Umstellung ihre Bahn. Vermeintlich urplötzlich und grundlos drängt an die Oberfläche, womit frau jahrelang kontrolliert umging oder was sie erfolgreich in den Untergrund gedrängt hatte (bzw. zu haben glaubte): Probleme oder chronische Belastungen, die frau nicht wahrnahm bzw. nicht wahrnehmen wollte oder durfte, weil sie nicht zu ihrem Rollenverständnis und ihrer Lebenswirklichkeit passten oder wie bei den Frauen mit Gewalt- und Missbrauchserfahrungen abgespalten werden, um zu überleben.

Wir sagten es bereits: Schlucken wir Zorn, Wut und Tränen herunter, stauen sie sich auf und können krank machen. Diese Aussage entspricht dem Grundprinzip der Psychosomatik und war auch bei den alten Chinesen bekannt. In der chinesischen Heilkunde geht man davon aus, dass Krankheit dort entsteht, wo Energie nicht mehr fließt, sondern sich staut. Solche Störungen suchen sich eine andere Ebene. Wir erkennen darin eine gewisse autoaggressive Tendenz, das heißt, die Krankheit bzw. Störung richtet sich gegen den eigenen Körper. So äußert sich die Störung, wenn sie »ein anderes Gesicht« bekommen darf/kann, mental in Form von Depression, körperlich in Form klassisch-schulmedizinischer autoaggressiver Krankheiten wie Thyreoditis Hashimoto[2], Rheuma, Fibromyalgie[3], Colitis ulcerosa[4] oder einer Krebserkrankung.

Es ist sehr wichtig, diese tief in uns verankerte Autoaggression durch eine neue Weichenstellung und neue Präferenzen in produktive Energien umzuwandeln. Es ist eine Chance, die nicht wenige Frauen erst in den Wechseljahren sehen und ergreifen. Und oft braucht es Auslöser, nicht selten handfeste Krisen oder hart-

---

2 eine häufig auftretende Schilddrüsenerkrankung, in deren Folge es zu ihrer Unterfunktion kommt

3 eine chronische Erkrankung, die durch weit verbreitete Schmerzen mit wechselnder Lokalisation in der Muskulatur, um die Gelenke und Rückenschmerzen und auch Druckschmerzempfindlichkeit sowie Begleitsymptomen wie u. a. Müdigkeit, Schlafstörungen, Morgensteifigkeit, Konzentrations- und Antriebsschwäche, Wetterfühligkeit, Schwellungen von Händen, Füßen und Gesicht und vielen weiteren Symptomen charakterisiert ist

4 eine chronisch-entzündliche Darmerkrankung

näckige Beschwerden. Erst zurückblickend erkennen Frauen, dass ihre viel gescholtenen Stimmungsausschläge, ihre Wut, ihr Ärger, ihr Zorn oder auch ihre Tränen dazu beitrugen, die Weichen neu zu stellen.

Manchmal ist es der Anfang vom Ende, oft aber auch der Beginn von etwas Neuem. Die Kunst des Lebens besteht darin, der Krise den Schein des Unabänderlichen zu nehmen, aus jedem Unglück ein Glück zu machen und zu wissen, dass, wenn eine Tür im Leben zugeht, eine und manchmal sogar mehrere neue aufgehen.

Für Susun Weed, Autorin von »Menopausal Years«, sind die Wechseljahre nichts Geringeres als eine Metamorphose, eine vollständige Verwandlung durch einen Übergang von einem Lebensstadium in ein anderes. Vergleichbar einer Raupe, die sich irgendwann in ihren Kokon zurückzieht, um sich zu verwandeln. Frauen benötigen Zeit, Zeit sich zurückzuziehen, Zeit für einen tiefgreifenden Wandel, der nicht nur ihren Körper, sondern auch ihr Bewusstsein verändert. Christiane Northrup fragt in diesem Zusammenhang sogar, ob wir den Begriff »Menopause«, nicht wortwörtlich nehmen sollten: als »Pause« von Männern (nach dem englischen Wort »men« für »Männer«). (Northrup 2003, S. 49) Das ist natürlich sehr radikal gedacht und vermutlich ihrer in dieser Lebensphase vollzogenen Trennung vom Ehemann geschuldet. Wir wollen diese Deutung daher besser auf solche Menschen oder Umstände übertragen, die uns übermäßig viel Kraft und Energie absaugen. Susan Love vermutet hinter der Reizbarkeit und den Stimmungsschwankungen den »Versuch des Körpers, Distanz zu anderen Menschen zu schaffen, um die nötige Zeit für sich zu bekommen« (Love 2002, S. 340).

Im Ganzen gesehen, wirken hier ganz verschiedene Kräfte und eben nicht nur die Hormone. Wo »der Schuh« konkret »drückt«, kann jede Frau nur für sich selbst beantworten. Wir haben uns lange gefragt, warum dieser Zustand für viele Frauen so quälend ist, und vermuten, dass es erstens das schlechte Gewissen über die als groß empfundene Diskrepanz zwischen Anlass und dem Grad ihrer Gefühlsreaktion ist, zweitens das Mitschleppen des ganzen körperlichen und psychischen Ballasts und drittens, weil sich dieser Ballast ganz und gar nicht leicht abwerfen lässt.

Solange das aber so ist – meint Eva Maria Solheim aus eigener Anschauung – neigen Frauen dazu, mit Zorn, Wut, Reizbarkeit und schlechter Laune zu reagieren und sich damit selbst unbewusst zu »strafen« anstatt die eigentlichen Ursachen des Zorns zu bekämpfen. Anschließend haben sie dann ein schlechtes Gewissen. Frauen sollten aber lernen, sich zu verzeihen, sich so zu lieben, wie sie sind, mit allen Macken und Fehlern. Das macht sie dann im wahrsten Sinne des Wortes liebenswert.

Tipps und Ratschläge

Die wirksamsten Mittel gegen Stimmungsschwankungen sind Sport und Bewegung und alles, was Ihrer Seele und damit Ihnen gut tut: Singen, Gespräche mit Freunden, Tanzen, Malen etc.

Entspannungsmethoden

Versuchen Sie einmal die Achtsamkeitstherapie. Die in den fernöstlichen Traditionen verwurzelte Achtsamkeitstherapie ist ein Mix aus Konzentrations-, Atem- und Meditationstechniken. Diese Technik hilft, Ihren Stress zu reduzieren und Ihnen ein neues Bewusstsein zu schenken. Entwickelt wurde die Methode von dem amerikanischen Verhaltensforscher Jon Kabat-Zinn. Er nannte sie »achtsamkeitsbasierte Stressminderung«. Darunter versteht er, dass Sie bewusster – eben achtsamer – mit sich selbst umgehen. Achtsamkeit bedeutet in diesem Zusammenhang, sich gedanklich bewusst im Hier und Jetzt einzufinden sowie nicht über Vergangenheit oder Zukunft zu grübeln.

Eine Achtsamkeitsübung zum Kennenlernen:

Nehmen Sie eine Haltung im Sitzen oder Liegen ein, die Ihnen angenehm ist. Ihre Wirbelsäule sollte gerade sein. Schließen Sie Ihre Augen und gehen Sie mit Ihrer Aufmerksamkeit in den Bauch. Spüren Sie, wie er sich beim Atmen leicht hebt und senkt. Stellen Sie sich vor, Ihr Atem trüge Sie wie auf einer Welle. Wenn Sie merken, dass sich Ihre Gedanken vom Atem lösen, stellen Sie fest, welche Gedanken Sie von Ihrem Atem fortgetragen haben und lassen Sie diese wieder los. Kehren Sie freundlich und aufmerksam zu Ihrem Atem zurück. Spüren Sie den ein- und ausströmenden Atem. Haben Sie Geduld mit Ihren Gedanken, wenngleich sie sich auch immer wieder selbstständig machen. Lassen Sie diese wieder ziehen und kehren Sie zu Ihrem Atem zurück.

Nehmen Sie sich jeden Tag 15 Minuten Zeit für diese Übung und achten Sie darauf, was mit Ihnen passiert.

Hilfreiche **Kräuter** bei Stimmungsschwankungen und leichten Depressionen sind Johanniskraut und Traubensilberkerze (Cimicifuga) als Tee oder als Fertigmittel aus der Apotheke.

Stellen Sie eine **Teemischung** aus je 20 g getrockneten Weißdornblüten, Salbeiblättern, Hopfenzapfen, Melissenblättern, Johanniskraut her. Vermischen Sie alles gut miteinander. Nehmen Sie davon einen Teelöffel und geben Sie ihn in 250 ml kochendes Wasser, dann 10 Minuten ziehen lassen, danach absieben. Drei Tassen pro Tag trinken.

oder

je 20 g Frauenmantel, Schafgarbe, Gänsefingerkraut und dazu noch 7 g Zitronenmelisse mischen. Einen Teelöffel der Mischung in eine Tasse geben, mit kochendem Wasser übergießen, 10 Minuten ziehen lassen, absieben und am Tag drei Tassen davon trinken.

Homöopathie

bei Stress und Überforderung: Cocculus (Kockelskörner), China (Chinarinde), Acidum phosphoricum (Phosphorsäure), Sepia officinalis (Tintenfisch), Arnica montana (Bergwohlverleih)

bei Ärger und Wut: Nux vomica (Brechnuss), Chamomilla (Kamille), Lycopodium clavatum (Bärlapp) *bei Nervosität und Reizbarkeit:* Zincum metallicum (Zink), Sepia officinalis (Tintenfisch), Arsenicum album (weißes Arsenik)

bei Angstgefühlen, Zukunftsängsten, Lampenfieber: Argentum nitricum (Höllenstein), Cimifuga (Traubensilberkerze), Capsicum (Spanischer Pfeffer), Pulsatilla pratensis (Wiesenküchenschelle)

Besorgen Sie sich die Globuli z. B. in einer D6-Konzentration, lassen Sie 2-mal täglich 10 Globuli auf der Zunge zergehen, bei Bedarf sind noch eine 3. oder 4. Gabe pro Tag möglich.

Älter werden – runder werden

Mit Vierzig verlangsamt und verändert sich der Grundumsatz des Körpers[5], der Stoffwechsel wird deutlich träger. Das heißt aber auch, wir brauchen weniger Kalorien als in jüngeren Jahren. Essen wir weiter wie gehabt, nehmen wir unweigerlich zu. Und genau das passiert unendlich vielen Frauen, wenn sie nicht aufpassen und gegensteuern (vgl. hierzu auch S. 238ff.). Doch ist das ein ernstes Problem? Für die meisten der von uns befragten Frauen (im Übrigen auch für uns) ist es eins, ein sprichwörtlich gewichtiges Problem, gegen das wir zumeist erfolglos ankämpften. Aber ist es unter gesundheitlichen Aspekten auch eins?

Nachdem wir uns eingehend mit ernährungs- und gesundheitswissenschaftlichen Fragen auseinandergesetzt haben, denken wir: »nein« – jedenfalls wenn wir die große Mehrheit der Frauen im Blick haben. Nur weniger als 20 Prozent aller Frauen sind – nach einer aktuellen repräsentativen Studie – tatsächlich zu dick und damit prädestiniert für eine Reihe von ernsthaften Erkrankungen. Die Mehrheit ist es nach gesundheitlichen Maßstäben nicht, auch wenn sich viele so fühlen. Offiziell gelten sie als »vollschlank«. Doch Frauen mit leichtem Übergewicht sind, man höre und

---

5 Der Verbrauch für den Erhaltungsstoffwechsel, z. B. für die Funktion der Organe, die Versorgung der Muskeln oder für den Erhalt der Körperwärme, wird *Grundumsatz* genannt.

staune, im Großen und Ganzen nicht nur gesünder, sondern sie werden auch älter. Bedauerlicherweise scheint sich diese Tatsache noch nicht unter den Frauen, die das betrifft, herumgesprochen zu haben, zumal sie unserem Schönheitsideal total widerspricht.

In welchem Maße gerade Letzteres uns aber prägt, offenbaren kulturvergleichende Studien. Eine weltweite Studie, in der 62 verschiedene Kulturen untersucht wurden, zeigt, dass Schlankheit vor allem in den Ländern bevorzugt wird, in denen sich die Menschen um ihr tägliches Brot keine Gedanken machen müssen. In armen Ländern hingegen gelten tendenziell dickere Frauen als schön. So scheint jungen Frauen an der Elfenbeinküste für einen Hintern im XXL-Format fast jedes Mittel recht. Während viele Europäerinnen mit Diäten oder im Fitness-Studio an der Verkleinerung ihres Popos arbeiten, gilt dort: Je größer, desto schöner.

Auf das Schönheitsideal nimmt ebenfalls die gesellschaftliche Stellung der Frau Einfluss. In traditionellen Kulturen, in denen Frauen in erster Linie Hausfrauen und Mütter sind, werden fülligere Figuren bevorzugt; in Kulturen hingegen, in denen der Anteil der gebildeten und erwerbstätigen Frauen größer ist, findet man schlanke Figuren schön. Eigentlich paradox, denn wer, wenn nicht gerade die gebildeten und statushöheren Frauen, könnten besser die absurden Schönheits- und Schlankheitsnormen kritisieren und verändern?

Schönheitsideale gab es zu allen Zeiten. Sie sind nicht naturgegebene, sondern von Menschen gemachte Konstrukte, die sich im historischen Zeitenverlauf immer wieder veränderten und sich gegen die wenden, die ihnen nicht entsprechen. Heute wird unser Schönheitsideal in starkem Maße von marktwirtschaftlichen Faktoren und einer Industrie beeinflusst, die sich auf unser figürliches (Un)Glück spezialisiert haben. Je höher die Messlatte liegt, desto profitabler läuft das Geschäft. Mode- und Werbebranche, Sport-, Bekleidungs-, Kosmetik- und Pflegeindustrie, Diätbranche sowie Schönheitschirurgie verdienen prächtig an unserer körperlichen Unzufriedenheit und sorgen immer wieder sehr einfallsreich, auch kreativ dafür, dass wir uns ihrem Schönheitsdiktat beugen.

Seit nunmehr schon fünfzig Jahren gaukeln *Miss Barbie* und *Twiggy* uns modernen Frauen Körpermaße vor, die die meisten von uns nie erreichen. Aber anstatt solche unrealistischen Bilder an uns abprallen zu lassen, kämpfen wir lieber gegen unsere Natur. Nicht eben erfolgreich, wie der Blick auf die Waage und in den Spiegel uns oft genug vor Augen führt. Frustrierend für die Verliererinnen dieses Kampfes, bitter und ärgerlich besonders für jene, die sich zeitlebens durch alle Ernährungsstrategien, Diäten oder Fastenzeiten quälen und dennoch beharrlich ihr Gewicht behalten oder sogar zunehmen. Schon 1992 stellte die Deutsche Gesellschaft für Ernährung fest, dass »das kollektive Diätverhalten der weiblichen Bevölkerung als Risikofaktor für die Entstehung von Schwierigkeiten und Störungen im Essverhalten verantwortlich« ist. Mit keineswegs banalen gesundheitlichen und sozialen Folgen.

Auch wir beide (Sabine und Ursula) rieben uns schon des Öfteren an diesem unrealistischen Schönheitsideal, diäteten oder fasteten sogar, mit meist nur mäßigem Erfolg. Inzwischen – nachdem wir uns für dieses Buch auch mit ernährungswissenschaftlichen Fragen eingehend befassten – fragen wir uns jedoch, ob wir nicht wie so viele Frauen, nur unter einer verqueren, kulturell bedingten Körperwahrnehmung leiden?

In der Fachliteratur wird die Problematik des Körpergewichts mit Hilfe des sogenannten *Body Mass Index* (BMI) verglichen und objektiviert, der sich aus Körpergewicht (in kg), dividiert durch die Körpergröße (in m) zum Quadrat, errechnet.

$$BMI = \frac{kg}{m^2}$$

Der BMI wurde in der Vergangenheit schon mehrfach verändert und zeigt damit, dass wir gut daran täten, solche Maßzahlen stets mit kritischer Distanz zu sehen. Noch vor wenigen Jahren –

im Zuge des Schlankheitswahns – wurde die Grenze für untergewichtige Menschen von 20 auf 18 herabgesetzt. Ein Fehler, wie
wir heute wissen. Neueste Untersuchungen zeigen nämlich, dass
Menschen mit einem BMI über 25, der noch vor Kurzem als »Übergewicht mit erhöhtem Risiko« galt, zur Gruppe der Menschen mit
der höchsten Lebenserwartung zählen. Bei Menschen mit einem
BMI zwischen 25 und 30 werden deutlich weniger Todesfälle als
bei den vermeintlichen Normalgewichtigen mit einem BMI zwischen 20 und 25 registriert. Selbst länger bestehendes Übergewicht
(BMI 25 bis 30) führt nicht zu einem Anstieg des Sterberisikos.

Nach einer Studie der Universität Hamburg im Auftrag der
Bundeszentrale für gesundheitliche Aufklärung ist ein BMI zwi-
schen 22 und 28 mit der höchsten Lebenserwartung verbunden.
Bei einer Körpergröße von 1,70 m ergibt das immerhin einen
Spielraum zwischen 65 und 80 Kilogramm Körpergewicht!

Somit haben wohl viele mit ihrem Gewicht unzufriedene
Frauen eher ein »gefühltes Übergewicht« als eines, das ihre Gesundheit schädigt.

Gesundheitsgefährdend wird erst ein BMI ab 30 (einige sagen sogar erst ab 32). Besonders schädlich sind – und diese Erkenntnis ist ebenfalls relativ neu – dabei die Bauchfettzellen,
und hier wiederum jene, die unterhalb der Bauchmuskeln sitzen.
Sie stehen im Verdacht, sich negativ auf das Immunsystem, den
Zustand der Blutgefäße, den Blutdruck und den Kohlehydrat-
stoffwechsel auszuwirken. Diese »stammbetonte Fettleibigkeit«
wird als besonders gefährlich für das Entstehen einer Reihe von
Folgeerkrankungen gesehen, wie zum Beispiel Typ-II-Diabetes,
Bluthochdruck, Arteriosklerose, Herzinsuffizienz, Herzinfarkt,
Schlaganfall, Gelenk-, Rückenbeschwerden, Gallenblasenerkran-
kungen, Schlafapnoe (schlafbezogene Atemstörung) sowie Tu-
morerkrankungen. Gut 20 Prozent der deutschen Bevölkerung
hat eine stammbetonte Fettleibigkeit mit einem BMI von über 30,
Männer häufiger als Frauen.

Weniger die »Birnen-« als vielmehr die »Apfeltypen« sind nach
dieser Erkenntnis gesundheitsgefährdet. Ebenso wichtig zu wis-

sen: Ab Fünfzig ist sogar etwas »Hüftspeck« erlaubt, wenn nicht sogar wünschenswert! Womit sich unsere Gewichtszunahme mit den Wechseljahren wieder einmal alles andere als ein von der Natur ersonnenes »blödes« Phänomen erweist.

Was heißt »rund sein«, »dick(er) sein«? Kann eine umgebende Fettschicht nicht auch eine Art »dickes Fell« sein, das einen vor An- und/oder Übergriffen schützt? Ein runder Ball ist weniger leicht zu packen, der Weg von außen zum Kern ist größer als ohne Fettpolster. Ist also eine gesunde Speckschicht nicht auch ein Schutz, symptomatisch für das im Laufe der Jahre mental Erlernte? Vielleicht eckt man mit »Speckröllchen« weniger an? Und helfen »Rettungsringe« nicht auch, sich aus eigener Kraft über Wasser zu halten?

Neuerdings wird statt dem wenig differenzierenden BMI der *Taillenumfang* oder der *Taillen-Hüft-Quotient (Waist-to-Hip-Quotient)* als besserer Richtwert propagiert, da er die Antwort auf die Frage, wo die Fettdepots sitzen liefert. Ihn kann man zudem sehr einfach mit einem Maßband ermitteln.

Der Taille-Hüft-Quotient gibt das Verhältnis von Bauch- zu Hüftumfang an. Dieser lässt sich folgendermaßen berechnen: Umfang der Taille / Umfang der Hüfte; wobei die Taille in Nabelhöhe und die Hüfte an der dicksten Stelle gemessen wird.
Dieses Verhältnis soll bei Frauen kleiner als 0,85 und bei Männern kleiner als 1,0 sein.

Einmal abgesehen davon, dass zirka 20 Prozent aller Deutschen tatsächlich an einem kranken Übergewicht leiden, und diesen Wohlstandsspeck wollen wir auch nicht schönreden, leidet die übergroße Mehrheit von uns Frauen an einem *gefühlten* Übergewicht. Sie fühlen sich zu dick, sind es aber in Wirklichkeit nicht.

Dabei wissen wir doch alle, dass sich mit zunehmendem Alter die Fettverteilung und Körperkonturen an den typischen weiblichen »Problemzonen« Bauch, Schultern, Oberarme, Beine und Po verändern. Um nicht zuzunehmen, müssten wir weniger und anders essen und uns viel mehr bewegen. Doch wollen wir das wirklich? Werden wir nicht alle sogar etwas fauler, sind vielleicht etwas weniger ehrgeizig, gönnen uns öfters ein Mittagsschläfchen und behalten unsere Essgewohnheiten bei? Für die Seele erscheint uns das als goldrichtig, für unser Schlankheitsideal aber als Gift.

Aber sei es drum: Was wir nicht schön finden, muss – und diese Aussage können wir gar nicht oft genug wiederholen – noch längst nicht dumm sein. Denn unsere Fettpölsterchen bilden nicht nur eine stille Reserve für härtere Zeiten, sondern sie produzieren darüber hinaus auch Östrogene: stellen nämlich die Eierstöcke ihre Östrogenproduktion mit der Menopause ein, produziert unser Fettgewebe munter eben diese für unsere Knochengesundheit oder für die Festigkeit des Bindegewebes bedeutsamen Hormone bis ins höhere Alter fort. Vorausgesetzt, wir haben nicht durch ständige Diäten »Barbie«-Maße angenommen. Sehr schlanke und dünne Frauen, vor allem wenn sie ihre Traummaße durch ständige Diäten und einseitige Nahrungszufuhr erreichten, neigen – falls sie nicht gerade sehr sportlich sind – zu vorzeitiger Osteoporose und Faltenbildung. Ein viel zu oft vergessener Zusammenhang und ein weiteres Plädoyer für leichtes Übergewicht in unserer Altersklasse!

Unsere Energiebilanz wird im Wesentlichen durch unser Ernährungs- und Bewegungsverhalten bestimmt. Daneben spielen aber auch genetische Faktoren[6], gelernte Erziehungsregeln und -normen, soziale Einflüsse[7], Kummer und Stress, eine wachsende Fast-Food-Industrie und hochkalorisches Essen, ein sitzender,

---

[6]   Nach verschiedenen Zwillingsuntersuchungen soll 60–80 % der BMI-Varianz genetisch bedingt sein.

[7]   Übergewicht und Adipositas sind in den unteren Schichten häufiger.

bewegungsarmer, aber auch hektischer Lebensstil, Depressionen[8], Erkrankungen und Behinderungen sowie verschiedene Medikamente (Hormonpräparate[9], Psychopharmaka, Neuroleptika, Kortison, Betablocker, Antidiabetika) eine Rolle.

Von daher ist das Abnehmen auch alles andere als leicht. Dazu muss man schon genauer hinsehen, eine Ursache- und Bestandsanalyse seines Lebens und Ernährungsverhaltens betreiben – und sich vor allem die Frage ehrlich beantworten, ob man/frau wirklich zu dick (adipös) ist oder doch nur vollschlank?

Falls man/frau tatsächlich zu dick ist, sollte man sich fragen: Esse ich generell zu viel oder eventuell zu einseitig (zu süß, zu fett, zu viel Fastfood und industriell vorgefertigte Nahrung)? Esse ich zu schnell bzw. aus Kummer oder gar Langeweile? Was weiß ich über meine Nahrung, über Gesundes und Ungesundes in meinem Speiseplan, kenne ich die versteckten Dickmacher? Und wie sieht es mit den Bewegungsanteilen in meinem Leben aus? Bewege ich mich mindestens dreimal in der Woche 30 Minuten lang, und zwar so, dass ich ins Schwitzen komme und sich mein Puls beschleunigt, wie Experten raten? Mit regelmäßigem Sport und Bewegungsaktivitäten lassen sich nämlich nicht nur kleine Ernährungssünden kompensieren, sondern wir tun unserem Körper und unserer Psyche einen großen Gefallen (mehr dazu ab S. 230ff.).

Wer abnehmen will, sollte dies nach der Empfehlung der Deutschen Gesellschaft für Ernährung (DGE) durch eine langfristige Ernährungsumstellung erreichen, die auch eine Veränderung des Lebensstils beinhaltet. Das heißt: Nicht nur das Ernährungsverhalten, sondern auch das Bewegungsverhalten muss verändert werden. Die Gewichtsabnahme sollte langsam und in Maßen angestrebt werden. Dabei sollte ein Sättigungsgefühl erreicht wer-

---

8 Es ist noch nicht geklärt, ob Depressionen eher die Folge oder die Ursache von Übergewicht und Adipositas sind.

9 40 Prozent aller Frauen, die Hormone einnehmen, sehen in der möglichen Gewichtszunahme einen Nachteil, 34 Prozent der ehemals Hormone schluckenden Frauen haben wegen dieses Problems die Therapie abgebrochen (Praktische Gynäkologie 2005, Heft 2, S. 103).

den, aber nicht durch hochkalorische Nahrung, sondern durch Gemüse, Salat, Obst und Vollkornprodukte. Alles andere führt zum berühmt-berüchtigten Jo-Jo-Effekt, der schnellen Gewichtszunahme am Ende einer Diät, wobei das neue »Endgewicht« oft höher ist als das Ausgangsgewicht.

Sehen Sie der ungeschminkten Wahrheit ins Gesicht: Diäten verkürzen das Leben.

Tipps und Ratschläge

Die DGE hat zur Ernährungsumstellung folgende Richtlinien verfasst:

Vollwertig essen und trinken nach den 10 Regeln

1 Vielseitige Ernährung
2 Getreideprodukte (Vollkorn) und Pellkartoffeln
3 Gemüse und Obst nach dem Prinzip »Nimm Fünf«
4 Täglich Milch und Milchprodukte, ein- bis zweimal in der Woche Fisch (Fleisch, Wurstwaren sowie Eier in Maßen)
5 Wenig Fett und fettreiche Lebensmittel
6 Zucker und Salz in Maßen
7 Reichlich ungesüßte Flüssigkeit
8 Essen schmackhaft und schonend zubereiten
9 Sich Zeit nehmen, das Essen genießen
10 Auf das Gewicht achten und in Bewegung bleiben

Immer wieder empfohlen werden phytohormonhaltige Lebensmittel, Kräuter und Gewürze, also Pflanzen, die Hormone enthalten. Sie regulieren den Hormonhaushalt ohne jede Nebenwirkung, was man für hochdosierte pflanzliche Phytopharmaka und Nahrungsergänzungsmittel nicht behaupten kann. Phytohormone sind vor allem in Soja-Produkten (Tofu) enthalten, in geringerer Konzentration auch in Hülsenfrüchten (Linsen, schwarzen Bohnen), Leinsamen, Spargel, Haferflocken, Weizenkeimen, Vollkorn-Roggen, Knoblauch, Alfalfa (Luzerne), Sesam, Kürbiskernen, Sonnenblumenkernen, Esskastanien, grünem Tee, Ginseng, Hopfen, Granatäpfeln, Datteln, Kichererbsen, Rhabarber und Karotten.

Dem häufig mit dem Alter auftretenden Schwund der Knochenmasse und der erhöhten Knochenbrüchigkeit beugt man mit kalziumreichen Nahrungsmitteln vor. Dazu gehören besonders Mineralwasser, Milch und Milchprodukte, Grünkohl, Fenchel, Brokkoli
und Porree. (Vergleiche auch S. 166f.)
Eine Ernährungsumstellung alleine genügt oft nicht, 3 bis 6 Stunden Sport die Woche sind notwendig, um dauerhaft abzunehmen!

Vaginale Trockenheit

Mit der Menopause und dem Rückgang der Östrogene verändern
sich die Schleimhaut und das Gewebe der Vagina. Die Schleimhaut
der Vagina wird dünner, empfindlicher, trockener und damit auch
verletzlicher, die Vagina wird kürzer, enger und weniger elastisch.
Das Scheidenmilieu wird trockener, weil sich weniger Vaginal-
sekret bildet. Das ganze Scheidenmilieu verändert sich, womit die
Wahrscheinlichkeit von Infektionen steigt. Beim Sex kann es deswegen schneller bluten, sich entzünden und sehr wund werden.
Im Extremfall kann das trockene Gewebe sogar »brüchig« werden, Keime siedeln sich an, es fängt an zu jucken, frau kratzt unter
Umständen noch mehr Keime hinein, die dann wiederum zu einer
Infektion in der Scheide bzw. des äußeren Genitalbereichs führen
können. Schmerzen und lästiger Weißfluss, manchmal auch blu-
tig, sind die Folge. Für davon betroffene Frauen ist das eine ausgesprochen unangenehme und schmerzhafte Erfahrung, zugleich
eine höchst intime und schambesetzte Angelegenheit. Beschrieben werden Schmerzen im Schritt, beim Laufen und im inneren
Genitalbereich. An Geschlechtsverkehr ist während dieser Zeit
überhaupt nicht zu denken. »Es« tut einfach weh. Ein absoluter
Lustkiller, falls die Lust nicht schon vorher auf der Strecke geblieben ist. Ein Teufelskreis für betroffene Frauen, häufig auch für die
Beziehung – vor allem wenn aus Scham nicht darüber gesprochen
wird. Solche Beschwerden setzen geradezu eine Spirale der Vermeidung und des Konflikts in Gang. Betroffene Frauen lehnen

zunehmend den Körperkontakt zu ihren Partnern ab, fühlen sich zugleich aber auch als »minderwertige« Sexualpartnerinnen. Im Hinterkopf mag bei vielen Frauen (und Männern) der Gedanke festsitzen, der Ehemann habe ein traditionell verbrieftes Recht auf Geschlechtsverkehr. Das Dilemma perfekt macht dann noch die heute gängige »täglich-Sex-bis-ins-hohe-Alter«-Philosophie, die jede andere körperliche Nähe als weniger erfüllend und lustvoll abwertet. Nicht wenige männliche Partner reagieren aufgrund dessen beleidigt, halten ihre Partnerinnen für frigide oder suchen gar im schlimmsten Falle nach »Alternativen«. Dadurch entsteht ein hochgradiger Partnerstress, flankiert von Sprachlosigkeit, Unverständnis und gegenseitigen Schuldzuweisungen, der nicht selten im beidseitigen Rückzug oder der Trennung endet.

Diese vielfach mit Juckreiz, Ekzemen, tröpfelnder Harnblase, Infektionen im Bereich von Scheide und Blase einhergehende Symptomatik wird in der Medizin als »vaginale Trockenheit« oder »vaginale Atrophie« bezeichnet und gilt als ein universelles Menopausensymptom. Jedoch ist diese Aussage so falsch, da es genug Frauen gibt, die sich dadurch nicht beeinträchtigt fühlen. Zwar liegt es in der Natur der Sache, dass eine trockene und schlecht durchblutete Scheide anfälliger für Entzündungen und damit für Jucken und Brennen, mitunter sogar für Harnwegsinfektionen wird, doch dies einzig dem Östrogen-Rückgang in der Menopause anzulasten, führt in die Irre. Die Ursachen sind vielschichtiger und – was ebenso gern übersehen wird – die Symptome treten oftmals auch lange vor dem Klimakterium auf. So können bestimmte Erkrankungen[10], Medikamente[11], Opera-

---

10 Neben körperlichen Erkrankungen (wie Bluthochdruck, Adipositas, Diabetes) beeinflussen auch psychische Faktoren (wie Stress, Nervosität, Beziehungsprobleme, Gewalt- und Missbrauchserfahrungen, Lustlosigkeit) den Feuchtigkeitshaushalt und pH-Wert der Vagina ungünstig.
11 Wie Barbiturate (Schlaf- und Beruhigungsmittel), Antidepressiva (Mittel gegen Depressionen), Phenothiazine (werden eingesetzt als Mittel gegen Psychosen und zum Beruhigen), Diuretika (Ausschwemmung von Wasser),

tionen (Ovarektomie und Hysterektomie), Stress, übertriebene und falsche Vaginalhygiene, synthetische Unterwäsche, Partnerprobleme, sexuelle Gewalterfahrungen wie auch lustloser und mechanischer Geschlechtsverkehr diese Symptome auslösen. Und bei dieser Fülle von Ursachen (und deren bekanntlich starker Verbreitung) ist es wenig verwunderlich, wenn sich derartige Beschwerden mit den hormonellen Veränderungen im Klimakterium vertiefen können. Solche Beschwerden quälen interessanterweise unter- wie übergewichtige Frauen häufiger. Bei sehr schlanken Frauen nimmt man an, dass sie nicht den schützenden östrogenalen Nutzen ihrer Fettpölsterchen aktivieren können, da sie davon zu wenig haben, und bei adipösen Frauen vermutet man, dass sie aufgrund ihres Übergewichts häufiger zu stoffwechselbedingten Erkrankungen neigen, wozu ebenso eine bewegungsarme Lebensweise beiträgt.

In Anbetracht dessen behaupten wir sehr kühn, dass es weniger die Menopause an sich ist, als vielmehr eine Vielzahl unterschiedlicher Umstände, die dieses Beschwerdebild auslösen. Die Menopause ist in diesen Fällen ein wohl eher verstärkendes als ursächliches Phänomen.

Tipps und Ratschläge

- Etwas Joghurt mit etwa 4 Tropfen Teebaumöl (Bio-Öl, keine Ware aus dem Discounter) vermischen, einen Tampon damit tränken und für einige Stunden in der Scheide belassen. Hilft hervorragend – auch als Kur über 3 bis 4 Tage, dann 3 Tage Pause machen und dieses Prozedere einige Male wiederholen. Oder:
- Einen Tampon in Quark oder Joghurt tränken und dann einführen.

Antihistaminika (Behandlung von Allergien). Auch die Chemotherapie und die Bestrahlung bei Tumorerkrankungen haben solche Auswirkungen.

- aus der Apotheke: Vaginalzäpfchen mit Milchsäure-Bakterien (z. B. Vagiflor®), Scheidenzäpfchen mit Hyaluron- und Milchsäure (Premeno® duo). Letztere sind direkt für Frauen in den Wechseljahren gedacht, die unter einer trockenen Scheide leiden.
- Bei einer Scheidenpilzinfektion hilft es, eine (oder eine halbe, je nach Größe) Knoblauchzehe zu schälen und wie ein Vaginalzäpfchen beispielsweise über Nacht in die Scheide einzuführen. Da der Knoblauch auch auf Bakterien und Pilze einwirkt und diese abtötet, kann er bei Scheidenentzündungen und Pilzerkrankungen an der Scheide eingesetzt werden. Die Zehe schälen und an einem Stück Faden befestigen (wie bei einem Tampon), in die Scheide einführen und über Nacht darin lassen.

Dr. Ursula Meiners:

Das Problem »Östrogenmangel« im Urogenitalbereich ist eins der wenigen, das ich bei einem ausgeprägten Beschwerdebild in meiner homöopathischen Praxis mit hormonhaltigen Scheidenzäpfchen und Cremes behandle, und die Frauen sind dankbar, wenn Juckreiz, Reizblase, Genitalekzeme und Schmerzen beim Geschlechtsverkehr erfolgreich behandelt werden. Für viele Frauen wird dadurch eine aktive Sexualität wieder möglich, ein nicht zu unterschätzender Beitrag zu einer erfüllten Partnerschaft in reiferem Alter. Wer allerdings darauf verzichten will oder muss, weil auch hormonhaltige Gels nicht nur örtlich wirken, sondern über die Blutbahn den Stoffwechsel beeinflussen und deswegen z. B. Frauen mit hormonabhängigen Tumoren diese nicht nehmen dürfen, sollte die o. g. auf Naturheilbasis beruhenden Tipps ausprobieren. (S3-Leitlinie Deutsches Ärzteblatt 27.4.2012)

Harninkontinenz – (k)ein Tabu

Mehr als die Hälfte der über 60-Jährigen klagt zumindest gelegentlich über einen unfreiwilligen Urinabgang, Frauen etwa doppelt so häufig wie Männer. Und selbst jüngere Frauen sind schon davon betroffen. Immerhin jede fünfte Frau über 25 berichtet über gelegentliche oder dauerhafte Probleme. Doch nur rund die Hälfte sucht deswegen einen Arzt auf. Leichter Urinabgang kommt mit zunehmendem Alter schon einmal vor, ist jedoch noch kein Grund, gleich einen Arzt zu konsultieren. Verstärkt er sich aber, sollte frau am besten in einem Beckenbodenzentrum Hilfe suchen. Durch die mit dem Alter dünner werdende Blasenschleimhaut reduziert sich die Kapazität der Blase und steigt die Bereitschaft zu Blaseninfekten. Betroffene Frauen müssen zwar ständig auf die Toilette, aber es kommen nur »fünf Tropfen«. Hinzu kommt, dass viele Frauen schlecht einhalten können, d. h. der geringste Reiz zwingt sie, sofort eine Toilette aufzusuchen, damit kein »Unglück« passiert.

Wenn frau zudem noch Kind(er) geboren hat, einen Dammschnitt hatte und/oder Blasensenkung bzw. Gebärmuttersenkung, ist das Blasenunglück komplett.

Zumeist liegt eine Stressinkontinenz (Belastungsinkontinenz aufgrund einer Schwäche des Harnblasen-Schließmechanismus und des Beckenbodens) oder eine sogenannte Reizblase (Dranginkontinenz, die durch eine überaktive Blasenmuskulatur ausgelöst wird) zugrunde.

Wie bei dem Symptom der vaginalen Trockenheit sind die Ursachen einer Belastungsinkontinenz vielgestaltig. Sie können durch Schwangerschaften und Geburten, Übergewicht, chronischen Husten (Raucherhusten), einseitige körperliche Belastungen, Operationen im Beckenbereich (Hysterektomie), Organsenkungen oder Gewebsschwäche im Schließmechanismus der Blase hervorgerufen werden.

Der Dranginkontinenz liegen keine anatomischen Veränderungen zugrunde, sondern eine erhöhte Empfindlichkeit der Blasennerven und des Blasenmuskels. Der Blasenmuskel ist überaktiv und die Blase ist gereizt. Diese lässt sich nur noch ungenügend und nicht mehr willentlich kontrollieren. Bereits kleine Urinmengen können einen starken Harndrang auslösen.

Bestimmte Medikamente beeinflussen die Blasennerven und das Funktionieren der Blase negativ, so Herzmittel wie Betablocker und Kalziumantagonisten, krampflösende Medikamente, Beruhigungsmittel, Antidepressiva – und damit wiederum speziell solche Medikamente, die Frauen sehr häufig verschrieben werden.

Die meisten Frauen haben eine Mischung von beiden Formen der Inkontinenz, die trotz unterschiedlicher Ursachen zum gleichen Resultat führen: plötzlicher und unfreiwilliger Harnabgang. Schon Niesen, Husten, Lachen, Treppensteigen oder das Tragen von Lasten können ihn auslösen. Die Beschwerden verstärken sich, wenn nichts gegen sie getan wird.

Um unangenehme Situationen zu umgehen, ziehen sich viele betroffene Frauen in ihr Schneckenhaus zurück, vermeiden Kontakte und Aktivitäten außerhalb ihrer vier Wände. Noch nicht einmal die Ehemänner wissen häufig um dieses sehr persönliche Dilemma. Zu peinlich und schambesetzt ist das Thema. Die Frauen fürchten nicht nur das »Blasenmalheur«, sondern auch, dass die Umwelt »es riecht« bzw. die Hose im Schritt feucht werden könnte. So machen Frauen aus diesem Grund keinen Sport, treten gewisse Reisen (z. B. mit dem Bus) nicht an, usw. So fühlen sich manche Frauen schnell unsozial und leiden darunter. Der Rückzug ins Alleinsein führt nicht selten zu depressiven Stimmungen.

Frauen glauben, mit ihren Beschwerden leben zu müssen, und trauen sich nicht, darüber zu sprechen. Dabei ist Inkontinenz ein Thema, das sehr viele Menschen betrifft, Frauen wie Männer.

Sehr häufig wird Inkontinenz dem klimakterischen Syndrom zugeordnet und bis heute daher fälschlicherweise mit Hormonen behandelt. Dabei hat es, ähnlich der vaginalen Atrophie, ganz viele »Väter« und »Mütter«. Es lediglich auf den Rückgang der Östrogene zurückzuführen, greift viel zu kurz.

Bevor Frauen sich zu einer Behandlung mittels Operation oder Medikamenten (z. B. Hormongaben) entschließen, sollten sie alle konservativen Methoden austesten. Sie helfen nachweislich, brauchen allerdings auch ein wenig Geduld und Disziplin. Die Muskeln bauen sich nur langsam auf und etwaige Infektionen müssen zunächst abklingen. Im Zweifelsfall sollte frau sich in einem gynäkologischen Beckenbodenzentrum beraten lassen.

Tipps und Ratschläge

Beckenbodentraining
(vor allem bei Belastungsinkontinenz)
Ein angeleiteter physiotherapeutischer Kurs am Anfang ist empfehlenswert (Kurse bezahlen die Krankenkassen).

Dr. Ursula Meiners:
Ich erlebe in meiner Praxis immer wieder ältere bzw. alte und auch übergewichtige Damen, von denen die meisten auch körperlich schwer in der Landwirtschaft gearbeitet und zuhause mehrere Kinder geboren haben, die nach konsequentem Beckenbodentraining den unfreiwilligen Urinabgang auf ein erträgliches Maß reduzieren können, und zwar durch eigenes Tun.

Trinken
Trinken Sie täglich rund 2 Liter Flüssigkeit: Wasser, Mineralwasser, Kräutertees (Schachtelhalmtee), Preiselbeersaft etc. So sorgen Sie dafür, dass das Fassungsvermögen Ihrer Blase trainiert wird, und verhindern zugleich eine zu starke Konzentration des Urins, die die Wände der Harnblase unnötig reizt und Infektionen hervorrufen kann.

Zeit
Lassen Sie sich bei jedem Toilettengang Zeit (nicht pressen). Die Blase sollte nicht zu oft, aber auch nicht zu selten entleert werden. Sie ist ein Muskel und will wie jeder andere Muskel auch regelmäßig trainiert werden. 4 Stunden am Stück sollte frau am Tag

ohne Toilettengang aushalten können, nachts höchstens einmal
aufstehen. Zur Kontrolle werden sog. Miktionsprotokolle und Tage-
bücher empfohlen – machen Sie sich diesbezüglich schlau.

Pessare

Gilt es, die Zeit zu überbrücken, bis konservative Methoden an-
schlagen, bieten sich Pessare als Soforttherapie bei Harninkontinenz an. Ein sogenanntes Scheidenpessar ist ein Gummi- oder Si-
likonring. Dieser ist einerseits so weich und biegsam, dass er ohne
große Schmerzen in die Scheide eingeführt bzw. entfernt oder gewechselt werden kann, andererseits aber fest genug, der Scheide
so viel Halt zu geben, dass aus der Blase der Urin nicht mehr un-
kontrolliert entweichen kann. Es versteht sich von selbst, dass diese
Methode bevorzugt bei sexuell nicht mehr aktiven Frauen angewandt wird.

Ebenso nützlich sind saugfähige und dünne Inkontinenzvorlagen,
die mittlerweile im Handel angeboten werden (bitte keine Mens-
truationsartikel, die sind nicht dafür geeignet!). Die Kosten für
einige dieser Artikel werden von den Krankenkassen übernommen.

Längerfristig wichtig und hilfreich sind Sport, Kalt-Warm-Wechsel-
duschen, kalte Beingüsse und Bürstenmassagen sowie eine bal-
laststoffreiche Ernährung, die den Kreislauf in Schwung bringen,
das Immunsystem stärken, überflüssige Pfunde abbauen und für
einen regelmäßigen Stuhlgang sorgen.

Stressabbau- und Entspannungsübungen, um seelischen Druck
abzubauen.

Festigung des Bindegewebes

Kieselsäure (im Reformhaus erhältlich) oder das Schüsslersalz Nr. 11
Silicea festigen das Bindegewebe. Empfohlen wird ebenfalls Hafer,
Hirse und Mineralwasser.

Medikamente

Medikamente gegen Stressinkontinenz zeigen mehr Neben- als positive Wirkungen. Auch die Hormontherapie (HT) bewirkt nur bedingt Besserung bei urogenitalen Problemen. Die S3-Leitlinie zur HT räumt mit den bis heute immer noch verordneten Hormon-Indikationen auf. Hier steht: Unter einer HT verbessert sich keines dieser Inkontinenzprobleme. (Vgl. auch S. 280)

Erlaubt sei auch der ketzerische Hinweis für die jüngeren Frauen: Lehnen Sie einen Dammschnitt unter der Geburt ab bzw. weisen Sie Ihre Töchter darauf hin. Die meisten Dammschnitte sind überflüssig, heilen meist schlechter als ein Riss und stehen ebenso wie eine Hysterektomie im begründeten Verdacht, im späteren Leben einer Inkontinenz Vorschub zu leisten.

»Mit Haut und Haaren«

Sogar Ursula als Fachfrau war lange Zeit davon überzeugt, dass hormontherapierte Frauen besser und jünger aussähen, weil durch die Hormone mehr Wasser im Unterhautfettgewebe eingelagert und Falten dadurch regelrecht ausgebügelt würden. Viele klinische Untersuchungen schienen diese Aussage zu untermauern, und die These selbst schien so plausibel, dass alle Welt meinte, es sei tatsächlich so. Und nun der ernüchternde und damit rigoros aufräumende aktuelle Befund: Weder für das Abmildern des Alterungsprozesses der Haut noch für das Verhindern eines Damenbartes durch eine HT gibt es wissenschaftliche Beweise.

Die neue S 3-Leitlinie zur HT aus dem Jahr 2009, und damit der für Ärzte aktuellste Stand ihrer Wissenschaft, lässt hieran keinen Zweifel. Es gibt keine ernstzunehmenden Untersuchungen, die solche Zusammenhänge belegen würden – so das Fazit. Im Übrigen ist auch nicht erwiesen, wie ebenfalls lange behauptet, dass eine HT den Haarwuchs anregt.

Für uns ein weiterer Beleg, wie anfällig wir alle – quer durch alle Bildungs- und Qualifikationsgruppen – für Manipulationen sind. Wir unterliegen einer Art Gehirnwäsche, die wir bei der Werbung, wenn es nur um Geschirrspül- oder Vollwaschmittel geht, gern ertragen, nicht jedoch bei Medikamenten mit ihren nicht kalkulierbaren Risiken und Nebenwirkungen für Leib und Gesundheit. Und schon gar nicht bei einem natürlichen Prozess in unserer Biografie, wie den Wechseljahren und der Menopause.

Statt auf Hormonmedikamente zu setzen, ist es wichtig, sich gerade in dieser Lebensphase den allgemeinen Gesundheitsfragen (Ernährung – Bewegung – Entspannung) verstärkt zuzuwenden und auf diese Weise die körpereigene Hormonfabrik anzukurbeln. Um den Alterungsprozessen der Haut (Faltenbildung und Trockenheit) entgegenzuwirken, hilft es weit mehr, den altbekannten Ratschlägen zu vertrauen:

- viel Bewegung an frischer Luft
- vollwertige Ernährung
- weniger Genussgifte (Rauchen)
- Kneippsche Kalt-, Warmwaschungen
- Saunabesuche
- Sonne in Maßen
- viel trinken (Mineralwasser, ungesüßten Tee)

Besonders Rauchen und zu viele Sonnenbäder lassen die Haut vorzeitig altern und »schrumpeln«. Nikotin ist vor allem wegen seiner gefäßverengenden und kollagenzerstörenden Wirkung schädlich, Sonne wegen ihrer zellschädigenden Auswirkungen.

Manche Frauen bekommen mit dem Älterwerden trockene und juckende Haut. Verwöhnen Sie Ihre trockener und spröder werdende Haut mit guten Feuchtigkeitscremes und -lotionen (und das müssen nach Stiftung Warentest nicht die teuersten sein) und rückfettenden Dusch- und Badezusätzen. Viele Frauen haben ihre Geheimrezepturen mit Kräutersäckchen als Badezusatz aus dem

Garten entwickelt oder genießen es, wie schon Cleopatra in Milch und Honig zu baden (einige Rezepte finden sie auf S. 155ff.).

Letzteres ist auch eine Wohltat für die Haare, die dazu neigen, mit dem Alter dünner und spröder zu werden. Bis zu 120 Haare dürfen täglich (gleichmäßig) ausfallen, ohne dass von einem krankhaften Geschehen gesprochen wird. Sie werden normalerweise permanent ersetzt. Allerdings gibt es bei Frauen hormonbedingte Schwankungen, die Einfluss auf ihr Haarwachstum haben, d. h. es gibt Phasen, in denen Haarausfall und -wachstum mal schwächer bzw. stärker ausgeprägt sind. In aller Regel pendelt sich das nach einer gewissen Zeit von allein wieder ein. Also lassen Sie sich nicht gleich verunsichern, sondern bewahren Sie Ruhe. Bei längerem oder sehr starkem Ausfall ist ein Arztbesuch angeraten. Ursachen können ein Vitamin- und Zinkmangel, Stoffwechselerkrankungen, Medikamente[12] und Stress sein.

Der ständige Haut-Juckreiz – medizinisch *Pruritus* – kann zu einer außerordentlichen Belastung werden, die die Lebensqualität stark einschränkt.

Tipps und Ratschläge

Duschen Sie nur kurz und nicht zu heiß.
Verwenden Sie Reinigungsmittel mit hautfreundlichem pH-Wert.
Zusätze wie Molke oder Kleie beruhigen Ihre Haut.
Nehmen Sie ab und an ein juckreizstillendes Vollbad (ein- bis max. dreimal wöchentlich), etwa mit Molke, Weizenkleie, Teer, Ichtyol und Schwefel (bekommen Sie alles in der Apotheke). Auch ein Schuss Olivenöl im Badewasser tut Ihrer Haut gut und heilt. Ebenfalls hilfreich sind Badezusätze mit Eichenrinde, Haferstroh, Zinnkraut, Veil-

---

12 Genannt werden z.B.: blutgerinnungshemmende Medikamente in hoher Dosierung), Beta-Blocker, Retinoide (Vitamin-A-Derivate, die bei Hautkrankheiten eingesetzt werden), Thyreostatika (Schilddrüsen-Medikamente), Gestagene (Kontrazeptiva), Statine (Cholesterinsenker)

chenwurzeln oder Walnussblättern. Moor- und Schlammbäder haben sich bei Juckreiz im Genital- und Afterbereich bewährt.
Cremen Sie sich nach dem Duschen oder Baden immer gründlich ein. Salben, Cremes und Lotionen mit Harnstoff (Urea), Glyzerin und Hyaluronsäure helfen Ihrer Haut, Feuchtigkeit zu binden.
Nicht selten stehen auch Stoffwechselkrankheiten und Medikamente[13] hinter diesem Hautproblem.

Mit dem Alter entwickeln Frauen wie Männer oft als hässlich empfundene Hautflecken. Diese sog. Altersflecken (*Lentigo senilis*) treten ungefähr ab dem 40. Lebensjahr auf. Bei den über 60-Jährigen sind bereits mehr als 90 Prozent betroffen. Am Anfang sind die Flecken sehr klein und kaum sichtbar. Mit der Zeit können sie sich aber bis zu einer Münzgröße auswachsen. Körperstellen mit viel Sonneneinstrahlung wie Handrücken, Unterarme und Gesicht sind besonders betroffen. Wie Muttermale und Sommersprossen zählen diese Hautveränderungen zu den gutartigen (harmlosen) Pigmentflecken der Haut. Sie tun nicht weh, sind von bräunlicher Farbe, liegen im oder sehr flach über dem Hautniveau und können einen Durchmesser von bis zu einigen Zentimetern erreichen. Im Zweifel empfiehlt es sich, einen Arzt zu kontaktieren, der ein Hautkrebsscreening durchführt.

Sehr zum Leidwesen mancher Frau wachsen ihr in der Postmenopause verstärkt Haare an Stellen, die traditionell als ganz unweiblich gelten. Besonders stört die vermehrte Behaarung im Gesicht, die durch den verstärkten Einfluss männlicher Hormone wie dem Testosteron oder, was man nicht genau weiß, durch eine Fehlfunktion der Eierstöcke in dieser Phase zu wachsen beginnen. Was Jungs in der Pubertät äußerlich zu Männern macht, der Bartwuchs auf Kinn und Oberlippe, den sie stolz hegen und pflegen, ist für Frauen etwas, worauf sie gut und gerne verzichteten und

---

13 ACE-Hemmer, Betablocker, Antidiabetika, Hormone, Entwässerungsmittel, Antibiotika

was sie im schlimmsten Falle an die Vorzüge einer islamischen Burka denken lässt. Solche plötzlich sprießenden Barthärchen ließen auch Julia Onken den Schreck in die Glieder fahren, die sich gerade mit den »Freuden der geistigen Mutterschaft« über ihre Menopause hinwegtröstete, als sie die »ekelhaften Härchen«, die sich »einen Dreck um ihren falschen Standort« kümmerten, im Gesicht entdeckte. (Onken 2000, S. 48)

Erst nachdem sie herausfand, dass dem dafür verantwortlichen Testosteron, dem männlichen Sexualhormon, Aggressivität, aber auch Zielstrebigkeit nachgesagt werden, versöhnte sie sich mit ihrer haarigen Veränderung. Plötzlich sah sie das Positive des Testosterons, fühlte sich bestärkt, zu sich und zu ihrer Meinung zu stehen – so zu sein, wie sie ist –, nicht mehr jedem gefallen zu müssen, nicht mehr lieb Kind bzw. »lieb Weib« zu sein. Mit dem Testosteron könne sie sich mit dem männlichen Prinzip vereinigen und somit aus ihrer geschlechtlichen Halbheit, ihrer einseitigen weiblichen Verhaftung heraus entwickeln. Ob allerdings diese Erklärung der wissenschaftlichen Analyse standhält, mag bezweifelt werden.

Dennoch: Mit sich selbst im Reinen zu sein, sich auch mit Haaren an unpassenden Stellen zu arrangieren, ist gewiss besser als sich unter der Burka zu verstecken.

Manche Frauen bekommen einen richtigen Damenbart und müssen sich täglich rasieren. Die Ursachen sind unterschiedlicher Natur: genetische Veranlagung, besagte hormonelle Altersveränderungen, Hormonstörungen, Erkrankungen und Medikamente.

Mitunter klagen sogar bereits junge Mädchen und Frauen über ungewollten Haarwuchs, dunkelhaarige dabei häufiger als blonde. Häufiger jedoch ist er ein unerwünschter Begleiter des Alters. Klar, dass dieser »haarige Wildwuchs« Leid, Unsicherheit und Unzufriedenheit mit dem Äußeren erzeugt.

Die Kosmetikindustrie hält hierfür Einiges parat. Welche Erfahrungen Frauen mit den verschiedenen Mitteln und Verfahren (Zupfen, Bleichen, Rasieren, Wachsen, Epilieren oder Lasern) gemacht haben, lesen Sie am authentischsten in einem Internetforum der Zeitschrift Brigitte (brigitte.de-Community) nach.

Oft erwähnt wird die sogenannte Zellulitis oder Orangenhaut, der frau am besten durch Sport begegnet. Bewegungsmangel führt mit der Zeit dazu, dass das Gewebe schlechter durchblutet und die Muskelmasse durch Fettgewebe ersetzt wird. Sport ist keine vergebliche Liebesmüh: Mit körperlichem Training kann die Gewebestruktur deutlich verbessert werden, selbst wenn sich bereits Dellen und Löcher an Armen, Beinen und Po breit gemacht haben.

Tipps und Ratschläge

Bei leichter Zellulitis erzielen Wechselduschen und Massagen gute Erfolge. Hier ist aber Konsequenz gefragt. Jeden Morgen vor der Dusche bringt eine Trocken-Bürstenmassage oder eine Kurzmassage mit einem Sisalhandschuh den Organismus auf Trab.

Danach geht's ab unter die Dusche. Je drei Kalt- und Warmdurchgänge regen die Durchblutung an. Nach der Dusche werden die betroffenen Stellen mit einem ätherischen Öl bearbeitet. (siehe auch die folgenden Rezepte)

Teure Salben, Cremes etc. hingegen ziehen Ihnen nur das Geld aus der Tasche. Stiftung Warentest hatte 2009 zehn Produkte getestet, von der Creme bis zum Massageroller. »300 Frauen versuchten, ihrer Cellulite Herr zu werden. Ohne Erfolg. Die Dellen blieben.« (Stiftung Warentest 5/2009) Weder Cremes noch Massagegeräte ließen aus einer Orangen- eine Pfirsichhaut werden.

Massageöl gegen Zellulitis

Am besten mischen Sie sich Ihr Massageöl einfach selbst. Als Basisöl eignen sich hautpflegende Öle wie Jojoba-, süßes Mandel- oder Weizenkeimöl. Zu 50 ml Öl je fünf Tropfen Sandelholzöl, straffendes Grapefruit- und Lemongrasöl. Mit Wacholderöl wird das Gewebe entschlackt, Rosmarinöl fördert die Durchblutung. Diese Mischung geben Sie am besten in eine dunkle Glasflasche – zum Schutz vor Sonnenlicht.

Die Haut benötigt jetzt eine Portion Extra-Pflege: Produkte für reife Haut enthalten deshalb mehr pflegendes Fett als Feuchtigkeit.

Meiden Sie alles, was der Haut nicht gut tut: ausgedehnte Sonnenbäder, Solarien und Rauchen.

Milch-Honig-Bad
1–2 Liter Milch erwärmen und darin 1–2 Esslöffel Honig auflösen.
Dieser enthält zusätzliche Vitamine (A und E) und sorgt für einen
angenehmen Duft. Das Milchfett ist rückfettend und hautberuhi-
gend. Die Mischung dem Badewasser zugeben. Badedauer: ca. 15
bis 20 Minuten.
Bei einem so angereicherten Bad benötigen Sie nicht einmal Seife:
das Reinigen übernimmt die Milch! Ein Abduschen erübrigt sich
ebenfalls, da der Honig nicht etwa einen klebrigen Film auf der
Haut hinterlässt, sondern einzieht, womit seine pflegenden Inhaltsstoffe noch weiterhin wirken können.

Ölbäder
Wichtig ist, dass keine Seife im Badeöl enthalten ist. Nicht zu viel Öl
ins Wasser geben, da sonst die Haut klebt und die Umwelt unnötig
belastet wird. Etwa 3 Esslöffel sind für ein Vollbad ausreichend.
Vermischen Sie ca. 100 ml Oliven- oder Distelöl mit ca. 20 Tropfen
Rosmarinöl (aus der Apotheke). Mandelöl mildert zusätzlich den
Juckreiz.

Kräuterbäder
Bäder mit Kamille, Salbei, Lavendel, Melisse, Schafgarbe, Veilchen,
Thymian, Frauenmantel, Beifuß, Ringelblume sind wohltuend.
Je nachdem, was Ihr Kräuterbeet hergibt, kann das Mischungsver-
hältnis variieren.
Eine Handvoll Blüten in 1/2 Liter kaltem Wasser ziehen lassen. Da-
nach zum Kochen bringen und eine Viertelstunde leise köcheln
lassen. Durch ein Sieb gießen und dem Badewasser zugeben.

Rezepte gegen Altersflecken
Vermeiden Sie Sonnenexzesse, steigern Sie stattdessen ganz
allmählich Ihr Sonnenquantum (angefangen von 10 Minuten täg-

lich). Tragen Sie UV-Sonnenschutzcremes mit hohem Lichtschutz-faktor auf. Die meisten von der Kosmetikindustrie gegen Pigment-flecke und Altersflecken angepriesenen Cremes basieren auf einer bleichenden Wirkung. Mit nur sehr mäßigem Erfolg, wie ein Test-Ergebnis der Stiftung Warentest feststellt. Keine der sieben von ihr untersuchten Handcremes kam über das Urteil »mangelhaft« hinaus (Stiftung Warentest März/2009). Nach zwölf Wochen waren die Altersflecken noch genauso groß und farbintensiv wie jene auf der unbehandelten Hautpartie.

Naturpräparate
Ausdauer und Geduld benötigen aufhellende Naturpräparate.
Zubereitung: 10 g Ingwer-Pulver (Apotheke), 10 g Rosenblüten-blätter und 80 g Labkraut-Pulver mischen. 2 Teelöffel davon mit etwas warmem Wasser zu einem Brei verrühren, auf die Flecken auftragen, mit einem feuchten Tuch abdecken und nach einer Ein-wirkzeit von 30 Minuten abwaschen. Alternative: 3 x täglich mit fri-schem Zitronensaft betupfen.
Holen Sie sich Rat und Hilfe bei naturheilkundlich orientierten Hautärzten, Naturheilpraktikern und erfahrenen Kosmetikerinnen!

Kosmetisch erfolgreich, aber kostenintensiv: die Laserbehandlung.

Natürliche Hausmittel bei Haarausfall:
Haarspülungen und Bäder mit Heilkräutern wie Zinnkraut, Brenn-nessel, Birke, Hopfen oder Kamille.
Kopfhautmassagen mit Rizinusöl und Brennnessel: Zweimal pro Woche die Kopfhaut mit Rizinusöl einreiben, über Nacht einwirken lassen und am Morgen danach gut ausspülen.
Aus dem Brennnesselkraut stellt man einen Absud her, den man dreimal pro Woche wie Haarwasser nach dem Haarewaschen in die Kopfhaut einmassiert. ½ Liter Wasser mit ½ Liter Essig mischen und zusammen mit einer Handvoll Brennnesselkraut ca. 30 Minu-ten lang köcheln lassen. Dann absieben.

Lästige Begleiter: Beschwerden und Erkrankungen des Alters

Die in diesem Kapitel dargestellten Krankheiten haben nichts, aber auch gar nichts mit dem Klimakterium oder der Menopause zu tun. Sie sind in erster Linie Folgen des Alters und eines natürlichen Verschleißes, aber auch ungesunder Verhaltensweisen und Lebensbedingungen. Dennoch ist es üblich, sie gemeinsam mit den Wechseljahren in einen Topf zu werfen und umzurühren. Was dabei herauskommt, ist eine ungenießbare Mixtur.

Fast reflexartig wird behauptet, dass die Krankheiten bzw. Symptome etwas mit dem Sinken des weiblichen Östrogenspiegels in dieser Lebensphase zu tun hätten. Man macht es sich einfach: Der hohe Östrogenspiegel von Frauen in der fruchtbaren Zeit gilt als positiv, sein Sinken in der Nachempfängniszeit hingegen als negativ, als Defizit und Gesundheitsrisiko.

Aus diesem Grund halten wir es für notwendig, auf einige im Alter vermehrt auftretende Veränderungen einzugehen. Die Tatsache, dass wir unausweichlich älter werden, weil jede einzelne unserer Körperzellen eine von der Natur vorgegebene begrenzte Lebensdauer hat, bedeutet nicht automatisch, auch krank werden zu müssen. Zugegeben: Viele Menschen werden mit zunehmendem Alter auch krank, und an irgendetwas Konkretem werden sie irgendwann auch sterben, aber eine Conditio sine qua non ist dies nicht.

Gelenkschmerzen

Dr. Sabine Hamm

»*Mit Fünfzig hast du jeden Tag was anderes.*« Diese keineswegs unfreundlich gemeinte Erfahrung gab mir ein wenig älterer Freund mit auf den Weg, als ich zum fünften Mal »nullte«. Es kam dann doch nicht so schlimm, aber mein neuralgischer Punkt, meine Lendenwirbelsäule, erinnerte mich seit der Geburt meiner Söhne mit schöner Regelmäßigkeit daran, dass ich nicht mehr ganz neu war.

Eine falsche Bewegung – und ich verharrte erstarrt vor Schmerzen und um Jahre gealtert. Diese frühzeitige Abnutzung brachte mir aber nicht nur Schmerzen, sondern auch eine Rückenschule ein, die mir zeigte, welche Körperhaltungen und -bewegungen Gift für meine abgenutzten Bandscheiben sind und welche sie beweglich halten.

Zusätzlich begann ich ein regelmäßiges Bewegungs- und Muskelaufbautraining, die besten Heilmittel gegen Rückenschmerzen, Alterszipperlein und klimakterischen Beschwerden – wie ich jetzt weiß. Auch Ursula kann ein Lied darüber singen, mal schmerzt der Daumen wochenlang, dann piesackt der Ischias, oder sie fühlt sich steif wie ein Besenstiel beim Aufstehen aus dem Sessel.

Über schmerzende und geschwollene Gelenke berichtet jede fünfte Frau ab Vierzig, jede zweite bis dritte Frau ab Fünfzig und fast jede ab Sechzig. Die Ursachen sind unterschiedlicher Natur. Am häufigsten liegt ein Verschleiß durch Abnutzung zugrunde – auch *Arthrose* genannt – und zu einem kleineren Teil eine *rheumatische Arthritis* oder auch eine *Gicht*.

Die Ursachen einer Arthrose sind mechanische Abnutzungsprozesse infolge des natürlichen Alterungsprozesses, beschleunigt durch frühere Gelenkverletzungen, Übergewicht, schwere bzw. einseitige körperliche Arbeit, Fehlhaltungen und Bewegungsmangel. Bevorzugt tritt sie in den stark belasteten Knie- und Hüftgelenken auf, aber auch in der Schulter, den Fingern und der Wirbelsäule. Die knorpeligen Beläge, die normalerweise den reibungslosen Kontakt zwischen den Gelenkflächen ermöglichen, sind abgenutzt, und die Knochen stoßen im Gelenk direkt aufeinander. Bei einer ruhenden Arthrose treten Gelenkbeschwerden nur selten oder bei bestimmten Bewegungen auf. Kleinere Unfälle (Stürze, Sportverletzungen), Fehlbelastungen, falsche Bewegungen lassen dann jedoch schnell eine akute Arthritis entstehen.

Rund zwei Prozent der Bevölkerung leiden an einer rheumatischen Arthritis, Frauen viermal häufiger als Männer. Meist tritt die Erkrankung um das vierzigste oder nach dem sechzigsten Lebensjahr auf. Typische Symptome sind nächtliche und morgendliche Schmerzen in den Fingergelenken, im Schultergürtel, Nacken, in den Oberarmen und der Hüfte. Außerdem sind die Muskeln in den ersten Morgenstunden oft steif und unbeweglich.

Anders sieht es bei der Arthrose aus. Sie tritt bis ins Alter von Ende Fünfzig häufiger bei Männern auf, wofür ursächlich deren höhere körperlichen Arbeitsbelastungen wie ihr riskanteres Freizeitverhalten angesehen werden. Erst ab Sechzig überholen statistisch gesehen die Frauen die Männer, jedoch nur um wenige Prozentpunkte. Diese geringfügige statistische Differenz hält aber seitdem dafür her, den weiblichen Hormonen so etwas wie eine »Schutzengel«-Funktion einzuräumen: als ob eine hohe Östrogenkonzentration Frauen in ihrer fruchtbaren Zeit vor ernsten Erkrankungen schütze. Nach dieser Logik verkehrt sich dieser Vorteil der Natur in sein Gegenteil, wenn mit der Menopause der Östrogenspiegel sinkt. Von da an befänden sich Frauen in einem hormonellen Defizit mit schwerwiegenden Auswirkungen auf ihre Gesundheit. Der natürliche Umstellungsprozess wird in die Schublade »Krankheit« gepackt, um zu rechtfertigen, dass es sinnvoll sei, in dieser Lebensphase synthetisch hergestellte Hormone einzunehmen.

Dieser Logik »verdanken« Frauen die Hormontherapie mit ihren gravierenden gesundheitlichen Risiken. Aber sie begegnet ihnen nicht nur dort, sondern fast überall, wo Frauen schlechtere Laborwerte, eine andere Symptomatik, eine höhere Krankheitsanfälligkeit oder Sterblichkeit als Männer aufweisen. Warum freilich ein Hormonspiegel, der sich in der Menopause dem des »starken« Geschlechts annähert, Frauen fortan anfälliger für alle denkbaren Beschwerden und Krankheiten machen soll, leuchtet uns ganz und gar nicht ein.

Fast wie einem religiösen Dogma begegnen wir dieser Meinung in der medizinischen Fachliteratur, sowohl bei den hier diskutierten Gelenkerkrankungen als auch bei den nachfolgend erwähnten arteriellen Krankheiten wie Herzinfarkt, Schlaganfall und Demenz.

Selbst die S3-Leitlinie zur Hormontherapie, die zwar den einmal mit ihr verbundenen Nutzen überwiegend kritisch bewertet und ihre Anwendungs- und Verordnungspraxis stark begrenzt, verabschiedet sich keineswegs von dieser These, so dass ein Hintertürchen für den Einsatz von Hormonen immer offensteht.

Machen Sie sich bewusst: Alle Schmerzen haben eine wichtige Aufgabe. Sie gehören zu einem ausgeklügelten Abwehrsystem des Körpers und warnen vor möglichen Gefahren. In den Gelenken geben sie die Antwort auf Fehlfunktionen und Überbelastungen des Körpers.

Je länger die quälenden Empfindungen andauern, desto tiefer prägen sie sich in die Nervenleitungen im Rückenmark. Anders als bis vor einigen Jahren angenommen, sind die Nerven nicht nur Signalüberträger. »Sie lernen und erinnern sich an Schmerzen«, sagt Nervenforscher Rolf-Detlev Treede. Neurologen sprechen daher vom *Schmerzgedächtnis*. Der Schmerz wird als Erfahrung gespeichert. Ein gesunder Speicher entleert sich wieder. Und zwar etwa nach 24 Stunden, wie ebenfalls herausgefunden wurde.

Zahlreiche Gelenkbeschwerden werden auch durch Übergewicht oder Skeletterkrankungen ausgelöst. Bei Übergewicht besteht die Therapie vor allem aus kontrollierten Diäten und einer Umstellung der Essgewohnheiten. Gelenkprobleme haben auch Menschen, die sich zu wenig bewegen. Vor allem gelenkschonende Ausdauersportarten wie Radfahren oder Schwimmen sind sehr zu empfehlen.

Viele Frauen haben vor allem Probleme mit den Fußgelenken, die durch ungesundes Schuhwerk ausgelöst werden. Hier sollte frau einfach auf High-Heels und anderes modisches Schuhwerk verzichten. Dafür öfter barfuß laufen und auf ein gutes Fußbett in den Schuhen achten.

Tipps für gesunde Gelenke

1. Bewegen Sie sich regelmäßig: Durch die Blutzirkulation werden Knochen und Knorpel mit genügend Nährstoffen versorgt.

2. Betreiben Sie gelenkschonenden Sport: Radfahren, Wandern, Skilanglauf und Schwimmen belasten die Gelenke wenig.

3. Schützen Sie sich vor Unfällen: Gerade Arthrose kann auch durch Verletzungen entstehen. Wärmen Sie sich vor dem Sport auf, steigern Sie Ihr Trainingsprogramm nur langsam. Wenn Sie bereits unter Gelenkbeschwerden leiden, sprechen Sie mit dem Arzt, welche Sportarten für Sie geeignet sind.

4. Kurieren Sie Verletzungen aus: Wenn Sie sich trotzdem verletzen, achten Sie darauf, dass Ihre Beschwerden vollkommen ausheilen und die Gelenke wieder strapazierbar sind. Infektionen können sowohl dem Gelenkknorpel zusetzen, als auch Auslöser für arthritische Erkrankungen sein.

5. Achten Sie auf Ihr Gewicht: Fakt ist, dass Übergewicht die Gelenke belastet und zu den Hauptverursachern von Arthrose zählt. Achten Sie auf die Pfunde und nehmen Sie, wenn nötig, ab.

6. Ernähren Sie sich gesund: Viel Obst und Gemüse bzw. Salate danken Ihnen Ihre Knochen. Sie enthalten Vitamine, die gelenkschädigende Stoffe aus Ihrem Körper abfangen. Gicht ist eine Wohlstandskrankheit, falsche Ernährung und zu viel Alkohol bringen sie zum Ausbruch.

7. Lassen Sie entzündete Gelenke behandeln: Gehen Sie zum Arzt und greifen Sie im Notfall auf entzündungshemmende Medikamente zurück.

8. Hören Sie auf die Signale Ihres Körpers: Schmerzen sind eine Warnung. Im Dauerzustand werden Sie zur eigenen Krankheit. Warten Sie also nicht zu lange, sondern werden Sie rechtzeitig aktiv.

Bei anhaltenden Gelenkbeschwerden sollte man immer einen Arzt aufsuchen.

Osteoporose

Die Osteoporose wird mittlerweile zu den neuen Zivilisationskrankheiten gerechnet, die durch körperliche Inaktivität, falsche Ernährung, altersbedingten Knochenabbau, aber auch Knochen schädigende Medikamente ausgelöst wird. Für die Krankenkassen und den Staat sind die damit verbunden Aufwendungen richtig teuer, kostet doch allein die Versorgung von Patienten mit osteoporotischen Knochenbrüchen pro Jahr einige Millionen Euro.

Osteoporose wird definiert als ein Mangel an Knochenmasse pro Volumeneinheit (im Vergleich zur alters- und geschlechtsentsprechenden Norm) oder unzureichende Bildung von Knochengrundsubstanz als Folge verminderter Osteoblastentätigkeit. Die Bildung von Osteoblasten (Zellen, die für die Knochenbildung verantwortlich sind und die Knochenstruktur bilden) ist bis zum zarten Alter von 12 Wochen abgeschlossen und wird durch Muttermilch enorm befördert. Das Knochenkonto eines jeden Menschen baut sich in den ersten 20 bis 30 Jahren auf. Fehler, die in diesen Jahren gemacht werden, schlagen sich negativ auf die Knochengesundheit. Frauen, die in ihrer Jugend ständig auf ihre schlanke Linie achten, häufig fasten oder eine Diät nach der anderen ausprobieren, haben in den Wechseljahren mit den Folgen zu einseitiger Ernährung zu kämpfen. Jetzt rächen sich Vitamin- und Kalziummangel, die bei einseitiger oder mangelhafter Ernährung auftreten (mehr dazu auf S. 233f. und S. 239).

Man geht davon aus, dass in Deutschland zirka 30 Prozent aller Frauen nach dem Klimakterium an primärer Osteoporose (d. h. die Osteoporose ist nicht eine Folge anderer Erkrankungen oder deren medikamentöser Behandlung) erkranken. Für Männer ist ab dem 70. Lebensjahr die Altersosteoporose ein ebenso häufiges Krankheitsbild. Nach der offiziellen Statistik sind in Deutschland zirka 4,2 Millionen Menschen von osteoporotischen Erkrankungen betroffen, davon 75 Prozent Frauen. Rund 40 Prozent aller wechseljährigen Frauen zeigen Anzeichen einer Osteoporose, jede dritte Frau jenseits der 65 und jede zweite jenseits der 85 erleidet einen dadurch bedingten Knochenbruch. 20–30 Prozent aller Frauen versterben innerhalb des ersten Jahres nach dem Bruch an dessen Folgen. Aber nur 19 Prozent aller Deutschen verbinden mit Osteoporose ein Sterberisiko, dagegen 78 Prozent mit Bluthochdruck.

Die WHO hat aufgrund dieser Datenlage 1993 die Osteoporose in die Liste der zehn bedeutsamsten weltweit auftretenden Erkrankungen aufgenommen. Kritiker sprechen diesbezüglich von gezielter Übertreibung durch spezielle Interessenkreise. Erst die von einer Kommission der WHO definierten Grenzwerte hätten das Krankheitsbild Osteoporose in ein Volksleiden verwandelt. Das Erfinden von Grenzwerten sei trefflich geeignet, Menschen in Patienten umzuwandeln und auf diese Weise einen Markt für Medikamente und Diagnoseverfahren zu erschließen, den es vorher gar nicht gab. Sie vermuten, dass hinter der Neubewertung der Osteoporose die Pharmaindustrie steht, die einen Absatzmarkt für neue Medikamente schaffen wolle. Und in der Tat wird mit dieser Krankheit viel Geld verdient.

Als Risikofaktoren für Osteoporose gelten:

→ Bewegungsarmut, aber auch das andere Extrem: einseitige körperliche Belastung, extremes körperliches Training (»Fitness-Wahn«) und schwere körperliche Belastung

→ familiäre Veranlagung

→ Ernährungsfehler (u. a. eine einseitige und phosphatreiche Ernährung mit Fast Food; Mangel an Kalzium, Folsäure, Vitamin D und B; radikale Diäten, aber auch zu hoher Konsum an tierischen Fetten und Eiweißen)

→ Untergewicht und Essstörungen

→ Mangel an Sexualhormonen

→ Rauchen, Alkoholmissbrauch, zu viel Kaffee

→ Krankheiten wie bösartige Erkrankungen des Knochenmarks (Plasmozytom, Morbus Kahler), Schilddrüsenüberfunktion (Hy-

perthyreose), Störungen der Nebenschilddrüse (Parathyreoi-
dea), übermäßige Cortison-Produktion der Nebennierenrinde
(Morbus Cushing)
→ hochdosierte und regelmäßig eingenommene Medikamente,
die die Knochenstruktur schädigen, wie z.B. Cortison (zur Behandlung von Rheuma, Asthma oder Allergien) oder Hepa-
rin (zur Hemmung der Blutgerinnung), Vitamin-K-Antagonisten
wie Marcumar zur Blutverdünnung, Magensäure blockierende
Medikamente, Therapie mit Schilddrüsenhormonen, Aromata-
sehemmer, Zytostatika, Lithium.

Bis zum 30. Lebensjahr bildet der Körper mehr Knochengewebe
als abgebaut wird. Danach verliert er mit jedem Jahr langsam an
Knochenmasse – ein völlig normaler Alterungsprozess. Bei der
Osteoporose kommt es dagegen zu einem vorzeitigen und rapiden
Abbau. Die Osteoporose verläuft zunächst fast unbemerkt und
führt erst Jahre später zu Knochenbrüchen.

Warnsymptome sind: dumpfe, anhaltende Rücken- oder Na-
ckenschmerzen, Bewegungseinschränkungen im Rücken- oder
Nackenbereich, spontane Knochenbrüche durch einen leichten
Sturz bzw. einen »Ermüdungsbruch« (beispielsweise im Mittel-
fußknochen).

Ihre *Spätfolgen* sind Schmerzen, Knochenbrüche, Änderung
der Körperhaltung, Bettlägerigkeit (manchmal dauerhaft). Knochenbrüche passieren insbesondere an den Wirbelkörpern der
Wirbelsäule, am Oberschenkelhals und am Handgelenk.

Aber: Nicht jeder Knochenbruch ist osteoporotisch bedingt
und nicht jeder Mensch mit einer niedrigen Knochendichte bricht
sich zeitlebens die Knochen oder hat Beschwerden.

Vorsicht bei dubiosen und überteuerten Methoden zur Knochendichtemessung! Zur Diagnose wird die *Knochendichtemessung* herangezogen. Dazu stehen verschiedene Methoden zur Verfügung:
DXA Methode (Duale Röntgen Absorptiometrie) und die QUS

(Quantitative Ultrasonometrie). Speziell DXA wird vom Kuratorium für Knochengesundheit e.V. empfohlen. Die Messung der Knochendichte mittels Ultraschall (QUS) ist höchst umstritten und nur in ganz wenigen Fällen überhaupt aussagekräftig.

Wir möchten an dieser Stelle warnen: In diesem Bereich wird zurzeit viel »Schindluder« getrieben, z. B. mit Osteodensiometrie als privat zu zahlende Vorsorgeleistung, genaue Studien dazu gibt es – wen wundert's – keine.

Dr. Ursula Meiners

Klar, dass die ärztlichen Kollegen aus wirtschaftlichen Erwägungen heraus zunehmend nach Alternativen im Honorarbereich suchen, weil der Kollaps des Krankenkassenwesens derzeit keine angemessene Honorierung mehr hergibt. Manchmal wird aber auch die Gutmütigkeit und das Verantwortungsbewusstsein der Frauen und Mütter (*»ich muss ja stabil sein für meine Kinder«*) zu sehr ausgenutzt. Auch hier muss kritisiert werden, dass ein kleines Bausteinchen in einem riesigen Komplex hochstilisiert wird, um Abhängigkeiten zu schaffen oder aufrechtzuerhalten.

Medizinische Gründe für eine Osteodensiometrie sind: Knochenbrüche ohne adäquates Trauma, Osteoporose in der Familie, Rauchen, Kalzium-Mangel, niedriges Körpergewicht, Magersucht, Cortisontherapie sowie einige endokrine Erkrankungen.

Die Messung der Knochendichte zur Früherkennung ist keine Leistung der gesetzlichen Krankenkassen. Der Versicherte muss sie selbst bezahlen, wenn vor der Messung kein Knochenbruch ohne entsprechende Krafteinwirkung (ein sogenannter Ermüdungsbruch) mit Verdacht auf Osteoporose vorliegt. Achten Sie darauf, dass die Knochendichte an einem großen und stabilen Knochen gemessen wird (Oberschenkel oder Lendenwirbelsäule), die Messung am Finger ist absolut unzureichend.

Tipps zur Vorbeugung von Osteoporose

Am wichtigsten ist Vorbeugen durch körperliche Aktivität. Empfohlen wird ein Mix von Krafttraining, Ausdauer, Beweglichkeit und Koordination. Nur starke Muskeln helfen den Knochen, stabil zu bleiben. Zudem verbessern Sie durch Sport Ihre Koordination und vermeiden Stürze. Das wiederum senkt das Risiko von Knochenbrüchen.

Auch durch eine entsprechende Ernährung können Sie Ihre Knochenstabilität verbessern. Beachten Sie folgende Tipps: Ernähren Sie sich mineralstoffreich, etwa mit Gemüse, Obst, Nüssen und Vollkornprodukten. Verzichten Sie auf Mineralstoffräuber wie Kaffee, Cola oder Schnaps.

Besonders Kalzium und die Vitamine D und K stärken den Knochen. Achtung jedoch vor zu viel Kalzium. Die Arzneimittelkommission der Deutschen Ärzteschaft warnte erst kürzlich vor dauerhaften und hochdosierten Nahrungsergänzungsmitteln. In einer Studie mit 12 000 Teilnehmern kam es mit hohen Dosen von Kalzium vermehrt zu Herzinfarkten. Mehr als 1500 mg pro Tag sollte nicht überschritten werden. Bevorzugen Sie natürliche Kalziumquellen wie Käse, Joghurt und Milch!

Der Dachverband Osteologie (DVO) hat neue Regeln für die Behandlung des krankhaften Knochenschwundes aufgestellt. Danach ist es nicht mehr erforderlich, dass die Betroffenen zusätzlich zur Nahrung Kalzium als Nahrungsergänzungsmittel einnehmen, wie es bislang empfohlen wurde. Hochdosiertes Kalzium steht sogar im Verdacht, Nierensteine und Darmkrebs auszulösen. Besser sei es, Kalzium durch Lebensmittel wie Joghurt, Butter- und Dickmilch, Hartkäse und Milch aufzunehmen. Schon zwei Scheiben Käse decken den Tagesbedarf. Phosphathaltige Lebensmittel behindern die Kalziumaufnahme in den Knochen.

Und achten Sie auf Ihre Vitamin-D-Versorgung, vor allem im Winter. Täglich mindestens eine halbe Stunde im Freien aufhalten (auch im Winter), dazu einmal in der Woche Seefisch, Eier oder Pilze essen.

Vitamin K trägt ebenfalls zum Aufbau Ihrer Knochen bei. Reichlich Vitamin K liefern Ihnen Brokkoli, Spinat, Kohl, Kopfsalat, Bohnen, Leber, Eier und grüner Tee. Generell gilt: Je grüner das Gemüse ist, desto höher ist sein Vitamin-K-Gehalt.

Fleischreiche, dafür gemüse- und obstarme Ernährung scheint ungünstig zu sein. Es wird ein Zusammenhang des Knochenstoffwechsels mit dem Säure-Basen-Haushalt vermutet. Eine Übersäuerung des Körpers soll nach Angaben von Anhängern dieser Behandlungsmethode zu verstärktem Knochenschwund führen. Es wird der Verzicht auf Bohnenkaffee, Schwarztee, Alkohol, Cola- und Limonadengetränke, tierisches Eiweiß (Fleisch, Wurst, Fisch), Fast Food und Fertiggerichte, die meisten Milchprodukte, Industriezucker, Süßstoffe, Süßigkeiten, Weißmehl und Weißmehlprodukte, Erdnüsse, Paranüsse usw. empfohlen und eine säurehemmende oder basenbildende Nahrung verordnet, bestehend etwa aus Gemüse- und Fruchtsäften, Kräutertee, Gemüse und Blattsalaten sowie Früchten. Diese Ernährung soll für einen gesunden Knochenstoffwechsel besonders förderlich sein: Zahlreiche Untersuchungen zeigen, dass sich der höhere Basengehalt in pflanzlicher Nahrung positiv auf die Knochendichte auswirkt. Dagegen fördert eine protein- und fleischreiche Kost den Kalziumabbau aus den Knochen und die Kalziumausscheidung über die Nieren.

Von einer Hormon-Ersatztherapie für Frauen mit Osteoporose nach der Menopause wird mittlerweile abgeraten.

Herz-Kreislauf-Erkrankungen

Bis heute gilt der Herzinfarkt vielfach noch als eine typisch männliche Erkrankung. Aus der statistischen Tatsache, dass Frauen häufiger erst 10 bis 15 Jahre später an ihm erkranken bzw. versterben als Männer, zog man den Schluss, sie seien durch ihren hohen Östrogenstatus bis zur Menopause vor dieser arteriellen Verschlusserkrankung geschützt.

Traurige Tatsache ist jedoch: Die Frauen befinden sich auf der Überholspur. Immer mehr Frauen zwischen 35 und 54 Jahren erleiden einen Herzinfarkt. Als Gründe hierfür werden die sich stetig angleichenden Lebensentwürfe und Verhaltensmuster von Männern und Frauen gesehen, vor allem in Bezug auf die ungesunden Komponenten: Rauchen, Stresslevel, Bewegungsmangel, fettreiche Ernährung.

Interpretiert werden diese wiederum

- als Ausdruck einer falsch verstandenen Emanzipation (der Nachahmung typisch männlicher gesundheitsriskanter und selbstschädigender Verhaltensweisen, z. B. Rauchen, falsch ausgeprägtes Karrierebewusstsein, überhastete Lebensweise),
- als Folgen sozial problematischer Lebensweisen (Armut und Arbeitslosigkeit – beides korreliert mit ungesunden Verhaltensweisen und hohen Herzinfarkttraten),
- als Resultat einer Angleichung der Arbeitsnormen von Männern und Frauen,
- als Ergebnis eines stetig wachsenden Zeit- und Leistungsdrucks in vielen gesellschaftlichen Bereichen.

Alle diese Faktoren begünstigen die Entwicklung von Bluthochdruck, eines hohen Cholesterinspiegels und anderer stoffwechselbedingter Störungen, die die biologischen Ursachen nicht nur für Herzinfarkt und Schlaganfall sind, sondern auch für etliche andere Erkrankungen.

Nachgewiesenermaßen gelten auch Diabetes[14], Depressionen und die Einnahme der »Pille« in Verbindung mit Rauchen als hohe Risikofaktoren für arterielle Verschlusskrankheiten.

Ab 65 sind der Herzinfarkt und Schlaganfall bei Frauen sogar verbreiteter. Fakt ist: Diese beiden Erkrankungen sind Todesursache Nummer 1 bei Frauen. Annähernd die Hälfte versterben

---

14 Das Schlaganfall-Risiko bspw. ist für Diabetiker um das Zwei- bis Dreifache erhöht, denn Diabetes fördert die Entstehung der Arteriosklerose. Zudem vervielfacht Diabetes mellitus den gesundheitsschädigenden Effekt aller weiteren Schlaganfall-Risikofaktoren

an ihnen, mehr als an Krebserkrankungen, Unfällen und Diabetes, in den ersten Wochen nach dem Herzinfarkt sogar doppelt so viele Frauen wie Männer. Ein Drittel aller weiblichen Herzinfarkte verläuft tödlich, bei den über 75-Jährigen sogar zwei Drittel. Selbst um die Heilungschancen steht es schlechter. Immer noch werden Frauen mit Beschwerden öfter nach Hause geschickt, weil ihre Symptomatik falsch gedeutet wird, nicht selten psychosomatisch. Auch erhalten sie, nach dem Herzspezialisten Thomas Lüscher zu urteilen, nicht immer die angemessene Behandlung. Ein Grund: Lange Zeit galt nur die männliche Symptomatik als »typisch«, die weibliche war hingegen nicht bekannt.

»Geschlechtsblind« sei die Medizin, kritisieren mit zunehmend lauter Stimme Gesundheitswissenschaftlerinnen und eine sich immer stärker zu Wort meldende Gendermedizin. Sie fordern eine »geschlechtersensible« Medizin, die sowohl die spezifisch weiblichen biologischen wie auch psychosozialen Voraussetzungen in den Blick nimmt. Frauen zeigen nämlich nicht nur andere Symptome und Krankheitsverläufe, sondern verarbeiten auch Krankheiten und Therapien körperlich wie psychisch anders. Doch bis heute steckt die Medizin in diesen für die weibliche Gesundheit so wichtigen Fragen noch in den Kinderschuhen. Vielfach ist es schlichte medizinische Realität, die am männlichen Organismus gewonnenen Befunde und Erkenntnisse auf den weiblichen zu übertragen. Ein Vorgehen, das im Falle des Herzinfarkts nur als grob fahrlässig bezeichnet werden kann. Erst allmählich spricht es sich herum, dass Frauen eine andere Medizin benötigen.

Ebenso kritisch wird die allzu biologische (»biologistische«) Sicht der Medizin auf Frauengesundheit gesehen. Zwar klang es zunächst ermutigend, dass Frauen in Form ihrer Hormone, konkret der Östrogene (jedenfalls bis zur Menopause), ein biologischer Mechanismus mitgegeben sei, der ihre Gefäßwände schütze und sie damit zugleich vor einem frühen Herzinfarkt bewahre. Aber diese Annahme verkehrte sich geradezu ins Gegenteil, als vermehrt gerade jene Frauen einen Herzinfarkt bekamen, die präventiv Hormone einnahmen. Anstatt (wie es beim männlichen Herzinfarkt selbstverständlich ist) diesen ursächlich aus dem Zusammenspiel von äußeren (den Lebens- und Verhaltensweisen) und inneren (biologischen) Prozessen heraus zu begreifen, wird Frauen nach wie vor mitgeteilt, dass sie, sobald sie in die Menopause kommen, speziell durch das angebliche »Hormon-Defizit« hochgradig gefährdet seien, einen Herzinfarkt, Schlaganfall oder eine Demenz zu erleiden. Die mehr als großzügige Verordnungspraxis der Hormontherapie fand ihre ideologische Begründung in dieser Logik.

Ein elementarer Irrtum, wie wir jetzt wissen. Das Gegenteil trat ein: Es erkrankten und verstarben mehr Frauen an Thrombosen, Herzinfarkten, Schlaganfällen und Krebserkrankungen unter dieser Therapie als Frauen, die keine Hormone nahmen. Die medizinische Leitlinie musste sogar deshalb verändert werden. Heute heißt es dort lapidar: »Die Hormontherapie ist nicht zum Schutz vor der koronaren Herzkrankheit und dem Schlaganfall geeignet.« Mit umso größerer Besorgnis sehen wir, dass einflussreiche Kreise nicht aufhören, uns und unseren behandelnden Ärzten mitzuteilen, dass diese Nebenwirkungen verglichen mit den positiven Wirkungen überhaupt nicht so schlimm seien. Unter Schlagworten wie »niedrig dosiert«, »frühzeitig, bevor die Gefäßwände geschädigt sind«, »transdermal«, »Optimierung durch individuelle Anpassung« und »Risikokommunikation« wird derzeit wieder massiv versucht, die Hormontherapie wieder hoffähig zu machen.

Dr. Ursula Meiners

Derzeit habe ich in meiner Praxis den Eindruck, dass sich das Thema Wechseljahre lange im Dornröschenschlaf befand, so langsam aber wieder mit den gleichen Argumenten wachgeküsst wird. Jahrelang hat kaum eine Frau die Wechseljahre als unerträglich gefunden oder nach Hormonen gefragt, so langsam werden derer wieder mehr. Ich kann mich des Eindrucks nicht erwehren, dass dieses Verhalten fremdgesteuert ist und in ein klar umrissenes Marketingkonzept passt.

Wie hartnäckig sich dieses Denken in der Medizin hält, kann man in einem erst kürzlich auf dem Markt erschienenen medizinischen Ratgeber-Buch nachlesen (vgl. Schwenkhagen/Schaudig 2007). Hier wird einer übergewichtigen Patientin aufgrund klimakterischer Beschwerden zur Hormontherapie geraten, obwohl sie hohe Blutdruck- wie Cholesterinwerte aufweist und ihr Vater bereits einen Schlaganfall erlitten hatte – alles klare Kontraindikationen für den Einsatz von Hormonen. Damit dieser Patientin jedoch trotzdem diese Therapie zur Linderung ihrer klimakterischen Beschwerden verschrieben werden kann, verordnete man ihr zuvor noch schnell zwei weitere Medikamente, eins zum Senken des Blutzuckers und eins gegen den Bluthochdruck. Zwei zusätzliche Medikamente soll sie also einnehmen, um die Voraussetzung für den Einsatz eines dritten zu erfüllen. Für uns ein bestürzendes Beispiel für das Medikalisieren von Frauengesundheit, aber auch ein bezeichnendes für das dahinterstehende Denken.

Homöopathen sehen für das unterschiedliche Herzinfarktrisiko bei Männern und Frauen noch eine ganz andere Ursache: Bedingt durch die monatliche Reinigung, die Menstruation, ist der weibliche Organismus in der Lage, mehr oder weniger schädliche Abbauprodukte aus seinem Körper zu eliminieren; dieser monatliche »Körperputz« hält »sauber« und hat einen gewissen Schutzeffekt. Mit Aufhören der monatlichen Reinigung bleibt »dieser Müll« im weiblichen Organismus und kann Schaden anrichten. Eine mögliche Lösung wäre ein »alternatives Putzkommando«, z.B. regelmäßiges Fasten, oder schlicht und ergreifend bewusster zu leben, nicht zu dick zu werden und weniger Körpermüll zu produzieren.

Dass der Herzinfarkt und der Schlaganfall wie viele weitere Erkrankungen heutzutage weniger genetisches Schicksal sind als vielmehr durch gesundheitsschädigende Lebensweisen und -bedingungen hervorgerufen werden, ist vielfach belegt. So dokumentieren gleich eine ganze Reihe von jüngeren Untersuchungen derartige Zusammenhänge, wie u.a. die repräsentative Langzeitstudie des Deutschen Instituts für Ernährungsforschung (DIfE), Potsdam-Rehbrücke. Sie stellt fest, dass durch eine gesunde Lebensweise das Risiko für chronische Erkrankungen um fast 80 Prozent sinkt. Wer nie geraucht und kein Übergewicht hat, mehr als dreieinhalb Stunden pro Woche körperlich aktiv ist und sich darüber hinaus gesund mit viel Obst und Gemüse sowie wenig Fleisch ernährt, erkrankt signifikant seltener an Diabetes, Herzinfarkt, Schlaganfall und Krebs, den großen gegenwärtigen Zivilisationskrankheiten.[15] Auch eine kürzlich publizierte große US-amerikanische Langzeitstudie zeigt, dass nur eine von zehn Krebserkrankungen genetisch bedingt ist. Die übrigen neun entstehen durch eine bewegungsarme Lebensweise, Übergewicht, Rauchen, Alkoholmissbrauch, Umweltgifte und Stress.

Lebensweise und Lebensbedingungen haben demnach einen viel größeren Einfluss darauf, ob wir gesund oder krank sind bzw. werden, als die individuellen genetischen bzw. biologischen Voraussetzungen.

Schreckgespenst: Alzheimersche Demenz

Die Alzheimersche Demenz wurde Anfang des 20. Jahrhunderts von dem Psychiater Alois Alzheimer als meistens präsenile (d. h. zwischen 50 und 60 Jahren auftretende) Degenerationskrankheit mit Zugrundegehen der Großhirnrinde beschrieben. Damit verbunden ist ein Verlust von Gedächtnis, zeitliche und räumliche Orientierungslosigkeit und zum Schluss die Unfähigkeit, die einfachsten Körperfunktionen und Regulationsmechanismen wie Essen, Trinken und Ausscheiden unter Kontrolle zu haben.

Wir haben alle schon mal alte Damen und Herren erlebt, die orientierungslos sind oder im Bett liegen und komplett auf pflegende Hilfe angewiesen sind. 99 Prozent waren über 85 Jahre alt, »jung«, d. h. im sechsten Lebensjahrzehnt, waren die allerwenigs-

---

15 Grundlage der Studienergebnisse waren die Daten von 23.153 Teilnehmern, der 1992 begonnenen sogenannten Potsdamer EPIC-Studie. Vgl. http://www.dife.de/de/index.php?request=/de/forschung/projekte/epic.php.

ten. Noch bis in die 1990er Jahre sprach man von Altersverwirrtheit und meinte damit einen tütteligen älteren Mann oder eine vergesslich gewordene ältere Frau. Der Begriff »Alzheimer« wurde extrem selten gebraucht. Erst in den vergangenen Jahren ist die Alzheimersche Erkrankung in aller Munde.

Seitdem wird auch über 80-jährigen dementen Patienten die Diagnose »Alzheimer« zugeteilt. Die Wahrscheinlichkeit jedoch, an einem Morbus Alzheimer im Sinne der Definition des Erstbeschreibers zu erkranken, also in frühen Jahren und schnell fortschreitend, ist gering und sollte auch nicht als potenzielles Druckmittel für die vorsorgliche Einnahme von Hormonen, Psychopharmaka und Antidementiva missbraucht werden. Wir müssen uns dessen bewusst sein, dass eine Demenz bei einem 85-Jährigen klinisch am Ende seines Lebens vielleicht ähnlich aussieht wie die schnell und aggressiv (progredient) verlaufenden Alzheimerformen in jüngeren Jahren; beide sollten jedoch getrennt betrachtet werden. Demenzen im hohen Alter entwickeln sich sehr langsam und stellen häufige degenerative Prozesse am Lebensende dar.

Sicher ist es furchtbar, wenn ein geliebter Angehöriger sich verändert, seine Persönlichkeit sich langsam auflöst und er hilflos wie ein Kleinkind rund um die Uhr versorgt werden muss. Der Leidensdruck für die Umwelt ist enorm. Doch der Umgang mit Demenz und Alzheimer zeigt aber auch, dass wir das natürliche Verhältnis zu unseren normalen und gesunden Lebensabläufen verloren haben, dass wir alt werden, aber das Alt-Sein und Sterben nicht mehr akzeptieren, nicht wollen oder ertragen können.

Zudem ist unserer Meinung nach die extreme Zunahme dementer Menschen mit allen sozialen und auch finanziellen Verpflichtungen einer Gesellschaft möglicherweise der Tribut, den unsere moderne, scheinbar alles könnende Gesellschaft und Medizin leisten müssen. Wir transplantieren Herzen, ersetzen Hüftgelenke, und mithilfe von Bypässen an allen möglichen Organen erleben viele einen wahren Jungbrunnen. Gehirn und Seele lassen sich jedoch weder runderneuern noch austauschen oder ersetzen.

Vielleicht fehlt in unserer Gesellschaft einfach die Akzeptanz des Älterwerdens ebenso wie die des Loslassens am Lebensende. Dass wir jenseits der 80 etwas »tüttelig« werden, vielleicht nicht mehr so aufnahmefähig wie mit 25 sind, ist u.E. ein normaler und kein pathologischer Abbauprozess. Es ist ein Hinweis darauf, dass unser Leben endlich ist und unsere Lebensuhr abläuft. So traurig uns das auch stimmt – es ist der Kreislauf der Natur.

Brustkrebs und Mammographie-Screening

Brustkrebs ist mit Abstand die gefürchtetste und vernichtendste Diagnose, auch wenn an ihm zehnmal weniger Frauen versterben als an Herz-Kreislauf-Erkrankungen. Sie macht Angst, weil fast alle Frauen sie mit einem sicheren Todesurteil oder zumindest mit Verstümmelung und schmerzhafter Therapie gleichsetzen und weil sie uns in unserem Frau-Sein, in unserer Weiblichkeit existenziell bedroht und beeinträchtigt.

Bis heute sind die Ursachen für Brustkrebs unklar. Man vermutet eine Kombination von sozialen Faktoren (Lebensweise), gesundheitsschädigenden Umweltbedingungen, Nichtstillen, biologischen (hormonellen und genetischen) und psychologischen Faktoren. Einzig bei der radioaktiven Strahlung weiß man um ihre karzinogene Wirkung. In geschätzten 50 bis 70 Prozent der Fälle geht man davon aus, dass der Brustkrebs durch Umweltgifte, die über Nahrung, Kleidung, Atmung, Baustoffe, Möbel, Fußbodenbeläge, Reinigungsstoffe, Unkrautvernichtungsmittel etc. unwissentlich aufgenommen werden, ausgelöst wird. Entscheidend scheint zu sein, zu welchem Zeitpunkt und in welchen Mengen ein Giftstoff aufgenommen wird. Je jünger eine Frau bzw. ein Mädchen ist, desto gefährdeter ist sie. Als bewiesen gilt ebenfalls, dass künstliches Östrogen und Gestagen (Hormontherapie und Pille – jedoch über einen langen Zeitraum eingenommen) das Risiko für Brustkrebs erhöhen. Nur geschätzte fünf Prozent aller Brustkrebsfälle sind also genetisch bedingt.

BRCA1- und BRCA2-Mutationen sind selten und betreffen deutlich weniger als ein Prozent der Bevölkerung. Die Wahrscheinlichkeit, dass entsprechende Genveränderungen vorliegen, ist am höchsten in Familien, in denen bereits multiple Brustkrebs- und Eierstockkrebs-Erkrankungen vorgekommen sind. Aber auch in diesen Familien sind nicht alle Frauen von den Genveränderungen betroffen, und nicht jede Veränderung in einem BRCA1- oder BRCA2-Gen führt auch zu einem erhöhten Risiko für die Entwicklung von Brust- oder Eierstockkrebs.

Wer aber das genetische Risiko nachgewiesenermaßen in sich trägt, sollte sich gut beraten und informieren. Das Beispiel der prominenten Schauspielerin Angelina Jolie mit ihrer sehr persönlichen, aber öffentlich dargelegten Entscheidung für eine prophylaktische beidseitige Mastektomie (Entfernung des Drüsengewebes) und eine anschließende Rekonstruktion der Brüste mit Silikon mag vielleicht »mutig« gewesen sein, aber ob das wirklich zum Vorbild taugt, wie in vielen Kommentaren geschrieben wurde, wird erst die Zukunft zeigen. Für weiterführende Informationen empfehlen wir die differenzierte und wissenschaftlich gut belegte Stellungnahme des Arbeitskreis Frauengesundheit in Medizin, Psychotherapie und Gesellschaft e.V. (AKF).

Diskutiert werden ebenso psychosomatische Ursachen. Für die Ärztin und Therapeutin Ingrid Olbricht, die sich intensiv mit dieser Erkrankung auseinandersetzte und 2005 tragischerweise an ihr verstarb, »verkörperlichen« sich unlösbare Konflikte, verbotene Affekte oder Defizite bei Frauen gerne in Erkrankungen der Brust. Die Ursache hierfür sieht sie in einer »defizitären« weiblichen Identität in Bezug zu ihrem Körper und im Besonderen zu ihren Brüsten. Befragte Mädchen und Frauen beurteilten ihren Körper und ihr Frausein oft kritisch oder lehnten beides sogar ab – für Olbricht die potenzielle Ursache für spätere Krankheiten. Die Körperwahrnehmung war weit mehr mit Ängsten, Grenzüberschreitungen, Übergriffen und rigiden Schönheitsnormen verbunden als mit Freude, Stolz und Vertrauen in die eigene Körperlichkeit. In diesem Zusammenhang kritisiert Olbricht auch die Rolle der Medizin, die dazu beitrug, die Brust »zum Symbol für Vergängliches, Krankheit, Angst und Tod« umzuwerten bzw. als »potenzielle Feindin« zu betrachten, die durch »ihre möglicherweise tödlichen Gene Frauen umbringen könnte.« (Olbricht 2009, S. 4)

Man unterscheidet Brustkrebsrisiken, auf die Frauen Einfluss haben (Einnahme von Hormonmedikamenten, kurze oder keine Stillzeiten, hormonelle Verhütungsmethoden, Strahlung durch medizinische Untersuchungen, Bewegungsarmut, falsche Ernährungsweise, Brustimplantate, länger andauernder Stress, pessimistische ängstliche Lebenseinstellung, Kinderlosigkeit), von Risiken, auf die Frauen wenig bzw. keinen Einfluss haben (frühes Einsetzen der Menstruation, später Beginn der Wechseljahre, höheres Lebensalter, Umweltbelastungen und -risiken, soziale Herkunft, familiär gehäuftes Risiko, natürliche Strahlung der Umwelt, Gefährdungen am Arbeitsplatz, traumatische Erfahrungen, Sterilität).

Wie groß ist nun die reale Gefahr, an Brustkrebs zu erkranken? Leider gibt es auf diese Frage keine einfache Antwort. Selbst die Fachleute widersprechen sich in vielerlei Hinsicht. Zudem ist dieses Forschungsterrain »stark vermint«: Interessen, Ideologien und Gefühle prallen aufeinander. Sich hier eine eigene Meinung zu bilden, ist alles andere als einfach. Das fängt schon bei den öffentlich benannten und bekannten Basiszahlen der Brustkrebsinzidenz (Häufigkeit) an, wonach jede neunte bis zehnte Frau in ihrem Leben an Brustkrebs erkranke. Gerd Gigerenzer, Psychologe und Direktor am Max-Planck-Institut für Bildungsforschung in Berlin, spricht diesbezüglich von einer »systematischen Verwirrung der Öffentlichkeit durch nicht-transparente Informationen« (Gigerenzer/Wegwarth 2008, S. 515) und weist statistische Trickserei nach. Gigerenzer macht vor allem deutlich, dass eine Brustkrebserkrankung nicht gleichzeitig ein Todesurteil sei, sondern dass im Gegenteil die meisten Frauen mit Brustkrebs nicht daran sterben würden. Korrigiert lauteten die Zahlen wie folgt: Jede zehnte Frau, die 85 Jahre alt wird, entwickelt im Laufe ihres Lebens einen Brustkrebs. Die Hamburger Medizinprofessorin Ingrid Mühlhäuser spricht gar von einer »kollektiven Täuschung«

und einer »Angstmache durch Übertreibung mit großen Zahlen ohne Angabe von Bezugsgrößen« (Mühlhäuser 2009, S. 13).

Auch am Mammographie-Screening[16] scheiden sich die Geister. Aktuell findet eine erbitterte Kontroverse um die Vor- bzw. Nachteile dieses Verfahrens statt. Die Befürworter halten es für das intelligenteste und innovativste Verfahren, möglichst kleine, gut operable bösartige Tumore zu entdecken und damit die Chancen der Heilung zu erhöhen. Und öffentliche Bekenntnisse bekannter Frauen wie der Tennislegende Martina Navratilova oder der Sängerinnen Anastacia und Kylie Minogue, die mit 53, 29 und 37 Jahren an Brustkrebs erkrankten und deren Krankengeschichten es bis in die Nachrichten schafften, scheinen die Befürworter zu unterstützen. Ihre Botschaft: Brustkrebs ist eine reale Bedrohung für eine jede von uns. Wenn der Krebs früh entdeckt wird, ist er oft heilbar. Durch konsequente Früherkennung ist Brustkrebs vermeidbar. Doch stimmt das?

Nach einer repräsentativen Befragung von 2006 schätzten nur 0,9 Prozent der Frauen und 21 Prozent der GynäkologInnen den Nutzen der Mammographie realistisch ein, wohingegen die große Mehrheit diesen um ein Vielfaches überschätzt. Selbst Frauengesundheitsorganisationen vertreten verschiedene Positionen – ein Dilemma für alle Rat suchenden Frauen. Sie stehen in einem Spannungsfeld sich widersprechender Meinungen und Informationen. Das ist alles natürlich hochgradig verunsichernd.

Kritiker der Mammographie, zunehmend auch aus der US-amerikanischen Brustkrebsbewegung, der »National Breast Can-

---

16 Das Screening ist eine systematische Reihenuntersuchung von gesunden Frauen, die bisher unerkannte Brustkrebsfälle finden soll. Einige Länder, z. B. Holland haben seit Längerem ein Screening; andere, z. B. die Schweiz, haben sich dagegen entschieden. Seit mehreren Jahren laufen auch in Deutschland Modellprojekte, wie in Bremen, Wiesbaden und Weser-Ems. In Bremen sind im ersten Jahr nach Start des Modellprojektes (2002) die Brustkrebsdiagnosen um 52 Prozent gestiegen. Ab 2005 wurde es in Deutschland schrittweise für alle Frauen von 50–69 Jahren eingeführt. Die Frauen erhalten unaufgefordert alle zwei Jahre eine Einladung zur Mammographie. Eine ärztliche Untersuchung oder Beratung findet nicht statt.

cer Coalition« (NBCC), die seit vielen Jahren Vorreiter für ein flächendeckendes Mammographie-Screening waren, ziehen den Nutzen mehr und mehr in Zweifel. Die Diskussion über den Weg, wie die Mammographie eingesetzt werden soll, wird ebenso wie die über die negativen Auswirkungen des Screenings immer stärker geführt. Man habe »eine Art Gehirnwäsche betrieben«, indem man sagte, der beste Weg sei, die meisten Krebse (so früh wie möglich) zu finden, und das sei falsch, so jedenfalls H. Gilbert Welch vom Dartmouth Institute of Health Policy and Clinical Practice in Lebanon, New Hampshire. Der beste Weg sei, die »richtigen Krebserkrankungen« zu finden, und nichts anderes. Tumore, die gesundheitlich keine Probleme verursachen, werden auch als »Überdiagnose« verstanden. Verwiesen wird dabei auf eine neue Studie, dass dies auf jeden dritten Brustkrebs zuträfe. Die Brustkrebsexpertin Susan Love, die ein nach ihr benanntes Forschungszentrum zu Brustkrebs unterhält und das auch in deutscher Sprache erschienene »Brustbuch« geschrieben hat, macht deutlich: Die Mammographie sei gut, um langsam wachsende Tumore aufzuspüren, nicht so gut jedoch bei der aggressiven Form. Ein frühes Aufspüren dieser aggressiven Form aber verlängere lediglich die Leidens- und Behandlungsphase. Aufgabe der Medizin sei es nicht, jede Krebszelle »wegzublasen«, sondern herauszufinden, wie man die Krebsarten unterscheidet und welche Faktoren »schlafende« Krebszellen aufwecken. Die Mammographie sei keine Vermeidung von Brustkrebs. Die hierfür verwandten enormen Aufwendungen seien besser in die Ursachenforschung investiert, die zu 50 bis 70 Prozent in hormonimitierenden und giftigen Chemikalien sowie gesundheitsschädigenden Umweltfaktoren vermutet würden, aber auch in breite Aufklärungs- und Informationskampagnen sowie gezielte Anreizsysteme, um die Gesundheitspotenziale von Frauen zu aktivieren. Und diese ließen sich am besten fördern – und hierin sind sich erstaunlicherweise einmal alle ExpertInnen einig – indem die drei altbekannten Gesundheitssäulen gestärkt würden: Bewegung – Ernährung – Entspannung.

Nach der erst jüngst veröffentlichten und von der Deutschen Krebshilfe geförderten MARIE-Studie[17] ließen sich allein 30 Prozent aller Brustkrebsfälle nach den Wechseljahren durch den Verzicht auf die Hormontherapie und mehr Bewegung vermeiden. Damit bestätigt diese den weltweiten Trend des Rückgangs von Brustkrebserkrankungen von Frauen über Fünfzig nach Veröffentlichung der hormonkritischen Ergebnisse der Women's Health Initiative (WHI) im Jahr 2002 und des seither drastischen Rückgangs der Verordnungszahlen der Hormontherapie. Umso besorgniserregender empfinden wir, dass die gesundheitlichen Risiken dieser Therapie von bestimmten Kreisen weiterhin bagatellisiert, verschwiegen und ignoriert werden. Zwar gibt es seit September 2009 die S 3-Leitlinie zum Umgang mit der Hormontherapie, die Hormone nur bei starken Hitzewallungen und nur so kurz und niedrig dosiert wie möglich empfiehlt, doch verhinderte sie nicht, dass diese speziell Frauen über 70 und auch 80 nach wie vor verordnet bekommen. Diese Praxis widerspricht eklatant den aktuellen Leitlinien-Empfehlungen, die strikt vor einer Langzeitanwendung warnen.

Einige Frauenorganisationen prangern in jüngster Zeit massiv an, dass Gesellschaft, Politik und Medizin den Brustkrebs nach wie vor hauptsächlich als persönliches Schicksal ansehen und viel Geld in die Vorsorge (Mammographie-Screening), Behandlung und die Genforschung stecken, anstatt die wahren Ursachen zu erforschen und echte Primärprävention zu betreiben. Behandlung sei zwar wichtig, aber wichtiger sei es, die schädigenden und gefährlichen Substanzen aus der Welt zu schaffen. Heilen, so ihr Credo, sei zwar wichtig, doch Vermeiden ist besser!

---

17 Bei der von der Deutschen Krebshilfe geförderten MARIEplus-Studie handelt es sich um eine multizentrische, bevölkerungsbezogene Kohortenstudie, die der 2008 publizierten MARIE-Studie (Mammakarzinom-Risikofaktoren-Erhebung) folgt. Dafür wurden die Daten von 3464 Brustkrebspatientinnen mit denen von 6657 gesunden Frauen verglichen. Die Erhebung fand von 2002 bis 2005 in Hamburg und der Region Rhein-Neckar statt.

Was jedoch nicht heißen sollte, »Augen zu und durch« und darauf hoffen, dass es frau nicht erwischt. Es gibt eine ganze Reihe erwiesener Schutzfaktoren gegen Brustkrebs. Einer der wichtigsten ist körperliche Aktivität (Bewegung, Sport treiben). Der erwähnten MARIE-Studie nach reduzieren sogar körperlich eher inaktive Frauen noch dann ihr Brustkrebsrisiko, wenn sie erst in der zweiten Lebenshälfte beginnen, aktiv zu werden. Ein weiterer Schutzfaktor ist der Verzicht auf hormonhaltige Medikamente und ein bewusstes Leben (einkaufen, kochen, sich kleiden, bauen, wohnen etc.). Nur wenn wir um die Risiken wissen, können wir sie auch aus unserem Leben verbannen und unsere Konsequenzen ziehen. Angst indes ist in Gesundheitsfragen ein schlechter Ratgeber!

Und natürlich sollten Frauen, die diesbezüglich unsicher oder ängstlich sind, das Angebot des Mammographie-Screenings annehmen.

Dr. Sabine Hamm

»Ich sehe es überhaupt nicht ein, bloß weil ich die Fünfzig überschritten habe, ohne jeden Befund und ohne erkennbare individuelle Risiken alle zwei Jahre vorsichtshalber zum Mammographie-Screening zu gehen. Lieber laufe ich noch bewusster durch die Natur und freue mich meines Lebens. Mir sagt der alleinige Hinweis aufs Alter nichts. Ich empfinde ihn als Panikmache. Nur weil Frauen die Fünfzig überschritten haben, sind ihre Brüste noch längst keine tickenden Zeitbomben.«

Dr. Ursula Meiners

»Ich habe die ersten beiden Screeningtermine abgesagt, bis ich doch einmal hingegangen bin, einfach um die Erfahrung zu machen, ob diese Untersuchung denn nun »so schrecklich« sei und was ich meinen Patientinnen raten könne oder nicht. Rein technisch kann ich niemandem von dieser Untersuchung abraten: Die Atmosphäre war sachlich, aber freundlich, die Mitarbeiterin kompetent, die eigentliche Untersuchung ein Klacks. Das Warten auf das Ergebnis empfand ich als ein wenig nervig, blieb doch die bange Frage: Was tue ich, wenn ich tat-

> sächlich einen Brustkrebs haben sollte? Da ich um die Zusammen-
> hänge weiß (oder glaube zu wissen), war mir im Vorfeld bereits klar, bei
> einem entsprechenden Befund in meinem Leben etwas Entscheiden-
> des ändern zu müssen.«

Laut offizieller Zahlen der Kassenärztlichen Vereinigung Rheinland-Pfalz werden durch das Screening ca. ein Prozent mehr
Brustkrebserkrankungen entdeckt. Hier versprach man sich ein
deutlich besseres Ergebnis. Statistisch gesehen sind ein Prozent
eine irrelevante Größe und volkswirtschaftlich ein Desaster, auch
im Hinblick auf die vielen falsch positiven Befunde und die daraus
resultierenden überflüssigen Behandlungen, ganz zu schweigen
von den Ängsten und Sorgen seitens der Betroffenen und einem
möglichen Nocebo-Effekt, d. h. das Gegenteil eines Placebo-
Effekts: dem Einfluss negativer Gedanken und Emotionen auf das
Immunsystem und die Gesundheit.

Natürlich ist *jede* Frau und Mutter, die an Brustkrebs erkrankt,
eine zu viel, doch der tatsächliche Nutzen des Screenings ist eben
mager und kein Garant dafür, keinen Brustkrebs zu entwickeln.
Uns missfällt gewaltig, welch ein schlechtes Gewissen man all jenen Frauen macht, die nicht zum Screening gehen, und wie wenig
man sich mit den negativen Seiten des Screenings auseinandersetzt.

─ Dr. Ursula Meiners ─────────────────────

Nicht wenige meiner Patientinnen haben noch nicht einmal rea-
lisiert, dass dies eine freiwillige Entscheidung ist, dass man sich also
auch gegen das Screening entscheiden kann – ohne dadurch ihr
Brustkrebsrisiko zu erhöhen.
Es ist eine individuelle Entscheidung, die immer im Zusammenhang mit dem eigenen Risiko getroffen werden sollte. Die Devise
kann nur lauten: Mit Sachkenntnis selbst entscheiden.
Ich erzähle meinen Patientinnen von meinen eigenen Erfahrungen, sonst nichts. Ich selbst habe keine Angst, an Brustkrebs zu er-

kranken, und habe mich daher entschieden, nicht nach zwei Jahren nochmals zum Screening zu gehen, wenn kein triftiger Grund vorliegt, sondern – Beschwerdefreiheit vorausgesetzt – frühestens in zehn Jahren oder gar nicht.

Sehr wichtig dagegen ist die *regelmäßige Brustselbstuntersuchung.*

So wird's gemacht

Einmal monatlich, am besten mit der ausklingenden Periode vor einen Spiegel stellen und die Brust hinsichtlich Symmetrie, Einziehungen, Hautveränderungen und Sekretion aus der Brustwarze betrachten. Anschließend beide Arme hinter den Kopf heben und die gleiche Prozedur wiederholen. Dann im Liegen Abschnitt für Abschnitt (z. B. im Uhrzeigersinn) zwischen beiden Händen die Brust abtasten, die Lymphknoten in der Achselhöhle und oberhalb des Schlüsselbeins nicht vergessen. Alle verschieblichen Veränderungen betrachtet man als harmlos, alle Verhärtungen, besonders auch, wenn sie die Haut oder den Brustmuskel betreffen, gelten als suspekt. Jegliche blutige Flüssigkeit aus der Brustwarze sollte abgeklärt werden. Deshalb: im Zweifelsfall direkt zum Frauenarzt oder auch Hausarzt gehen. (Manche Frauenärzte bieten Brust-Abtast-Kurse an – sehr zu empfehlen.)

Ebenso bedeutsam ist es aber unserer Meinung nach – und wir berufen uns nochmals auf Ingrid Olbricht –, die Brust nicht als Feindin zu betrachten und zu behandeln, sondern als »Busenfreundin«. Das heißt auch, sich ihr nicht ängstlich zu nähern, als sei sie ein potenziell krebsanfälliges Organ, und ständig auf der Suche nach bösartigen Veränderungen zu sein, sondern sie liebe- und respektvoll zu behandeln, sie kennenzulernen: Wie sieht sie aus, wie fühlt sie sich an, wie reagiert sie? Erst dann werden wir auch spüren, wenn sich unsere Freundin und Vertraute doch verändern sollte, mitunter auch krankhafter Natur.

Liebe, Lust und Frust

Frust mit der Lust – Anspruch und Wirklichkeit

Falls Sie auch zu den (je nach Untersuchung) sechzig bis neunzig Prozent der verheirateten Frauen mittleren Alters gehören, die »Kuschelsex« und Zärtlichkeiten jedem wilden und leidenschaftlichen Kopulieren vorziehen, die »es« nur ihrem Partner zuliebe tun, die selten bis nie zum Orgasmus kommen oder ihn vortäuschen, entweder um den Liebsten nicht zu kränken oder aber, um das Prozedere abzukürzen, denen im Laufe der Ehejahre irgendwie und irgendwann die Lust und Leidenschaft am Geschlechtsverkehr abhandengekommen ist – dann lassen Sie sich nicht einreden oder, schlimmer noch, reden Sie sich nicht selbst ein, mit Ihnen stimme etwas nicht, Sie seien sexuell gestört oder frigide. Ihnen geht es nicht anders als vielen Frauen in Ihrem Alter. Sie gehören der Mehrheitsfraktion an, und das kann doch kein Zufall sein!

Unzufriedenheit im Bereich Sexualität und Erotik ist heutzutage die häufigste Ursache für Partnerschaftsprobleme, gefolgt von Schwierigkeiten im Gesprächsverhalten, wenn es um die Lösung von Konflikten geht. Das jedenfalls ist das Ergebnis einer Studie von Psychologen der Universität Göttingen von 2005, die von mehr als 50 000 Männern und Frauen im Alter von 20 bis 69 Jahren anonyme Auskünfte über ihre Zufriedenheit in 35 zentralen Bereichen der Partnerschaft über das Internet erhielten. 49 Prozent der Befragten berichteten von Problemen mit der Sexualität. Während zu Beginn einer Partnerschaft nahezu alle Männer wie Frauen Sex haben wollen, sind es nach sieben Jahren nur noch 20 Prozent der Frauen. Im persönlichen Gespräch berichten Frauen von einer mit zunehmender Ehedauer größeren Lustlosigkeit, mit dem Partner zu schlafen. Keiner weiß es genau, aber irgendwann und irgendwie nach dem Kinderkriegen und -großziehen, in der täglichen Tretmühle zwischen beruflichen und häuslichen Aktivitäten, zwischen Putzen, Kochen, Wäschewaschen und Kindergeschrei, schwindet ihnen die Lust auf Sex – die Ursache für viele handfeste Stresssituationen und Konflikte mit dem Partner. Bereits in den ersten zehn Jahren der Partnerschaft nimmt die sexuelle Zufriedenheit nach der genannten Studie der Uni Göttingen kontinuierlich ab und erholt sich dann nie wieder.

Verschiedene Untersuchungen, auf die wir im Folgenden eingehen werden, zeigen, dass die weibliche Libido[18] *erstens* mit dem Lebensalter, und hier besonders mit körperlichen Malaisen und dem Ausfall des Partners, *zweitens* mit der Beziehungsdauer sowie *drittens* unter einer häufig männlich dominierten Sexualität leidet. Vor allem die Fixierung auf den Geschlechtsverkehr und den vaginalen Orgasmus scheint Frauen über die Jahre den Spaß und die Lust am Sex zu verderben. Was das Unglück aber nahezu perfekt macht: Die wenigsten sprechen darüber, sondern leiden still vor sich hin und fühlen sich für dieses Dilemma auch noch verantwortlich.

Die Berliner Medizinpsychologin Beate Schultz-Zehden interviewte im Jahre 1998 insgesamt 521 verheiratete Frauen im Alter von 50 bis 70 Jahren zu ihrem Sexualverhalten und identifizierte sechs verschiedene Gruppen, drei mit einer sogenannten »positiven« und drei mit einer negativen, einer sogenannten »problematischen« Einstellung zur Sexualität. Die größte Gruppe innerhalb des positiven Clusters bezeichnete sie als die »zärtlichkeitsorientierten« Frauen, für die Zärtlichkeiten wichtiger als Sex sind. Dazu kommen die zwei deutlich kleineren Gruppen der »sexuell befreiten« Frauen (zweiter Frühling nach den Wechseljahren, besonders glückliche Partnerschaft) und der »sexuell emanzipierten« Frauen

---

18 Libido (lat. Begierde): Bezeichnung für die Energie des Sexualtriebs, die den Menschen veranlasst, aus den erogenen Zonen des Körpers Lust zu gewinnen.

(besonders hohe sexuelle Initiative und Aktivität). Diese drei positiven Gruppen zusammen bilden die Hälfte aller verheirateten Frauen. Die andere Hälfte der Frauen, so die Studie, zeige hingegen eine »problematische« Einstellung zur Sexualität. Hierzu rechnet sie die »sexuell Unbefriedigten« (die sich zwar mehr Sex wünschen, diesen jedoch in der Ehe eher negativ erfahren), die »sexuell Zurückgezogenen« (die froh über sexuelle Abstinenz sind) und die Frauen, die »sexuell das Interesse« verloren haben. Frauen der letzteren Gruppe klagten auch häufiger über klimakterische und menopausale Beschwerden, nehmen darüber hinaus mehr Medikamente und neigen dazu, ihre sexuellen Veränderungen auf ihren hormonellen Wandel zurückzuführen. Ihnen falle es im Allgemeinen auch schwerer, über Sex zu sprechen.

Drei Jahre später, 2001, befragten Beate Schultz-Zehden und ihr Team nochmals wesentlich mehr Frauen (insgesamt 1.721 Frauen) verschiedener Altersgruppen (18 bis 65 Jahre) zu ihren sexuellen Befindlichkeiten. Nach dieser Untersuchung spielt lediglich für ein Drittel aller Frauen Sexualität in ihrem Leben eine wichtige Rolle, für jüngere generell eine stärkere als für ältere. Ab dem 35. Lebensjahr artikulieren Frauen immer mehr Einschränkungen im Sexualleben. Während jüngere Frauen im Großen und Ganzen noch mehr Lust auf Sexualität verspürten und sich oft dabei auch wohler fühlten, verliere sowohl die subjektive Bedeutung wie auch die sexuelle Aktivität mit dem Alter an Wert. Die größte Bedeutung hat Sexualität für die Altersgruppe der 20- bis 30-Jährigen, von denen aber auch nur jede zweite Frau ihrer sexuellen Beziehung eine wichtige Rolle zuschreibt. Die anderen stufen ihr Sexualleben als »unbefriedigend« (über 20 Prozent) bzw. als nur »teilweise befriedigend« ein.

Neben dem Alter analysierten die Forscherinnen die Ergebnisse auch nach der Beziehungsdauer und stießen auf höchst spannende Zusammenhänge. Die bis dato angenommene altersbedingte Libidoabnahme war nämlich bei älteren, aber in jüngerer Partnerschaftsdauer lebenden Frauen nicht mehr nachweisbar. Frauen, die in einer jüngeren Beziehungsphase leben (Partnerschaftsdauer ein bis sieben Jahre), haben ein besseres sexuelles Wohlbefinden und mehr sexuelle Lust als Frauen in länger andauernden Partnerschaften, und zwar unabhängig vom konkreten Alter. Selbst betagte Frauen fühlen und verhalten sich wie Teenager, wenn ihnen die Liebe nochmals im reiferen Alter begegnet.

Doch noch nicht einmal in den ersten Jahren ihrer Ehe haben alle Paare Spaß an Sex, wie eine Studie der Medizinpsychologin Kirsten von Sydow von 1994 aufdeckte. Von den zum Zeitpunkt der Befragung 50 bis 91 Jahre alten Frauen bekundeten nur 11 Prozent, viel Freude an sexueller Aktivität zu haben, 36 Prozent dagegen erlebten mittleren Genuss, 37 Prozent geringen und 16 Prozent hatten überhaupt keinen Spaß. Als Spaß- und Genussräuber sahen die Frauen vor allem ihre von männlichen Wünschen dominierte und somit fremdbestimmte Sexualität.

Sex-Frust statt Lust – wie kann das sein? Und zudem noch ein Massenphänomen, das in stockkonservativen und patriarchalen Gesellschaften vielleicht als normal gelten mag, aber doch nicht in unserer modernen Gesellschaft, in der Frauen selbstbewusst und emanzipiert leben und alle moralisierenden Restriktionen und Konventionen gefallen sind? Warum – so fragen wir uns – schwindet ausgerechnet unter diesen Bedingungen derart vielen Frauen in der Mitte ihres Lebens die Lust auf Sex? Und warum befällt das nicht nur Frauen mittleren Alters wie ein Virus, sondern bevorzugt »verheiratete oder Geschlechtsverkehr habende« Frauen, wie neben Beate Schultz-Zehden auch Forscher des University College London unlängst herausfanden (die sogar 11 000 Erwachsene zwischen 16 und 44 Jahren befragten)? Was läuft hier falsch? Läuft hier vielleicht prinzipiell etwas falsch? Ist etwa die weibliche Spezies nur dann »brünstig«, wenn sie es auf Nachwuchs anlegt, wie manch einer schon vermutete?

Wie interpretiert die Wissenschaft diesen Befund?

Britische Forscher diagnostizieren folgende **Hauptprobleme**:

- »*Frauen haben nicht das Gefühl, die Kontrolle über ihre Entscheidungen im Leben zu haben*« (was immer sie damit auch konkret meinen)
- »*keine sicheren Verhütungsmethoden*«
- »*kleine Kinder im Haus*«
- »*die Unfähigkeit, mit dem Partner über Sex zu sprechen*«.

In der deutschsprachigen Literatur finden wir folgende **Erklärungen**:

→ Beziehungskonflikte unterschiedlichster Couleur
→ Doppelbelastung von Frauen
→ Mangel an Zeit und Zärtlichkeit
→ ungerechte Aufgabenverteilung im Haushalt und in der Kindererziehung
→ eheliche »Versandungs- und Verlandungstendenzen«
→ traditionelle Familienform »Ehe«, in der Alltag und Routinen die Lust allmählich versiegen lassen
→ sexuelle Kommunikationsprobleme
→ Routine-Sex: Monotonie und Langeweile
→ Schmerzen beim Koitus
→ Blasenprobleme
→ unterschiedliche Triebstrukturen
→ ein nach wie vor von Frauen stark verinnerlichtes »lustfeindliches« Schamgefühl

Vor allem auch die vielen kleinen uncharakteristischen »Zipperlein« vermiesen Männern wie Frauen mit zunehmendem Alter ihr Sexual- und Lustbefinden. Bei manchen befindet sich die Gemütslage im Dauertief, der Antrieb fehlt und Leistung und Konzentration lassen zu wünschen übrig, andere kämpfen mit Schlafstörungen, Hitzewallungen, Herzrasen, fühlen sich müde, matt und lustlos. Doch auch diverse und mit zunehmendem Alter häufig verordnete Medikamente stehen in Verdacht, die Libido zu be-

einträchtigen, wie z. B. Appetitzügler, blutdruck- und blutfett-
senkende Mittel, Psychopharmaka, Neuroleptika und die Pille.
Jenseits der Fünfzig nehmen sprunghaft aber auch ernsthaftere
gesundheitliche Probleme und chronische Erkrankungen zu. Geschlechtsverkehr wird entweder unmöglich (wie nicht selten nach
einer Prostataoperation) oder er bereitet, wenn die Knochen und
Glieder schmerzen, einem die Luft eng wird, das Herz stolpert
oder die Vagina schmerzt, keinen Spaß mehr. Zum Kummer vieler verändert sich auch die Figur. Fett setzt sich an unerwünschten Stellen fest, der Bauchumfang wächst, Haut und Gewebe werden schlaffer, die Kondition sinkt, und all das behindert nicht nur
das leichtfüßige Treppensteigen und die allgemeine Beweglichkeit,
sondern wirkt sich fraglos auch auf die körperliche und damit sexuelle Attraktivität und auch Aktivität aus.

   Beate Schultz-Zehden bringt noch einen weiteren Punkt ins
Spiel. Ihre Studienergebnisse zeigen: Frauen bevorzugen eine andere Form von körperlicher Nähe als Männer. Die übergroße
Mehrheit der befragten Frauen (zwei Drittel) wünschen oft bis
sehr oft intime Kontakte, »aber keine im engeren Sinn sexuellen
Aktivitäten«, wie die Autorin es vorsichtig formuliert. Interessant! Doch was heißt das konkret? Was geschieht, wenn das erotische Prickeln des »Honeymoon« nachlässt und die berühmten
»Schmetterlinge im Bauch« wegfliegen? Für uns lässt dieses Ergebnis nur eine Interpretation zu: Frauen wünschen und bevorzugen mehrheitlich andere Formen von körperlicher Nähe als den
traditionellen Geschlechtsverkehr.

Das bei weitem größte sexuelle Problem ist aber – nach der Berliner Frauenstudie zu urteilen – mangelnde Zärtlichkeit, besonders bei partnerlosen Frauen. Diese Gruppe wächst bekanntlich
linear mit zunehmendem Alter. Ab 70 Jahren leben die meisten
Frauen bereits allein. Aufhorchen lässt indes: Auch viele verheiratete Frauen vermissen Zärtlichkeit. Was für verwitwete und ge-
schiedene Frauen unabänderlich erscheint, womit sie sich arrangieren müssen, ist für verheiratete Frauen alles andere als normal.

Frauen suchen beim Sex vor allem Zuneigung, Zärtlichkeit, Sinnlichkeit, Nähe, Kuscheln, im Arm gehalten zu werden und Streicheln, Männer hingegen meist den »guten alten« Geschlechtsverkehr und einen zufriedenstellenden Orgasmus. Von Partnern jedoch, die ihren Frauen den Nacken kraulen, die Füße massieren, an ihnen herumkrabbeln und schmusen, träumen die meisten Frauen nur. Die Gleichsetzung von Sex mit Geschlechtsverkehr scheint ganz offensichtlich für die weibliche Libido ihr allmähliches Absterben zu bedeuten. Mit den Jahren entwickeln Frauen instinktiv Aversionen gegen diese für ihr Sexerleben auf Dauer unheilige Allianz. Oft weichen sie unbewusst den körperlichen Annäherungsversuchen ihres Partners aus und halten innere und äußere Distanz, ganz nach dem Motto: »Reiche ich ihm einen kleinen Finger, greift er die ganze Hand«. Nicht wenige Frauen verzichten sogar auf die begehrten Zärtlichkeiten, insofern sie diese immer nur zielgerichtet zum Sex führend erfahren.

Aber ist das, was Frauen wünschen, normal? Ist das noch Sex? Und was verstehen wir überhaupt unter Sex? Hier müssen wir den Bogen ein wenig weiter spannen.

Sex, was ist das?

Das »Wörterbuch Sexualität« definiert »Sexualität« als »Geschlechtlichkeit« und als eine »grundlegende Äußerung des Lebens«, die folgende drei Grundfunktionen erfüllt: 1. Fortpflanzung, 2. Beziehung und Kommunikation, 3. Lustgewinn und Befriedigung. Alle drei Aspekte werden heutzutage unabhängig voneinander gelebt und unterliegen einer steten (Aus)Formung durch Mechanismen wie soziale Kontrolle, Bewertung, Normierung und Identifikation. Am nachhaltigsten wird das sexuelle Verhalten durch die Werte, Normen, Beziehungen und das Verhalten der Herkunftsfamilien, der Freunde und des Partners bzw. der Partner geprägt, daneben aber auch durch die gesellschaftlichen, religiösen und rechtlichen Maßstäbe (Sexualmoral, Sexualstrafrecht) und die soziokulturellen und ökonomischen Zeitumstände.

Sexualität ist zwar jedem Lebewesen angeboren, aber gerade bei derart spezialisierten und sozial entwickelten Wesen wie dem Menschen ist sie hochgradig sozial geformt (immer mal wieder auch *de*formiert).

Wir erfahren, erlernen und entwickeln Sexualität in den sozialen Zusammenhängen, in denen wir leben und uns bewegen. Und wir erfahren auf diese Weise, je nachdem, völlig verschiedene Bewertungen unseres sexuellen Verhaltens. Sexualität kann Vieles sein: »erwünscht« oder »verpönt«, »erlaubt« oder »verboten«, »normal« oder »abweichend«, »gesund« oder »krank«. Allein in den letzten einhundert Jahren veränderte sich sowohl die Einstellung zur Sexualität als auch die Gesetzgebung zum Ehe- und Familienrecht gravierend. Noch bis in die 1970er Jahre dominierte eine absolut rigide, körperfeindliche öffentliche wie private Sexualmoral, die zudem mit geradezu beängstigenden Defiziten in der Sexualaufklärung einherging. Sex hatte nicht Spaß zu machen, sondern für Nachwuchs zu sorgen. Ein Moralkodex, der sich im Übrigen im Westen Deutschlands noch länger als im Osten hielt, wo Frauen noch um ihre gesetzliche Gleichberechtigung kämpfen mussten und auf die traditionelle Rolle als Hausfrau und Mutter festgelegt waren, als in der DDR schon längst die Pille verordnet wurde, es entsprechende Gesetze gab und Frauen einer beruflichen Arbeit nachgingen.

Im Westen wandelte sich die Einstellung zur Sexualität erst mit der »sexuellen Revolution« oder »Befreiung«, noch mehr mit der Freigabe der Pille und natürlich der gesetzlichen Gleichstellung von Frauen. Besonders heftig rebellierte die junge Generation gegen die alte und verstaubte Sex- und Körpermoral ihrer Eltern und herrschender Institutionen. Schon bald stand für sie außer Frage, dass Befriedigung und Lustgewinn und nicht wie bisher Fortpflanzung im Vordergrund stehen. Im öffentlichen wie individuellen Bewusstsein spielt infolge dieser Entwicklungen heute die dritte Funktion, der Lustgewinn, die wichtigste Rolle. Sex soll vor allem Spaß machen. Nur noch der Papst und andere konservative Spielverderber finden wenig Gefallen an dieser Entwicklung und kritisieren sie mit harschen Worten.

Sexualität ist auch ein Triebbedürfnis, das subjektiv als dranghaft (mitunter sogar zwanghaft) erlebt wird, woran letztlich jedoch noch niemand gestorben ist, falls es nicht befriedigt wird, anders als zum Beispiel bei Hunger, Durst oder Schlafmangel. Sie kann als eine lustvoll erlebte Aufhebung der Spannung erlebt werden, sie kann aber auch das genaue Gegenteil bewirken.

Wer sagt und zeigt uns eigentlich, wie Sexualität auszusehen hat, was erotisch und unerotisch, was richtig oder falsch ist? Sexualität sei uns zwar angeboren, aber ebenso ein Lernprozess, lassen uns Sexualwissenschaftler wissen. Was aber ist angeboren, und was (und von wem) lernen wir dazu? Zwar hören wir viel über die verschiedensten (darunter bizarrsten) sexuellen Spielarten, aber wenn wir uns für deren Ursachen interessieren, finden wir in der Fachliteratur dazu wenig Erhellendes. Erklärungen für hetero-, homo-, bi-, intersexuelle Veranlagungen, für masochistische, sadistische oder gar pädophile, zoophile Neigungen oder um Vorlieben für bestimmte Gegenstände oder Materialien (Fetische) gibt es zwar viele, aber bewiesen ist nichts.

Dabei scheint die Sache mit der Sexualität auf den ersten Blick keineswegs übermäßig komplex zu sein. Wer einen nahen Zugang zu Tieren hat, egal ob es sich nun um Hund, Rind, Schwein oder Huhn handelt, weiß in der Regel: So ganz anders sieht das alles nicht aus. Aber lässt sich das überhaupt miteinander vergleichen? Verhalten sich Menschen wie Tiere? Sind wir Menschen genauso triebgesteuert und genetisch programmiert?

Ganz offensichtlich nicht! Allein die Lust ist eine spezifische menschliche Qualität. Tiere folgen nicht einer Lust, sondern ihren biologischen Zyklen, weil ihr genetisches Programm der Arterhaltung sie so festlegt. Menschen können und dürfen dagegen Sex haben, so oft und so lange sie daran Spaß haben. Es gibt kein biologisches Programm, keine Arterhaltung und kaum noch gesellschaftliche Vorschriften, die sie daran hindern. Heute darf sich jeder nach seiner Fasson sexuell ausprobieren und ausleben. Dass dabei kein Gedanke an Nachwuchs verschwendet werden muss, macht zusätzlich frei, nimmt Ängste und entspannt – steigert andererseits, wie sexualwissenschaftliche Studien ausweisen, aber auch die sexuelle Verfügbarkeit für manche bis ins Belastende, mit der Folge von sexueller Überforderung, Langeweile und Abstumpfung.

Was diesen uns angeborenen Trieb demnach so einmalig, aber auch so problemhaft werden lässt, ist die Tatsache, dass wir soziale Wesen sind und eben nicht ausschließlich nach einem biologischen Programm funktionieren. Hier liegen u. E. auch die grundlegenden Ursachen dafür, warum die sexuellen Bedürfnis-, Begehrensstrukturen oder auch Neigungen so verschieden ausfallen. Nach dem Psychologen und Paartherapeuten Michael Mary bilden sich diese biografisch früh heraus und bleiben einem dann ein Leben lang ziemlich stabil erhalten. Damit geht er auf Konfrontationskurs zu vielen seiner Kollegen, die eher Paaren mit konkreten Empfehlungen helfen wollen, sich sexuell besser zu verständigen. Er grenzt sich damit aber auch von der biologistischen Fraktion ab, für die die Gene oder Hormone die ausschlaggebende Rolle in dieser Hinsicht spielen. Für Michael Mary hingegen steht außer Frage, wenn die »Chemie« nicht stimme, gelänge es weder Therapeuten noch einem selbst, diese wirklich zu verändern. Sexualität sei zwar sehr facettenreich, aber keineswegs beliebig zu verändern. »Nur deshalb, weil zwei Menschen eine Partnerschaft miteinander eingehen, müssen sie sexuell noch lange nicht zueinander passen; und das schon gar nicht auf Dauer. Nur weil sie ähnliche Lebensentwürfe verfolgen, muss sich ihre Sexualität dem nicht unbedingt anpassen.« (Mary 2002, S. 41) In seiner Beratungstätigkeit erfährt er, dass das sexuelle Begehren von Partnern häufig inkompatibel ist, auch das Gegenteil käme vor, aber selten. So basieren lange leidenschaftliche sexuelle Beziehungen seines Erachtens hauptsächlich auf dem Geheimnis kompatibler Begehrensstrukturen und weniger auf dem Beherrschen ausgefeilter sexueller Künste. Sie machen nichts besser oder richtiger als andere Paare, ihre sexuellen Neigungen passten einfach besser zusammen. Ob Mary mit seiner Theorie von den festgelegten Begehrensstrukturen oder eher seine Kollegen mit ihren lerntheoretischen oder biologischen Ansätzen richtig liegen, wissen wir nicht.

Was uns jedoch auffällt und in der Fachliteratur kaum beachtet wird: Die weiblichen Bedürfnis- bzw. Begehrensstrukturen oder auch Neigungen gehen oft in eine ziemlich andere Richtung als die männlichen. Und doch dreht sich in der einschlägigen Literatur, und nicht nur dort, fast alles ausnahmslos um die männlichen Wünsche und Sexualnormen; nur diese scheinen das wahre (normale) Sexualempfinden wiederzugeben. In dem Maße aber, wie diese auf die von Frauen übertragen werden, scheint eine gemeinsame auf Dauer befriedigende Sexualität zum Scheitern verurteilt.

Libidoverlust? Nein, danke!

Weit verbreitet ist es, sexuelle Lustlosigkeit in jeder Hinsicht negativ zu bewerten, Lust hingegen positiv. Wenn etwas in das Fadenkreuz behandlungswütiger Pharmazeuten, Mediziner und Psychotherapeuten gelangt, dann die Lustlosigkeit und nicht die Lust, obgleich nicht wenige Paare an einer übermäßigen Libido eines der Partner schier verzweifeln und leiden.

Sexuelle Lust und Unlust werden nicht als zwei gleichwertige Pole eines Kontinuums betrachtet, sondern erstere wird hochstilisiert und mit einem Heiligenschein versehen, letztere abgewertet und als ernst zu nehmende Gesundheitsstörung betrachtet. Nicht wenige machen sich deswegen fast verrückt, finden keine Lösung und begeben sich verzweifelt in ärztliche oder psychotherapeutische Behandlung. Niedergeschlagen wegen der eigenen Lustlosigkeit oder der des Partners, sehen sie ihre Liebe und Beziehung existenziell gefährdet und werden in diesem Empfinden noch von den meisten Fachleuten bestärkt: Ein Mann ohne Erektion sei

kein richtiger Kerl, eine Frau ohne Lust kein richtiges Weib. Der
Libidoverlust sei eine Gefahr für jede funktionierende Beziehung,
aber bei richtiger Behandlung durchaus in den Griff zu kriegen.

Das bekommen wir nicht nur von den meisten Sexualtherapeuten gesagt, sondern auch von den Medien. Wenn zum Beispiel
der schwergewichtige Fernsehpsychologe der ARD »Bloch« alias
Dieter Pfaff mit bedeutungsschwangerem Blick und suggestivem
Fragestil seine Klientin fragt, ob sie ihren Mann denn auch lieben
könne, wenn er mit ihr nicht mehr lustvoll schlafen würde, erfährt
ein Millionen-Fernsehpublikum, dass jede Liebe unweigerlich den
Bach runtergeht, wenn der Mann kein sexuelles Interesse mehr an
der Frau hat.

So verwundert es auch nicht, dass so viele Menschen dieser
These (und mehr als das ist sie nicht) auf den Leim gehen. Leider
ist sie aber ganz und gar nicht harmlos, sondern überaus gefährlich. Sie erzeugt sowohl einen enormen Erfolgs- und Leidensdruck, gespickt mit schlechtem Gewissen und tiefen Selbstzweifeln, aber auch eine mitunter übermächtig werdende Sehnsucht
nach den überall vermuteten, aber real selten zu bekommenden
sinnlichen Hochgefühlen, nach sexueller Erregung, nach Begehren und Verlangen, nach dem »sexuellen Kick«. Nicht wenige
denken, es entginge ihnen eine überaus entscheidende, beglü-
ckende und zufriedenstellende Dimension in ihrem Leben.

Wer deswegen den Frauenarzt, Urologen oder einen Sexualtherapeuten konsultiert, dem wird schnell eine sexuelle Störung
bescheinigt. Nur wenige Experten trotzen diesem Trend, wie z. B.
der Heidelberger Hochschullehrer und Sexualtherapeut Ulrich
Clement, der meint: »Lustlosigkeit und Lust« seien »gleichwer-
tig«. »Der Partner, der sich sexuell desinteressiert und lustlos
zeigt, hat genauso Recht wie der Partner, der auf sexuelle Aktivität drängt und sich subjektiv als ›normal‹ oder gesund sieht.«
Doch in unserer Zeit sei es nun einmal schick und normal, sexuell aktiv zu sein. Das sexuelle Spektrum sei aber nicht statisch, so
»wie ein Repertoire von Stücken, die man irgendwann alle spielen kann. Das ändert sich mit den Lebensphasen, Krisen und Be-

dürfnissen. In manchen Phasen will man manche Stücke einfach nicht spielen. Oder will überhaupt nicht. Ein größeres Spektrum ist nicht wertvoller als ein kleineres. Manche Paare haben irgendwann genug und möchten nichts mehr entwickeln.« (Mary 2002, S. 259ff.) Menschen und Paare können – man höre und staune – sogar glücklich sein, ohne sexuell aktiv zu sein. Eine Erfahrung, die häufig ältere Paare äußern. Oft verstehen sie sich besser als junge, haben sich aneinander gewöhnt, an die Stärken, Schwächen, auch Marotten des anderen, und alle ihre Konflikte ausgetragen. Wichtiger als Sex in Form von Geschlechtsverkehr werden für sie Kuscheln, körperliche Nähe und Zuwendungen, ebenso wie gegenseitiges Vertrauen und Unterstützung – eine für junge Leute gewiss langweilige Vorstellung, mit dem Alter jedoch eine verlässliche Basis für ein zufriedenes gemeinsames Älterwerden.

Eine ältere Freundin vertraute uns an: »*Die Liebe im Alter ist die wahre Liebe. Die schreckliche Sexualität, das Fremdgehen, die Eifersucht, die alles kaputt gemacht haben, sind endlich vorbei. Hand in Hand spazierengehen, was Schönes essen, zusammen Musik hören, fernsehen, im Bett aneinander kuscheln, das macht glücklich.*«

Gerade langjährige Paarbeziehungen gleiten in sexueller Hinsicht in ruhigere Gewässer, bleiben dabei aber oft sehr glücklich und zufrieden. Studien deuten darauf hin, dass nicht wenige Ehefrauen vom frühen zum mittleren Erwachsenenalter qualitative Verbesserungen im Sexualleben erfahren, auch wenn sie weniger sexuell aktiv sind als jüngere Frauen. Paare lernen also über die Zeit, besser miteinander umzugehen. »Viele Paare pendeln sich im Laufe der Jahre auf einen gemeinsamen Nenner ein. Weil sie freundlich und rücksichtsvoll miteinander sind, muten sie sich nichts zu, was dem anderen unangenehm oder fremd ist. [...] Der Preis dieser freundlichen Rücksichtnahme kann darin bestehen, dass sich Partner zurücknehmen, schonen und so Entwicklungsmöglichkeiten verschenken.« (Mary 2002, S. 264f.)

Für manch einen mag das der Anfang von sexueller Langeweile und Lustlosigkeit im Liebesleben sein. Aber längst nicht jeder will sich fortwährend sexuell entwickeln, sondern ist zufrieden mit dem Status Quo. Für viele ist dies durchaus in Ordnung, nur hören, lesen und sehen sie beständig sexuelle Bilder und Normen, die ihnen glauben machen, alle anderen seien sexuell aktiv und trieben verrückte Sachen im Bett.

Wer diesen »Normen« oder angeblichen »Normalitäten« hinterherläuft, sitzt bereits in der Falle. Er oder sie überfordert über kurz oder lang fast zwangsläufig die Partnerschaft und sich selbst. »Die schönste Sache der Welt hat sich zwar endlich aus der muffigen Ecke verschämter Moral befreit.« Und die Kehrseite: »Aus der Kür ist Pflicht geworden«, meinte die mittlerweile verstorbene Sexualwissenschaftlerin Ulrike Brandenburg (Olbrich 2002, S. 18). Die geltenden sexuellen Normen bereiten vielen Menschen Stress und lassen sie krank werden. Besonders den »Vergleichs- und Zählzwang« hält zum Beispiel Sexualaufklärer Oswalt Kolle für hochgradig »neurotisch«: Buchhalterisch würde die eigene Beziehung mit anderen verglichen bzw. die Häufigkeit der sexuellen Erlebnisse aus der frühen Zeit der eigenen Beziehung mit der nach zehn, zwanzig oder dreißig Ehejahren. Und wer nicht mindestens dreimal in der Woche Sex habe, müsse sich fragen, ob noch alles normal sei. Nicht kleinzukriegen sei auch das fortwährende Missverständnis zwischen Männern und Frauen, dass nur eine tolle Erektion und ein ekstatischer Orgasmus echte Erfüllung brächten, wohingegen andere Formen körperlichen Austauschs allerhöchstens als Vor- bzw. Nachspielaktivitäten akzeptabel seien. Doch spätestens in der Mitte des Lebens muss sich kein Mann mehr selbst oder seiner Frau beweisen, was für ein leidenschaftlicher Liebhaber er ist. Frauen wünschen sich in sexueller Hinsicht ruhigere Fahrwasser: Zärtlichkeit, Wärme, Hautkontakt, stillen Genuss – alles, was auch Männern gut tut.

Aber woher stammen diese Normen und Bilder, die auf Frauen und Männer solch einen enormen Leistungsdruck ausüben und so wenig ihr wirkliches Leben widerspiegeln?

Männer beziehen – darüber gibt es mittlerweile repräsentative Studien – ihre Anregungen und ihr Wissen vornehmlich aus Internet, Film und Fernsehen, produziert von einer kapitalkräftigen milliardenschweren Sex- und Pornoindustrie. Was sie hier zu sehen bekommen, ist einfach gestrickt: Je öfter, je länger der Koitus ausgeübt wird und je mehr Orgasmen er erzeugt, desto besser sei er. Eigentlich lachhaft und harmlos, wenn diese Annahme nicht eins zu eins auf das sexuelle Erleben von Frauen übertragen würde. Ein fundamentaler Irrtum, denn das Gegenteil ist der Fall: So wird den Frauen mit der Zeit ihre Lust geraubt. Das Perfide an dieser Geschichte ist jedoch, dass nicht die medialen Bilder, die Normen oder die gängige Sexualpraxis kritisch hinterfragt werden, sondern die abnehmende weibliche Lust.

Das ist nicht nur borniert, sondern auch ein sehr gutes Geschäft: Hormonbehandlungen für Frauen und Viagra für Männer sind zwei der umsatzstärksten pharmazeutischen Erzeugnisse der Gegenwart. Was Männer schon immer, Frauen erst neuerdings um den Schlaf bringt, impotent oder lustlos zu sein, erweist sich als Segen für die Pharmaindustrie, auch weil Sex zunehmend als »Kitt« oder gar Grundlage jeder Beziehung definiert wird. Zwar haben die wenigsten Sexualstörungen in der Paarbeziehung organische Ursachen, doch hält das offenbar niemanden ab, nach solchen intensiv zu suchen. Potenzpillen und Hormone versprechen zu helfen, und sei es auch nur, wie im Falle der kleinen blauen Pillen, um eine dauerhafte Erektion der Schwellkörper herbeizuführen (im Volksmund »Dauerlatte« genannt). Denn, so die stupide Annahme, seien die beteiligten Organe erst einmal stark durchblutet, ergebe sich der Rest wie von selbst.

Dabei könnte Sex wirklich einfach sein, wenn die Lustlosigkeit der Frau nicht als Krankheit definiert würde, sondern als Wunsch nach einer anderen Sexualität, die eben nicht »die direkte, zielbewusste, schwanzgerichtete Sexualität« ist, wie Oswalt Kolle es ausdrückt, sondern die »zärtliche zugewandte Erotik«.

Keine einzige seriöse klinische Studie fand je einen Zusammenhang zwischen den weiblichen Östrogenwerten und dem sexuellen Interesse von Frauen. Was aber niemanden davon abhält, danach weiter zu forschen. Für Susan Love kommt es immer wieder zu solchen Fehleinschätzungen aufgrund kleiner und methodisch fragwürdiger Studien. »Die meisten sexuellen Probleme wurden an klinischen Stichproben untersucht – an Frauen, die wegen eines gesundheitlichen Anliegens einen Arzt aufgesucht hatten, die also bereits unter Beschwerden irgendeiner Art litten.« (Love 2002, S. 104) Nur die vaginale Trockenheit habe etwas mit dem Östrogengehalt zu tun, nicht aber das Lustempfinden generell. Im Gegenteil: Manche Frauen fühlten sich sogar durch die Menopause entlastet und freier in der Sexualität. Der Wegfall der monatlichen Regelblutungen und der Menstruationshygiene, die Befreiung von Verhütungsproblemen und der Furcht vor unerwünschten Schwangerschaften können das Sexualleben ebenso beleben wie der Auszug der Kinder aus dem Elternhaus. »Diese Frauen haben mehr Zeit, genießen die Spontaneität in der Sexualität und müssen keine Rücksicht mehr auf ihre Kinder nehmen.« (Schultz-Zehden 2005, S. 4ff.) Doch voraussetzungslos sei dieses Glück nicht. Die Basis dafür bildeten eine glückliche Partnerschaft und nur wenige Sexualprobleme in der Vergangenheit. Nur wenn eine Frau in der Vergangenheit gelernt habe, ihr Sexualleben zufriedenstellend zu gestalten, werde sie diese mit größerer Wahrscheinlichkeit auch noch mit zunehmendem Alter genießen, schreibt Schultz–Zehden.

Natürlich gibt es daneben auch Frauen, die schon seit Längerem allein oder mit einem kranken, lustlosen oder sich anderweitig orientierenden Partner zusammenleben und sich daher verstärkt nach Sex sehnen. Manche genießen aber auch gerade ihren zweiten oder dritten Frühling mit einem neuen Partner und allen damit verbundenen Gefühlswallungen.

Alles ist möglich und alle Varianten bilden den Reichtum des Lebens. Nichts gibt es, was es nicht gibt, und das ist gut und in Ordnung so. Wenn die Rahmenbedingungen stimmen, bleiben Frauen bis ins hohe Alter sexuell genuss- und orgasmusfähig.

So erlebte zum Beispiel die Pariser Schriftstellerin und Journalistin Claire Goll ihren ersten Orgasmus als 76-jährige, in einer Romanze mit einem deutlich jüngeren Mann, obwohl sie zuvor langjährig und durchaus zufrieden verheiratet gewesen war. Ein schönes Beispiel ist auch Betty, die uns erzählte, wie sie gerade in den Wechseljahren die leidenschaftlichste und erotischste Beziehung ihres Lebens erlebte, nachdem sie als Jugendliche missbraucht wurde und auch in ihren Ehejahren keine glückliche sexuelle Beziehung führte – und nach der Scheidung eigentlich dachte, diese Phase ein für allemal abgeschlossen zu haben.

Das Thema »Lustlosigkeit« wird zunehmend von der Pharmaindustrie entdeckt. 2001 trat der Pharmariese Pfizer als Hauptsponsor des 15. Weltkongress der Sexologen in Paris auf. Es ist ein in Insiderkreisen wohlbekanntes Instrument, Kontakte zu Medizinern zu knüpfen und über bezahlte Referenten eigene pharmazeutische Interessen durchzusetzen. So ist es auch gängige Praxis, Krankheiten zu erfinden, indem man zum Beispiel altersbedingte normale gesundheitliche Probleme dramatisiert und Ängste schürt oder aber indem man einfach medizinische Grenzwerte neu definiert.

»Sprechen Sie mit Ihrem Arzt, wenn Sie Libido- und Erektionsprobleme haben. Er weiß, wie man sie erfolgreich behandelt. Machen Sie den ersten Schritt. Das ist die Liebe wert!« (Pharma-Slogan).

2004 wurde die Forschung für eine »Viagra-Pille« für Frauen mit der Begründung eingestellt, man wisse zu wenig über die Komplexität der weiblichen Erregung. Ein unglaubliches, bis dahin noch nie gehörtes Eingeständnis einer männlich dominierten Organisation. Welche Erkenntnis im 21. Jahrhundert! Die Frau – der fremde Planet und das geheimnisvolle Wesen!

Sexualität in der Gesellschaft

Sehr viel stärker, als manch einer glaubt, unterliegt das menschliche Sexualverhalten gesellschaftlichen Einflüssen. Historisch gesehen ist es erst einen Katzensprung her, dass patriarchale Institutionen und Regeln den häuslichen Koitus und das Verhältnis zur Sexualität definierten. Ein rigider Moral- und Verhaltenskodex verweigerte insbesondere Frauen jahrhundertelang jede freie Sexualitätsentfaltung. Per Gesetz und geltender Moral waren sie dem Mann untertan (auch im Bett, und zwar wortwörtlich), und männliche Institutionen gaben vor, wie sie sich sexuell zu verhalten und empfinden hatten. Spurten sie nicht oder waren sie nicht willig, durfte der Mann vom »Züchtigungsrecht« Gebrauch machen. Diese Diskriminierungen haben Frauen glücklicherweise hinter sich gelassen. Frau und Mann sind dem Gesetz nach gleichberechtigt, sexuelle Gewalt (Vergewaltigung) in der Ehe gilt als Straftatbestand und der Gewalttäter muss nun endlich auch die Wohnung räumen. Doch wie lange hat es gedauert, diese erst 1997 beschlossenen Gesetze zu verabschieden? (Nach wie vor gibt es erschreckend oft Gewalt in der Ehe oder in Beziehungen.)

Sexualität erfuhren Frauen früher als ziemlich freudlose und fremdbestimmte Angelegenheit. Frauen hatten ihrem Mann zu Willen zu sein, Kinder zu gebären und aufzuziehen sowie den Haushalt zu führen. Aufgrund mehrerer Schwangerschaften und vielfacher Mutterpflichten alterten sie früh.

Ihre sexuellen Biografien waren geprägt durch:
- Tabuisierung von Körperlichkeit
- unzureichende Aufklärung
- religiöse und moralische Einschränkungen
- sexuelle Dominanz des Mannes
- Gewalterfahrungen
- Doppelmoral
- geringer sexueller weiblicher Genuss

- traumatische sexuelle Erfahrungen
- ständige Gefahr unerwünschter Schwangerschaften
- Vielfachgeburten
- emotionale Defizite

Vorherrschend waren weibliche Ideale von Aufopferung und Unterordnung, verbunden mit Pflichten für Mann, Kinder und Haushalt – nicht nur im Dritten Reich, wo besonders fruchtbaren Müttern ein Orden verliehen wurde.

Im Mittelalter wurden Frauen auf dem Scheiterhaufen verbrannt, weil ihnen vor- oder nebeneheliche sexuelle Kontakte oder eine ausgeprägte Libido nachgesagt wurden. So lautete die beliebteste Frage im »Hexenhammer«, wie oft eine Frau Unzucht mit dem Teufel getrieben habe. 88 Prozent der verurteilten Ketzer waren Frauen. Die letzte Hexe wurde in Europa 1782 in der Schweiz und 1775 in Deutschland verbrannt; in afrikanischen Kulturen sterben noch heute Menschen wegen dieses religiösen Wahns. Männern dagegen wurden und werden sexuelle Erfahrungen sowohl vor der Heirat als auch außerhalb der Ehe schon immer stillschweigend zugestanden.

Historisch gesehen vollzog sich innerhalb kürzester Zeit auf sexuellem Gebiet ein gesellschaftlicher Umbruch, der alle bis dahin geltenden sozialen Werte und Normen infrage stellte und radikal veränderte. Der hierfür geprägte Begriff »sexuelle Revolution« umschreibt diesen radikalen Wandel und Umbau anschaulich. Was gerade noch sanktioniert und geächtet war, wie beispielsweise die sexuelle Aktivität vor und außerhalb der Ehe, ist heute alles andere als ein Skandal. Längst ist es keine Lebenskatastrophe mehr, als Frau ein uneheliches Kind zu bekommen, einen »Balg« oder »Bastard«, wie diese Kinder früher genannt wurden. Keine Frau geht deswegen mehr »ins Wasser« oder nimmt sich den »Strick«. Viele Wertmaßstäbe erfuhren eine radikale Änderung – nicht selten in ihr direktes Gegenteil. Tugenden, mit denen sich noch unsere Großmütter und Mütter schmückten, wie »keusch«,

»sittsam«, »brav«, »sanft«, »bescheiden«, »folgsam« oder »züchtig«, klingen in heutigen Ohren wie antiquierte Ladenhüter aus tiefster Vergangenheit. Stattdessen wollen junge Frauen heute »sexy«, »frech«, »frivol« und »lustvoll« sein.

Tabuisierte man noch bis vor Kurzem ein Leben unterhalb der Gürtellinie, fragen sich mittlerweile immer mehr Menschen genervt, ob es auch noch eines oberhalb davon gibt. Ebenso elementar veränderte sich auch die Bewertung der Rolle der Sexualität im Alter. Während sich früher Liebe, Erotik und Älterwerden ausschlossen, steht Sex im Alter nun für ein gemeinhin akzeptiertes Verhalten und wird sogar inzwischen erfolgreich verfilmt.

Die sexuelle Revolution beförderte aber auch eine schwunghafte Porno- und Sexindustrie. Der Umsatz der globalen Sexindustrie – so wird geschätzt – übersteigt den aller Militärausgaben der Welt zusammengenommen. Beinahe eine sympathische Vorstellung, wenn es nicht die Kehrseite der Medaille gäbe: (kommerzielle) Übersexualisierung der gesamten Umwelt, Sexismus (Degradierung der Frau als Sexsymbol), sexuelle Ausbeutung und sexuell frustrierte und unglückliche Frauen, Männer und Paare als Massenphänomen.

Männlich versus weiblich

Es gibt ein idealtypisches Bild, wie Sex auszusehen hat: wild, leidenschaftlich, triebhaft, ekstatisch und schlussendlich mit einem gemeinsamen Höhepunkt, dem orgastischen Finale, natürlich schön laut und exzessiv. Dieses Bild hat allerdings weniger mit der Realität zu tun, sondern mehr mit einem (männlichen) Wunschdenken, das heute aber vor allem ein Produkt einer durch und durch kommerzialisierten Sexindustrie ist. Es begegnet uns auf Schritt und Tritt, egal welche Illustrierte wir durchblättern, ob wir im Internet surfen, Filme anschauen oder Talkshows verfolgen – und stets so, als sei es kein Ideal, sondern das Normalste auf der Welt.

Nun hat aber die schönste Nebensache der Welt einen weiteren Haken, sozusagen einen »Geburtsfehler«: sie ist in erster Linie ein Konstrukt männlicher Phantasie und Prägung. Je intensiver wir uns mit diesen Fragen auseinandersetzen und die Fachliteratur hierzu auswerteten, umso klarer wurde es: Fast ausnahmslos dachten und schrieben Männer über die menschliche und damit auch die weibliche Sexualität.

Bereits das im 3. Jahrhundert verfasste Leitbuch der hinduistischen Liebeskunst, das »Kamasutra«, schrieb der Inder Mallanaga Vatsyayana, der sich auf vorangegangene Erfahrungen und Veröffentlichungen anderer »Experten« stützte: alle männlichen Geschlechts. Auch der Tantrismus, die buddhistische Variante der Liebeskunst, interpretierten und erläuterten später über Generationen fast ausnahmslos männliche »Meister«. Diese Tradition lässt sich bis in die Gegenwart weiter verfolgen, erinnern wir uns nur der wissenschaftlichen Arbeiten und Veröffentlichungen von Sigmund Freud oder Alfred Kinsey zur weiblichen Sexualität. Von den Kirchenmännern unseres Kulturkreises einmal ganz zu schweigen, die die weibliche Sexualität nur im Zusammenhang mit Gebärfähigkeit einerseits und Schuld und Sühne andererseits sahen und reglementierten. Sie alle und natürlich auch namhafte Mediziner (besonders Gynäkologen und Sexualtherapeuten) trugen zu einem männlich geprägten Bild weiblicher Sexualität bei. Erst kürzlich stellte der Gynäkologe Johannes Sievers, der in Hamburg die erste Spezialpraxis in Deutschland für körperliche Ursachen einer gestörten weiblichen Sexualität betreibt, fest: Der überwiegende Teil von weiblichen sexuellen Problemen hätte gar nichts mit organischen und funktionalen Problemen ihres Körpers zu tun, sondern weit öfter mit grundlegenden männlichen Verständnisdefiziten der weiblichen Sexualität gegenüber. Er bescheinigt Männern, schlecht informiert zu sein. Sie bezögen ihr Wissen entweder von ebenfalls schlecht informierten Freunden oder aus Pornofilmen.

Auch Oswalt Kolle hält die partnerbedingte Lustlosigkeit bei Frauen weniger für ein Ergebnis ihrer prinzipiell niedrigeren Li-

bido, sondern schreibt sie stattdessen dem Mann bzw. dem Partner zu, der nicht genug auf die Wünsche seiner Frau eingehe, weil
er diese nicht kenne und davon ausgehe, »seine Lust müsse automatisch auch die Lust der Frau wecken«.

Ist es nicht paradox? Auf der einen Seite die vielfach stark idealisierte
und überhöhte Darstellung von Sexualität als eines der elementarsten
und beglückendsten Grundbedürfnisse der menschlichen Spezies, auf
der anderen Seite die ernüchternde Realität mit Libidoverlust, sexuellen Frustrationen, hohen Scheidungs- und Fremdgehquoten, sexueller
Gewalt usw. Anstatt aber die Wertung und Bewertung von Sexualität aufgrund dieser Einsichten zu relativieren, wird die Realität
schöngeredet, sogar von solch differenzierten und aussagekräfti-
gen Studien wie der erwähnten Berliner Frauenstudie. Nicht etwa
die Hälfte der Frauen, so erfahren wir, sei mit ihrem Sexleben unzufrieden, nein, betont wird im Gegenteil: die Hälfte sei »zufrieden«. Nur Frauen mit einer starken Libido werden als »sexuell befreit« und »emanzipiert« bezeichnet. Die Feststellung, dass auch
die zufriedenen Frauen mehrheitlich Kuschelsex bevorzugen, erfährt die Leserschaft erst in einem verschämten Nachsatz. Dabei
weisen alle diese Studien unmissverständlich auf die erhebliche
Diskrepanz zwischen dem, was Frauen sexuell wünschen, und ihrem Erleben hin. Doch die wahre Ursache, ihre fremdbestimmte
Sexualität, wird diesbezüglich nur selten diskutiert.

In dieser Hinsicht drängt sich uns immer mehr die Frage auf,
ob wir eventuell – ähnlich der Freudschen Theorie vom »vaginalen« und damit »reifen« Orgasmus (siehe Kasten) – wieder einmal einem ideologischen Popanz aufsitzen? Und damit an einer
Theorie scheitern, an der sich schon ganze Frauen- und Männer-
generationen vergeblich abgearbeitet haben, inklusive aller denkbaren Schuldzuweisungen, psychosomatischer Folgeerkrankungen und Beziehungskonflikte?

Sigmund Freud, Stammvater der Psycho- und Sexualtherapie und Guru für Generationen von Psychiatern, Psychologen und Sexualwissenschaftlern, postulierte die zwei Arten des weiblichen Orgasmus, den vaginalen und klitorialen Orgasmus, befand jedoch, dass der vaginal erzeugte Orgasmus der einzige sei, der das Kriterium »reif« tragen dürfe, vor allem in Abgrenzung und Abwertung des klitoralen Orgasmus. Letzteren nahm er zwar schon wahr, was für seine Zeit ziemlich fortschrittlich war, erklärte ihn jedoch als »unreif«. Er nahm an, kleine Mädchen würden zuerst entdecken, dass der Orgasmus durch Stimulation der Klitoris erlangt werden kann. Auf dem Weg zur ›reifen Weiblichkeit‹ der erwachsenen Frau müssten Mädchen laut Freud jedoch lernen, den Fokus ihrer sexuellen Reaktionen von der Klitoris auf die Vagina zu übertragen und durch den Geschlechtsverkehr zum Orgasmus zu kommen. Frauen, denen dieser Transfer nicht gelingt, nannte Freud vaginal frigide und erklärte sie für psychisch unreif.

Möglicherweise finden Frauen (wie Männer) eine ausschließliche Genital- und Orgasmusfixierung blöd, ohne sich dies einzugestehen, denn eine davon abweichende Intimität schätzen die meisten sehr wohl. Wo aber begegnen wir in unserer Umwelt oder in den Medien solchen Bildern, die Sexualität mit Nähe, Zärtlichkeit, Sinnlichkeit und Berührung verbinden? Bestenfalls in kitschig-sentimentalen Liebesfilmen am Sonntagabend in den öffentlich-rechtlichen Programmen, sonst kaum. Aus Gesprächen mit Frauen wissen wir freilich, wie wichtig ihnen Zärtlichkeit und Gehaltenwerden in ihrer Intimbeziehung sind. Sie wollen entspannen, Zeit haben, genießen, zärtlichen Austausch und alles ohne Druck und ohne Ziel. Ohne Absicht und Ziel berührt zu werden, schätzen nebenbei bemerkt auch gestresste Männer sehr; es gilt aber traditionell als unmännlich und fristet deswegen im männlichen Denken noch ein Schattendasein.

Bis heute ist unser Denken über Sex bestimmt von schematischen Bildern und »vertrackten Mythen und Klischees, die uns leiten, dirigieren und uns ganz besonders dann im Genick sitzen, wenn es im Bett konkret zur Sache geht.« (Olbrich 2002)

Wir erwähnten es schon: Unser Sexualverhalten (und mit hoher Wahrscheinlichkeit auch das männliche, aber das ist wohl ein eigenes Buch wert) ist bedeutend individueller und komplexer als es oft beschrieben wird. Rührend hilflos wirken dann auch die Ratschläge von Sex-Experten, über die man nicht weiß, ob man eher lachen oder weinen soll, nach dem Motto »Versuchen Sie es doch mal mit reizvoller Unterwäsche oder einem scharfen Negligé«, mit »einem Hauch von Romantik«, mit Kerzen am Abend, Blumen, einem entspannten Abendessen oder einem charmanten Kompliment.

Nein, wir wollen uns nicht lustig machen über solche völlig unschädlichen Vorschläge, die jedes in Alltagsroutinen steckende Paar durchaus angenehm überraschen können. Mit ihnen jedoch den Libidoverlust in Langzeitbeziehungen wieder entfachen zu wollen, erscheint uns wie der klägliche Versuch, einen hübschen und liebenswerten Oldtimer auf eine hohe PS-Zahl zu trimmen. Anstatt die Erwartungen ihrer Hilfe suchenden und verunsicherten Klientel an den ehelichen Sex besser auf einen beidseitigen behaglichen Wohlfühl-Level zurückzuführen, wird ihnen doch allen Ernstes eingeredet, dass man/frau etwas gegen den Libidoverlust tun könne, oder – schlimmer noch – er wird als medizinische, psychische, organische oder funktionelle Störung thematisiert, die inakzeptabel sei und die man/frau behandeln lassen solle.

Vom Regen in die Traufe?

In der heutigen Gesellschaft hat sich Sexualität aus der Verbotsecke herausbewegt und gilt als natürlicher menschlicher Trieb, der uns angeboren ist, aber auch biografisch und kulturell geformt wird. So weit, so gut. Wir beobachten aber auch parallel dazu eine neue Entwicklung, die man »von einem Extrem in nächste« oder »vom Regen in die Traufe« nennen kann – und die wiederum vor allem uns Frauen berührt. Was Frauen noch bis vor Kurzem grundsätzlich verboten war, sich frei und ungehemmt von allen Konventionen sexuell auszuleben, dürfen bzw. sollen sie nun ein Leben lang tun?! Und wem das aus welchen Gründen auch immer zu viel wird, gefährdet gleich die Partnerschaft und nicht nur diese, sondern gleich auch noch seine Gesundheit. Unlust wird als ein ernsthaftes Problem gewertet, ein Problem, das jedoch – wie uns alle möglichen »Sexperten« zu verstehen geben – überhaupt nicht zu sein braucht: Entweder fehlten uns lediglich die Hormone (so die Medizinmänner) oder die richtigen Techniken (so die Tranta- oder anderen Sex-Spezialisten) oder die Partnerschaft habe ernsthafte Probleme (so die Psychofraktion).

Einmal abgesehen davon, dass es wohl niemandem schadet, sich mit verschiedenen Liebestechniken zu befassen oder auch die sexuelle Beziehung mit dem Partner von Zeit zu Zeit zu erörtern, würden wir gerne die überzogenen Erwartungen, wonach wir uns nur zu bemühen brauchen, damit es mit dem lebenslangen genussvollen Sex klappt, auf den Boden der Realität zurückholen.

Sexualität kann wie Fast-Food schwer im Magen liegen, wie ein lieblos schnell zusammengerührtes Mahl langweilig und fade schmecken, wie Gift abtöten oder wie ein köstliches Candle-Light-Dinner zu allerhöchsten Genüssen führen. So wie einem aber auch nicht jeden Tag Bratkartoffeln schmecken, nutzt sich ebenfalls das sexuelle Prozedere über kurz oder lang ab, kann aber nach einer gewissen Fastenzeit wieder alle Sinne betören. Wird Sex über Jahre hinweg als zu viel, zu wenig, zu öde, zu langweilig, zu einseitig, zu anspruchsvoll, zu sportlich, zu pervers erfahren, verflüchtigt sich das Lustempfinden, wohingegen das Bedürfnis nach Zärtlichkeit und Nähe zeitlos und schier unersättlich zu sein scheint.

Wir wissen, dass Menschen, die in ihrem Leben zu wenig Zärtlichkeit erhalten, emotionale Defizite entwickeln und selbige oftmals mit Sex versuchen auszugleichen, ohne je dabei eine echte menschliche Befriedigung zu finden. Verglichen jedoch zu primären Trieben wie Hunger, Durst, Schlaf, Wärmebedürfnis, die uns unabhängig von unserem Bewusstsein steuern und bei Nichtbefriedigung sicher in den Tod befördern, lässt sich Sexualität unterdrücken, verdrängen, beenden und ist, was leider stets vergessen wird zu sagen, weder fortwährend noch immerzu drängend und oft auch alles andere als lustvoll.

Vielfach verstehen Frauen selbst nicht, warum sie keine Lust mehr spüren, zumal wenn es einmal anders war und sie auch ansonsten keine Konflikte oder Probleme belasten. Notlügen, hin und wieder bemüht, schaden nur selten einer Beziehung; Gefühle jedoch auf Dauer zu unterdrücken und unangenehme intime Kontakte zuzulassen, »fressen Seele auf«, machen krank und bescheren den betroffenen Frauen nicht nur in den Wechseljahren eine breite Palette von höchst unangenehmen gesundheitlichen Beeinträchtigungen.

Und die Lügengeschichte geht weiter: Frauen, die nicht mit ihrem Partner über ihre sexuelle Gefühlslage reden, weil sie sich nicht trauen oder weil sie denken, *sie* hätten ein Problem (ein Frigiditäts- oder Hormonproblem), oder weil sie bei ihrem Partner auf Unverständnis stoßen, erhalten mit den allgemein anerkannten und auch ihren Männern nicht verborgen bleibenden Wechseljahresbeschwerden die Chance, sich geschickt aus der Affäre zu ziehen: Sex zu verweigern, weil frau es nicht gut geht.

Man mag einwenden: Diese Frauen spielen nur ihrem Mann etwas vor, sie gehen den Weg des geringsten Widerstands, was an und für sich nicht verwerflich ist. Aber: Sie belügen sich auch selbst. Sie verdrängen und verschieben dadurch Konflikte in tiefere Schichten ihres Körpers – mit allen denkbaren negativen gesundheitlichen Konsequenzen. In letzter Konsequenz entfremdet frau sich vom Partner, wenn frau nicht in der Lage ist, mit ihm darüber zu sprechen, dass frau den Sex möglicherweise als zu monoton, zu phantasielos, zu mechanisch, zu anstrengend, zu schnell etc. empfindet.

Dass eine lange und vertraute Partnerschaft über die Zeit auch eine ebensolche intime sexuelle Verständigungsbasis wachsen lässt, wird zwar häufig behauptet, ist mittlerweile durch verschiedene Studien als lebensfremde und zweckoptimistische Aussage widerlegt. Der bereits erwähnte Gynäkologe Johannes Sievers registrierte verdutzt, dass es viele Paare gibt, die noch nie über Sexualität geredet haben, und dass es vor allem den Männern schwerfiele. Wer das Reden über intime Fragen nie oder nur selten geübt hat, dem wird es später noch schwerer gelingen. Mann und Frau werden mit den Jahren ohnehin immer »sprachloser« und gewöhnen sich letztlich bis zu einem bestimmten Grad an diesen Zustand. Möglicherweise trägt hierzu auch die heute noch in einigen Köpfen kursierende Auffassung »Über Liebe redet man nicht, sie macht man« bei.

Partner fürchten, sich mit derartigen Diskussionen und Eingeständnissen gegenseitig zu verletzen und womöglich dadurch erst eine Lawine ins Rollen zu bringen, die sie überhaupt nicht beabsichtigen, weil sie doch ansonsten so harmonisch miteinander leben. Eine Befürchtung, die nicht ganz unberechtigt ist, denn in der Tat wird frau/man verletzt sein, wenn sie/er nach Jahren den Vorwurf hört, »verklemmt und prüde« zu sein (Frau) oder »sexsüchtig« (Mann). Partner werten sich ab, ein böses Wort ergibt das andere, und die einmal funktionierende Ehe wird scheinbar therapieresistent krank.

Der beste Ratgeber ist dabei einfach und noch dazu kostenlos zu haben: Sie sollten miteinander reden, einander zuhören und sich auf den anderen einlassen. Dennoch scheint genau das für viele schwer zu realisieren sein, zu tief sitzen die Komplexe, zu groß die Hemmungen und Ängste. So entfremden sich Männer weiter von ihren Frauen und Frauen von ihren Männern, und Experten suchen vergeblich nach funktionellen und organischen Störungen im weiblichen und manchmal auch männlichen Organismus, verordnen Hormone gegen den Libidoverlust, und wenn sie nicht darüber sterben, werden sie das auch noch in 100 Jahren erfolglos tun.

Dabei ist die Wahrheit gar nicht so schwer, man muss sie nur akzeptieren (wollen)!

Hat uns die sexuelle Freiheit weitergebracht?

Ja, möchte man als Frau spontan sagen. Für Frauen hat sich Vieles zum Positiven gewandelt, das steht außer Frage. Jedoch ist auch eine gehörige Portion Stress, Druck, Überforderung hinzugekommen und die sexuelle Entfremdung vom Partner bei vielen Paaren geblieben. Die alten Orientierungen, Werte, Normen und Regeln hat man auf den Müllhaufen der Geschichte geworfen, aber es ist schwer, neue zu finden. So blieb es bei der männlich geformten Sexualkultur, sie füllte das Vakuum, das in der heutigen Zeit zudem außerordentlich profitabel von Firmen kommerzialisiert wird.

Die österreichische Publizistin und Kunsthistorikerin Hilde Schmölzer schreibt, dass vor allem die Männer von der sexuellen Revolution profitierten, denn »Frauen hatten in einer vielhundertjährigen Unterdrückung gar nicht gelernt, damit umzugehen«. Sie registriert eine neue Entwicklung in Richtung Ausbeutung und »Benutzung« von Frauen. Frauen wurde unterstellt, sie »hätten gar nichts anderes im Sinn, als austauschbare Sex-Ware zu sein. Sie wurden dem Orgasmus-Zwang unterworfen, ihre eigenen Wünsche hingegen waren nach wie vor nicht gefragt. Sie hatten nie gelernt, diese zu artikulieren, weshalb sie sich aus Mangel an Alternativen meist willig dem männlichen Postulat unterwarfen und genauso sexy gaben, wie Männer dies wünschen.« (Schmölzer 1993, S. 443) Eine Situation, an der sich im Grunde bis heute wenig geändert hat. Der Begriff »Orgas-müssen« bringt dieses Problem ironisch auf den Punkt.

Der Psychologe und Paartherapeut Mary spricht noch einen anderen Aspekt an. Er meint, Partnerschaften »ächzen« heute unter dem Gewicht überzogener Ansprüche und schillernder Erwartungen, von denen sich die meisten gerade in Langzeitbeziehungen auf den Bereich der Sexualität beziehen. Da sie den selbst aufgestellten oder von Experten übernommenen, widersprüchlichen oder zu hochgesteckten Erwartungen nicht gerecht werden können, fragen sich Langzeitpartner früher oder später: »Was stimmt mit uns nicht?« oder »Was machen wir falsch?« Sie fühlen sich als Versager, entwickeln Schuldgefühle, suchen die Ursachen bei sich selbst oder dem Partner, statt auf den Gedanken zu kommen, einmal zu fragen: »Was stimmt mit unseren Idealen und Vorstellungen von Partnerschaft nicht?« Oder »Was ist faul an den Ratschlägen der Experten?« (Mary, S. 18f.) Vielfach sind Frauen wie Männer schlichtweg überfordert von den an sie gestellten Aufgaben, und nicht wenige scheitern an der Überlast der Erwartungen.

Das »Elend moderner Partnerschaften«, die zu hohen ideellen und sexuellen Ansprüche an Ehe und den Partner, ist ein relativ neuzeitliches Phänomen, wie einige Historiker und Sozialwissenschaftler bemerken. Waren früher junge Frauen geeicht, eine »gute Partie« zu machen, »unter die Haube zu kommen«, den Besitzstand nicht zu gefährden, zu halten oder zu vergrößern, die Gene des Erzeugers weiterzutragen und somit den strategischen Plänen ihrer Eltern und ihres Ehemannes zu folgen, wird heute vornehmlich der Liebe wegen geheiratet. Auch der Gedanke an Nachwuchs kann, bis die biologische Uhr einmal abgelaufen ist, zeitlich nach hinten verschoben werden. Diese großartige »Erfindung« der Neuzeit hat jedoch eine Kehrseite: Überfluss und Überdruss mit allen leidigen Folgen wie Libidoverlust, Leistungszwang, Versagensängsten.

Selbst die bereits im Großen und Ganzen recht gut informierten und aufgeklärten Frauen der 1940er, 1950er und 1960er Jahrgänge, die schon von der sexuellen Revolution, dem Feminismus und der Pille profitierten, die bereits sexuell experimentieren konnten, ohne dafür verurteilt zu werden, verfallen, wenn es sexuell zur Sache geht, immer noch und mehrheitlich in die passive, inaktive und traditionelle weibliche Geschlechterrolle: Sie lassen den Mann machen. Sie sind immer noch auf diese Rolle konditioniert, lassen Vieles geschehen, machen lustlos mit oder ziehen sich in ihr Schneckenhaus zurück.

Es ist paradox: Auf der einen Seite weiß frau weit mehr über Sexualität und Körperlichkeit als jede Generation vor ihr, auf der anderen Seite lebt sie jedoch relativ einträchtig mit besagten geschlechtsspezifischen Stereotypen, Konditionierungen, Klischees und Mythen, die sie am Finden und Genießen ihrer Sexualität behindern.

Und wer denkt, dieses Verhaltensmuster würde sich mit der jungen aufgeklärten Generation von selbst erledigen, irrt gewaltig. Aus der sexualpädagogischen Jungen- und Mädchenarbeit wissen wir, dass sich beim Sex dieses Muster auch bei der heranwachsenden Generation wiederholt. Mädchen artikulieren zu wenig ihre eigenen Bedürfnisse, überlassen ihren Freunden die Initiative, während diese mit ihrem Wissen aus der Pornowelt sich auf der alten Schiene bewegen, die fast zwangsläufig mittelfristig zum weiblichen Libidoverlust führt.

Junge Mädchen machen »es« oft nur deswegen, um ihren Freund »zu halten«, und nicht nur das: Sie lassen nicht selten alles mit sich machen, wie die Psychologin Karin Linnander aus ihrer Arbeit mit Mädchen weiß. Sorgenvoll beobachtet sie, wie junge Frauen oftmals viel weiter gehen als frühere Generationen, »Blowjobs als Pausenvergnügen«, »als ob es nichts wäre«. »Sie geben den Jungen sämtlichen Spielraum, was ihren Körper betrifft. Und sie denken, der macht das schon – dabei ist der ja genauso unerfahren«. Die Mädchen entfremden sich ihrem Körper und sind häufig voller Selbstzweifel und kritisch gegenüber ihrem Körper, sie verkrampfen und blockieren innerlich und spüren entweder überhaupt nichts oder Schmerzen. Diese Erfahrungen prägen Muster, nachdem das ganze spätere sexuelle Leben gestaltet wird. Psychologen nennen diesen Vorgang »Konditionierung«. Nach ihrem Eindruck befinden sich Frauen in einer »Phase der Regression«. Mit dem eigenen Körper selbstbestimmt umzugehen, für sich selbst einzustehen, den eigenen Bedürfnissen nachzukommen – davon sind zahllose Frauen Lichtjahre entfernt. Die wichtigste Voraussetzung dafür ist, zu den eigenen Gefühlen zu stehen. Zu sagen, was schön, angenehm und lustvoll ist und was nicht. Sich nichts dauerhaft aufzwängen lassen, nur weil der Partner es so will, was selbstredend neugieriges Experimentieren nicht ausschließen sollte. Doch auch bei aller Experimentierfreude sollte dem Forscherdrang Einhalt geboten werden, wenn es Gefühle verletzt oder unangenehm ist.

In der Kindererziehung sind wir unterdessen schlauer geworden. Durchgesetzt hat sich die Erkenntnis, dass wir unsere Kinder am besten vor körperlichem Missbrauch und sexuellen Übergriffen schützen, wenn wir sie zu selbstbewussten und selbstbestimmten Persönlichkeiten erziehen. Früh sollen sie lernen, laut und deutlich »nein« zu sagen, falls jemand etwas von ihnen will, was sie von sich aus nicht bereit sind zu geben. Und das fängt schon bei einem Kuss von Tante oder Onkel an, der vom Kind vielleicht nicht gewollt wird.

Aber sollte nicht das, was für Kinder gilt, auch für Heranwachsende und Erwachsene gelten? »Nein« zu sagen, Grenzen zu setzen in der Intimbeziehung, auch wenn dies mitunter schwerfällt und einem möglicherweise den Vorwurf der Prüderie einbringt, ist hundertmal besser, als gegen die eigenen Gefühle zu arbeiten. Früher hieß es noch, Kindern müsse der Wille gebrochen werden, sie sollen gehorchen. Dass diese Erziehung nur dazu beitrug, unsere Großväter und Väter patriotisch in die Schützengräben (und die Gräber) zu führen und unsere Großmütter und Mütter zu braven Soldatenproduzentinnen zu machen, die glückselig das goldene Mutterkreuz in Empfang nahmen, darüber gibt es mittlerweile aussagekräftige historische und psychoanalytische Abhandlungen.

Was wir Kindern heute wie selbstverständlich mit auf ihren Lebensweg geben, scheinen wir selbst im sexuellen Bereich nicht selten zu konterkarieren. Plötzlich sprechen und hören wir von absoluter Hingabe, von Ausgeliefertsein, von bedingungsloser Liebe, von hemmungsloser und selbstloser Bedürfnisbefriedigung. Bei so viel Pathos und unterwürfigem Getue erstaunt nicht, dass selbst junge und ansonsten selbstsicher wirkende Frauen aus lauter Unsicherheit und Unkenntnis im sexuellen Bereich zu devoten Betthäschen degenerieren, die den Jungen oder Männern die Initiative und Führung überlassen, womit diese ebenso heillos überfordert sind.

Wer sagt, Sexualität sei eine einfache Angelegenheit, wird spätestens jetzt seine Ansicht korrigieren müssen.

Weibliche Sexualität läuft oft entkoppelt vom Selbst ab. Der Körper ist woanders als das Gefühl. Häufig finden Frauen keine Befriedigung in der Art und Weise, wie der Sex praktiziert wird. Frauen »machen mit«, ohne dabei selbst die geringste innere Regung zu verspüren. Bei so viel Entfremdung und Schauspielkunst verwundert es nicht, wenn der Vorhang irgendwann fällt und nie wieder aufgeht, wenn sich Psyche und Körper dem entziehen, sich verkrampfen, blockieren und mit den verschiedensten Symptomen reagieren. Ein klassisches Eigentor, würde der Sportsmann spotten. Je länger eine Frau solch eine Rolle spielt, desto mehr beschädigt sie die eigene sexuelle Identitäts- und Gefühlsentwicklung. Und natürlich bleibt jahrelanges Theaterspielen selbst dem ahnungslosesten Partner nicht verborgen. Nicht ungefährlich für die Beziehung, denn die Männer haben mitunter keinen blassen Schimmer vom tatsächlichen Grad der Entfremdung. Woher auch, wenn es ihnen niemand sagt?

> Gaby: »Manchmal hab ich mitgemacht, damit er schneller fertig wird, manchmal hab' ich's auch nur erduldet, dabei an den Alltag gedacht, an Probleme, wenn es welche gab.«

Sexistische, erotische und pornografische Botschaften

Willi Forsters erster Nachkriegsfilm »Die Sünderin« löste noch in den 1950er Jahren wütende Proteststürme aus. Regisseur wie Hauptdarstellerin Hildegard Knef, die sich wie die Venus von Milo wenige Sekunden in einer Hängematte nackt rekelte, beschimpfte man, das Frauenbild »geschändet« zu haben. Bis in die 1970er Jahre galten selbst harmlose Nacktfotos als jugendgefährdend und obszön und wurden auf den Verbotsindex gesetzt. Doch bereits Ende der 1960er Jahre kam die Bundesprüfstelle für jugendgefährdende Literatur schon nicht mehr ihrem

Auftrag nach. Immer mehr Illustrierte veröffentlichten Fotos von nackten und »Oben ohne«-Frauen. Mit der Freigabe der Pornografie im Jahr 1975 im westlichen Teil Deutschlands brachen dann alle Dämme. Seither eroberten Beate Uhse-Läden den deutschen Markt, schossen Sex- und Peepshows, Sexkinos und -shops wie Pilze nach einem warmen Regen aus dem Boden; kein Kiosk, der noch auf Sexjournale verzichten könnte. Inzwischen hat die Pornografie die gesamten Medien erfasst, wie Ende der 1990er Jahre das parteiübergreifende Bonner Frauenbündnis um Rita Süßmund und Alice Schwarzer feststellte, und auch den ostdeutschen Markt erobert.

Immerhin besuchen nach einer Emnid-Untersuchung aus dem Jahr 2002 ein Drittel aller Deutschen regelmäßig Sex- und Erotiksites im Internet. Die intensivsten und regelmäßigsten Nutzer sind Männer. Pornos bedienen vornehmlich männliche Sexualphantasien und verfestigen Klischees und Geschlechtsrollenstereotype. Inhaltsanalysen pornografischer Streifen belegen, dass der genitale Koitus in verschiedenen Stellungen (auch Analverkehr) inklusive Vorspiel (in aller Regel Fellatio, d.h. Stimulation des Penis mit Lippen und Zunge, und Cunnilingus, d.h. Stimulation der weiblichen Geschlechtsorgane mit Zunge und Lippen) das dominante Motiv darstellt. Außerdem transportieren sie Klischees: Der Sex braucht keinen Anlass, er macht allen Beteiligten immer und überall Spaß, findet meist zwischen unbekannten oder flüchtig miteinander bekannten Personen und häufig in Anwesenheit dritter und weiterer Personen (Gruppensex) statt, und Frauen sind immer willig und genießen den Sex. Häufiger Pornografiekonsum führt nachgewiesenermaßen zu Gewöhnungs- und Abstumpfungseffekten sowie zu einem stärkeren Interesse an ausgefalleneren Darbietungen, aber auch zu einer Fehlinterpretation und Überbewertung von eher seltenen Sexpraktiken, in der Konsequenz zu frauenfeindlichen Einstellungen und zu einem sexuellen Leistungsdruck für beide Geschlechter. Die so produzierten Vor- und Leitbilder dienen als Vorlage für das Geschehen im ehelichen Bett. Verweigern Frauen sich diesen Bildern und Phantasien, sehen sie sich schnell mit dem Vorwurf konfrontiert, langweilig, bieder, verklemmt, prüde, spießig, frigide oder einfach Spielverderberinnen zu sein. Doch auch Männer setzen sich dadurch unter Leistungsdruck, weil sie sich mit Sexathleten und Promiskuitiven (sog.»HWG-Personen«, d. h. Menschen mit häufig wechselnden Geschlechtspartnern) vergleichen. Das Problem wird noch dadurch verschärft, dass sich in diesen pornografischen Filmen nicht nur der ganze patriarchalische Müll vergangener Generationen versteckt, sondern in den Hardcore-Versionen zunehmend auch die vereinten Scheußlichkeiten perverser Sexpraktiken einiger weniger Menschen, die weder mit männlichen und schon gar nicht mit weiblichen sexuellen Gefühlen und Bedürfnissen irgendetwas zu tun haben.

Aber nicht nur in privaten und »halbseidenen« Nischen erleben wir eine wahre Flut von sinnlich-erotischen Bildern und Botschaften, sondern auch im öffentlichen Raum. Körperlichkeit und Sexappeal sind ›in‹. Die Mode-, Film- und Musikbranche setzt voll auf körperliche Reize und erotische Anspielungen: Stars und Sternchen der Film- und Musikbranche fallen vor allem durch sexuelle Botschaften und Provokationen auf und begründen auf diese Weise durchaus nicht selten ihre Karriere. Es ist eine laszive und hedonistische Szenerie, die bombige Geschäfte, Profite und Karrieren einfährt, die unser aller Umwelt zunehmend durchdringt und vereinnahmt und an die wir uns nicht selten gewöhnt haben. Nabelfreie T-Shirts, Spaghettiträger, kurze und über die Hufte rutschende Röcke und Hosen, Genitalpiercing und Intimfrisur signalisieren, sexy und frivol zu sein. Was früher eindeutig unanständige und unmissverständliche Einladungen an die Männerwelt waren, ist heute allenfalls Ausdruck eines lockeren Umgangs mit der eigenen Körperlichkeit.

Doch der schöne Schein trügt eben: So selbstbewusst, wie die (zumeist junge) Damenwelt äußerlich auftritt, ist sie nicht. Das neue körperliche Selbstbewusstsein ist oft nur aufgesetzt, befindet die Aachener Psychotherapeutin Ulrike Brandenburg. Sie sieht einen Widerspruch zwischen dem Äußerem und dem sexu-

ellen Schamgefühl der jungen Frauen. Die Beziehung der Frauen
»zum eigenen genitalen Körper, zur Scheide, zu den Schamlippen,
zu den eigenen sexuellen Reaktionen« sei nämlich »von Unsicherheit, von Unkenntnis und von Tabu sehr viel mehr gekennzeichnet als von Sicherheit, von Respekt und Stolz«. Außerdem sei ihre
»sexuelle Welt« nach wie vor an »alte und starre Normen« (und
die neuen sexuellen Leistungsnormen, möchten wir hinzufügen)
gefesselt, die sie »weg von ihrer sexuellen Potenz definieren«.
(zitiert nach Harrmann 2005, S. 10) Ulrike Brandenburg erfuhr
in ihrer Praxis viele junge wie ältere Frauen als sexuell fremd-
bestimmt, überfordert, voller Schamgefühle und unzufrieden mit
ihrem Sexleben.

Die öffentlichen Sex-Botschaften gleichen einander verblüffend:
Alle haben ständig Lust, sind geil und denken den ganzen Tag an
nichts anderes – ein seltsamer und paradoxer Widerspruch zur
Realität. Sie verbreiten ein verdrehtes und verlogenes Bild von
weiblicher Sexualität. Das Verrückte ist nur: Je öfter solche Bilder konsumiert werden, umso stärker glaubt der Konsument an
den Wahrheitsgehalt oder die Richtigkeit des Gesehenen und Ge-
hörten. Und nicht nur das: Medienforscher machen darauf aufmerksam, dass für Vielseher der Kick, die Spannung, auch die
sexistischen, gewalttätigen und perversen Sequenzen, zunehmen
müssen, damit sie noch die gleiche Menge Adrenalin ausstoßen
und die gewohnte Erregung verspüren. Man(n) gewöhnt sich
daran, und wie bei einer Sucht braucht es eine immer stärkere und
härtere Dröhnung. Aus der psychologischen Kriegsführung oder
(weniger heftig) der Marketingforschung und der Produktwer-
bung weiß man um die Macht von Bildern und Worten, die, auch
wenn sie falsch sind, nur häufig genug wiederholt werden müssen,
um subtil ins Bewusstsein einzudringen und so das Denken und
Handeln zu manipulieren.

Nirgendwo besser lässt sich das zutiefst verlogene weibliche
Sexual-Image studieren als im »ältesten Gewerbe der Welt«. Hier

gaukeln Prostituierte ihren Kunden für Geld eine Scheinwelt vor und verschaffen ihm die sexuelle Befriedigung, die er gekauft hat. Dafür setzen sie sich sogar über Sexualtabus hinweg, gehen auf »perverse« Wünsche ein, die Männer zu Hause nicht erfüllt bekommen. Der käufliche Sex gibt dem Mann ein Ventil für eine völlig unverbindliche Lust- bzw. Triebbefriedigung. Aber mit welchen Konsequenzen für seine normale erotische Welt, für die der (Ehe-)Frau oder der Freundin und auch für die eigene (männliche) Beziehungsfähigkeit? Entlastet sie die Beziehung vor zu hohen Erwartungen, wie Frauen gerne suggeriert wird, oder produziert sie eher Missverständnisse, Enttäuschungen, Demütigungen, Frustrationen und Stress? Wie viele Männer sich derart manipulieren lassen, wissen wir nicht. Durch die Presse kursierte kürzlich die Zahl von täglich rund 1,2 Millionen Freiern, die in Deutschland Kontakt zu Prostituierten suchen. Die meisten von ihnen werden verheiratet oder in festen Beziehungen sein. Welche Auswirkung hat das für das Intimleben, für die Beziehung? Wie ist das für Frauen, die damit leben: Frustrierend, bedrückend, ängstigend oder erleichternd? Hierüber weiß man nichts.

Gibt es einen Ausweg aus diesem Dilemma?

Für uns und im Wissen darum, wie schwierig es ist, sich gegen diese Übermacht der Sexbilder, -botschaften und -ideologien zu wehren und abzugrenzen, aber auch in dem Wissen, dass es trotz alledem viele Paare mit den Jahren schaffen, eine glückliche und zufriedene Partnerschaft zu leben, kann der Ausweg aus diesem Dilemma nur darin bestehen, mit dem Partner »Klartext« zu reden. Das klingt einfach, ist es aber für viele ganz und gar nicht. Dennoch – wenn Sie sich hier und ihre Beziehung wiedererkennen – warten Sie damit nicht bis zum »Sankt Nimmerleinstag«. Es wird nicht besser, weder für Sie noch für Ihren Partner und schon gar nicht für Ihre Partnerschaft. Erwarten Sie am Anfang nicht zu viel. Emotionale und sexuelle Verhärtungen und Verkrustungen vieler Jahre, die wie Wackersteine ihre Beziehung belasten, lassen sich nur mit Geduld, Einsichten, auch Selbstbewusstsein allmählich lockern. Am schwierigsten ist der erste Schritt, alle weiteren gehen dann zumeist schon einfacher. Machen Sie sich sachkundig und geben Sie Ihre Informationen und Ihr Wissen an Ihren Partner weiter. Reden Sie mit ihm über Ihre und seine Gefühlslage. Und lassen Sie sich um Gottes Willen nicht den Schwarzen Peter zustecken und in die Enge treiben, nur weil einige Leute (darunter leider auch viele Sexualtherapeuten) meinen, die inflationäre und ominöse Lustlosigkeit von Frauen sei ein individuelles Problem von uns Frauen. Das eben ist es nicht, wie wir in diesem Kapitel hoffentlich überzeugend darlegen konnten. Nicht die Mehrzahl der Frauen ist krank, sondern wenn hier etwas krank ist, dann die dominanten Bilder, Ideologien und Praktiken von Sex, die so wenig mit dem zu tun haben, was so viele Frauen mögen. Dass gerade ihnen die Lust mit den Ehejahren oder den Jahren ihrer sexuellen Aktivität abhandenkommt – uns wundert es unterdessen nicht mehr.

Also Vorsicht: Medizin und Pharmaindustrie haben erst jüngst ein neues klinisches Krankheitsbild namens »Hypoactive sexual disorder« erfunden, die weibliche Lustlosigkeit, die ernster Natur und unbedingt behandlungsbedürftig sei.

Natürlich heißt das nicht, bei Beschwerden und Schmerzen nicht zum Arzt zu gehen. Lustlosigkeit kann organische Ursachen haben, die ärztlicherseits abgeklärt werden sollten, speziell wenn Schmerzen u. a. Beschwerden auftreten. Meist lassen sich jedoch keine organischen Ursachen feststellen. Einerseits können Sie dafür dankbar sein, dass sich ihr sexueller Dauerstress bislang nicht organisch, sondern lediglich psychisch – in Form sexueller Lustlosigkeit – manifestiert hat, selbst wenn Ihnen dadurch einfache Ausreden (»Schatz, ich habe Migräne, Schmerzen etc.«) abhandenkommen. Andererseits sollten Sie sich eingestehen, dass der Status quo Ihnen und Ihrer Beziehung schadet. Egal wie Sie es drehen und wenden: Sie müssen den gordischen Knoten durchschlagen = Suchen Sie das Gespräch!

Der US-Psychologe und Bestsellerautor John Gottman sowie seine Kollegen James Murray und Kristin Swanson von der Oxford University und der Washington University glauben die Glücksformel für langjährige erfolgreiche Partnerschaften gefunden zu haben. Ihr Geheimnis sehen sie nicht im Sex, sondern im Kommunikationsstil. Humor, Respekt, ein offenes Ohr und eine aufgeschlossene Miene für den Partner garantierten mit 94-prozentiger Trefferquote eine stabile Beziehung. Welches Paar es schaffe, auch beim Streit ums Geld oder über die Schwiegermutter noch zu lachen, statt die Augen zu verdrehen, habe die besten Chancen, gemeinsam alt zu werden. Ihre Formel stützt sich auf eine 14-jährige Untersuchung mit über 700 Paaren. Missachtung und Verachtung für den Partner sind die sichersten Zeichen für den Weg eines Paares zum Scheidungsrichter. »Liebestöter« seien ebenfalls abfällige Bemerkungen, Ärger und eine feindselige Haltung. Dagegen hätten Ehen, in denen harmlose Neckereien, aber auch Körperkontakt an der Tagesordnung sowie gegenseitiger Respekt spürbar seien, wenig zu befürchten. Und dennoch:

Entdecken Sie Zärtlichkeit neu …
… und nehmen Sie Ihren Partner mit auf diese Reise

Eine kleine Anregung erotischer Art aus dem Tantra:

Stunden voller Zärtlichkeit – Erotik ohne Sex

Machen Sie die Übungen in der angegebenen Reihenfolge und pro Tag jeweils nur eine. Während des Übungszeitraums von fünf Tagen dürfen Sie nicht miteinander schlafen! Sonst müssen Sie nämlich wieder von vorn anfangen.

Erster Tag: Gehen Sie zusammen aus, unternehmen Sie etwas, was Ihnen beiden Spaß macht und besprechen Sie in aller Ruhe, wie Sie sich in den nächsten Tagen gemeinsam verwöhnen wollen. Hier einige Ideen, die Sie natürlich je nach Vorlieben variieren und verändern können.

Zweiter Tag: Nehmen Sie mit dem Partner zusammen in aller Ruhe ein heißes Bad oder eine heiße Dusche. Seifen Sie einander genussvoll ein, trocknen Sie sich gegenseitig ab, kämmen Sie einander die Haare und cremen Sie sich danach gegenseitig zärtlich mit einer Lotion oder einem Hautöl ein.

Dritter Tag: Massieren Sie Ihren Partner mit Ausdauer und Gefühl. Fangen Sie bei den Zehen an, gehen Sie bis zu den Knien und den Innen- und Außenseiten der Beinregion. Dann die Hände, Arme (auch wieder Innen- und Außenseite) und Schultern, zuletzt den Rücken und Nacken. Sonst nichts!

Vierter Tag: Lassen Sie sich heute von Ihrem Partner mit Ausdauer und Gefühl massieren (wie 3. Tag). Sonst nichts!!

Fünfter Tag: Jetzt dürfen Sie sich gegenseitig überall streicheln, mindestens eine Stunde lang. Aber wirklich nur streicheln, nicht mehr. Und reden Sie dabei über Ihre Gefühle, was ist angenehm, was weniger, …?

Sie haben Ihr Ziel erreicht und möchten nun wissen, wie es weitergeht?

Falls es Ihnen gefallen hat, fangen Sie doch einfach von vorne an! ☺

Was kann frau tun?

Vertrauen in die Weisheit der Natur

Es gibt viele Dinge, die frau tun kann, um sich den Übergang in die »neue Welt« – oder sollten wir besser sagen: zu einem »neuen Weltbild« – zu erleichtern. An erster Stelle steht für uns die Aussage: Frauen vertraut Eurer biologischen Natur! Sie ist groß- und einzigartig und ein Ergebnis jahrtausendealter Selektion und Ausformung. Das Modell Mensch/Frau hat aller Unbill der Natur und den widrigsten gesellschaftlichen Umständen getrotzt und überlebt. Das Klimakterium kann schon deswegen kein Fehler der Natur sein, der medizinisch behandelt und hormonell wegtherapiert werden müsste, sondern es ist ein sinnvolles Geschehen. Es ist längst überfällig, dass wir Frauen uns wieder auf unsere Stärken besinnen und diese auch leben, anstatt uns ängstigen zu lassen und damit manipulierbar zu werden.

Dass der liebe Gott vielleicht nicht seinen besten Tag gehabt hat, als er den Menschen erschuf, glauben wir alle schon einmal schmerzlich erfahren zu haben. Zum einen ist der Mensch eher ein filigranes Gebilde, dessen Wirkungsweise wir noch lange nicht bis ins letzte Detail kennen, zum anderen gelangt wohl jeder in seinem Leben mal an einen Abgrund, der einen an der Perfektion des menschlichen Körpers zweifeln lässt. Wir sollten uns aber des Wertes unseres Körpers bewusst sein; er ist weit mehr als ein Ersatzteillager oder Übungsplatz für Ärzte, Heilpraktiker, die Pharmaindustrie oder esoterische Wunderheiler. Unser Körper unterliegt dynamischen und komplexen Prozessen, jede Sekunde unseres Lebens ist es wert, gelebt zu werden – ohne beständig hineinzupfuschen.

Das wiederum setzt aber voraus, seine Logik und Weisheit zu begreifen. Wer den Sinn und die Funktionen von physiologischen

Prozessen versteht, kann auch alle mit dem Klimakterium einhergehenden Veränderungen besser akzeptieren und vor allem auch aktiv mitgestalten. Ein massives klimakterisches Beschwerdebild geht – wie uns immer wieder Frauen bestätigten – meistens Hand in Hand mit eigenen Problemen, Belastungen und Stressfaktoren, aber auch mit den jeweils erlernten und sehr unterschiedlichen Bewältigungsstrategien. Ein Zusammenhang, der viel zu wenig bekannt ist, vor allem auch unter Frauenärzten, für die ursächlich die schwankenden und/oder sinkenden Hormone in den Wechseljahren, die Beschwerden auslösen. Eine Erklärung, die auch vielen von uns angenehmer erscheint, als sich mit dem Unangenehmen im eigenen Leben auseinanderzusetzen.

Gerade auch die »Geburt« der weisen Frau kann schmerzhaft sein, auch diese Wehen kommen schubweise und sind manchmal unerträglich, auch hier klemmt es mitunter und geht nicht voran. Wie jede Geburt macht sie auch Angst. Angst um sich selbst, Angst um die »Frucht«, auch Angst davor, dem allem nicht gewachsen zu sein. Ursula hält ihren hochschwangeren Frauen immer vor Augen, dass, von wenigen Ausnahmen einmal abgesehen, die Geburt ein natürlicher Vorgang ist (und auch bleiben sollte), den schon mehr als eine Frau erfolgreich überstanden hat. Etwas Neues zur Welt bringen, sich selbst »neu zu gebären« und Individualität zu leben, die eigenen Ideen durchzusetzen und sich zu behaupten, ist letztlich, auch wenn's weh tut und manchmal schwerfällt, ein kreativer und befreiender Prozess, der einen zugleich auf die nächste Lebensphase vorbereitet.

Frauen sollten den Prozess der weiblichen Wiedergeburt – ähnlich wie bei Pubertät, Schwangerschaft und Kindsgeburt – bewusst und als etwas Erhebendes erleben dürfen. Idealerweise sollte diese »Geburt« im Einklang mit dem Partner stattfinden, ebenso im Austausch mit anderen Frauen. Bei der Geburt ist der Partner heutzutage fast immer dabei, denn Unterstützung und liebevolle Betreuung helfen der Gebärenden. Wie viel liebevolle Be-

treuung erfährt jedoch die durchschnittliche wechseljährige Frau
bei ihrer Wandlung/Geburt in das unfruchtbare Frauenleben?
Hier appellieren wir eindringlich an die Männerwelt, sich nicht
nur über die depressive, kränkliche, putzwütige, rundliche und
langweilige Ehefrau/Partnerin zu mokieren, sondern Toleranz zu
üben, sich für die Belange der Partnerin zu interessieren, sie bei
dieser neuen »Geburt« zu unterstützen und damit gemeinsam
diesen neuen Weg zu beschreiten. Denn: Liebe versetzt Berge und
Zuwendung ist die allerwichtigste Therapie.

Und die Frauen wollen wir ermuntern, eben dieses Bedürfnis
nach Unterstützung auszusprechen, Unterstützung anzunehmen,
zuzulassen und den Partner mit auf diese nicht einfache Reise zu
nehmen.

Die weibliche Biologie: ein Wunderwerk der Natur oder ein Fall für die Medizin?

Die weibliche Physiologie unterliegt weit stärker als die männliche einem wellenförmigen Rhythmus (Menstruation – Eisprung –
Menstruation), einem ewigen Kommen und Gehen, einem Ge-
borenwerden (Eisprung) und Sterbenlassen (Nichtbefruchtung
der Eizelle). Bildlich gesehen steht der Menstruationszyklus einer
Frau für das Leben schlechthin. Frauen schwingen in großen und
kleinen »Sinuskurven« durch ihr Leben: im Menstruationszyklus,
im Tagesrhythmus (Aufstehen, »System hochfahren«, Pflichter-
füllung, Erholen), im Jahresrhythmus und im Lebensrhythmus.
Viel mehr als wir es uns oft eingestehen und unserem biologischen
Rhythmus in unserem Leben Raum geben, prägt uns dieser elementar und unterscheidet uns überdies grundlegend vom männlichen Sein.

Aber wie erleben und bewerten wir dieses unser Leben so bestimmende zyklische Geschehen? Vorsichtig ausgedrückt – und
auch hier wiederholen wir uns absichtlich – mehrheitlich alles
andere als positiv. Es stört, bereitet Schmerzen, ist lästig, ekel-

haft, ängstigend, unberechenbar und leistungsmindernd und muss somit wohl eher als »grottenschlecht« bezeichnet werden. Um leistungsfähig und unabhängig vom Zyklus zu funktionieren, schlucken wir vielfach Aspirin, Hormone, Schlaftabletten und Antidepressiva und trennen uns sogar, wenn es denn angeblich »sein muss«, von unserer Gebärmutter.

Liegt es da nicht aber nahe, die Ursachen für unser »stilles« Leiden in der weiblichen Biologie zu verorten? Sind es etwa nicht unsere vermaledeiten »Tage« und blödsinnigen Blutungen, die uns Monat für Monat aus unserer normalen Bahn werfen und an unserer Natur verzweifeln lassen? Wer bis auf einige wenige »überspannte« Esoterikerinnen und Frauengesundheitswissenschaftlerinnen stellt diesen Zusammenhang überhaupt infrage? Nicht, dass wir nun irgendjemanden aufgrund dessen gestatten würden, unsere Biologie offiziell als »schwach« und »kränklich« zu bezeichnen. Soweit gehen unsere Selbstkasteiung und unser Märtyrertum nun auch wieder nicht. Solche klaren frauenfeindlichen Ansichten von vorgestern, würden unseren gemeinsamen Frauenzorn heraufbeschwören und uns solidarisch zusammenrücken lassen. Aber unseren Zyklus, unsere Natur, unsere Biologie wie selbstverständlich pathologisieren und medikalisieren zu lassen, daran stoßen wir uns merkwürdigerweise kaum. Wer solche Beschwerden hat, das ist doch sonnenklar, bezieht sie auf seine Biologie. Dass eventuell die gesellschaftlichen Strukturen, Bedingungen und sozialen Bezüge hierfür verantwortlich sind, die so wenig bis gar nicht mit dem weiblichen Zyklus übereinstimmen, ziehen demgegenüber nur wenige in Betracht. Fragen, wie eine Gesellschaft beschaffen sein müsste, damit Frauen (bekanntlich die Hälfte der Bevölkerung) ihr biologisches Zyklusgeschehen besser mit den gesellschaftlichen Strukturen vereinbaren können und auf diese Weise überhaupt die Chance erhalten, es positiv zu erfahren und nicht als Problem, als Schwäche, als biologische Last, wenn nicht sogar – wie schon in der Bibel nachzulesen – als Strafe, scheint ein absolutes Nischenthema zu sein, eines, das augenscheinlich niemand so recht interessiert.

Selbst heute, rund sechzig Jahre nach der verfassungsrechtlichen Gleichstellung von Mann und Frau, hat sich das biologisch andere Sein von Frauen gesellschaftlich und strukturell kaum manifestiert. Konstituiert es sich gesellschaftlich überhaupt irgendwo? In einer de facto männlich linear geprägten Arbeits- und Lebenswelt, in der der weibliche Zyklus ein Fremdwort ist und jeder wie ein Uhrwerk und im Stechschritt funktionieren muss, müssen Frauen mit ihrem (biologischen) Sein notwendigerweise in Konflikt geraten. Und nicht nur das, sie scheuen sich, diesen Konflikt offen und selbstbewusst anzusprechen. Noch zu sehr spukt in unseren Köpfen die angebliche Unterlegenheit der weiblichen Konstitution im Vergleich zur männlichen. Wer in unserer Gesellschaft etwas werden will (egal ob männlichen oder weiblichen Geschlechts), muss Leistungsbewusstsein zeigen; Frauen erfahrungsgemäß sogar immer noch etwas mehr als ihre männlichen Mitstreiter. Zyklisch bedingtes Unwohlsein erscheint da als Hemmschuh und biologischer Makel. Somit lernt frau schon in der Pubertät, wie hart und unerbittlich das weibliche Schicksal ist – ein ewiges Versteckspiel, ein zyklusabhängiges stilles Leiden, ein beständiges Verbergen und Kaschieren des biologischen Seins, dem frau hilflos und ohnmächtig ausgeliefert ist und am besten medikamentös entgeht.

Ohnmacht hat aber, der Name sagt es bereits, etwas mit *Macht* zu tun, und *Macht* wiederum mit *machen*. Also können wir auch *machen*, müssen nicht alles erleiden, erdulden. Doch gegen den Strom schwimmen und den Verhältnissen trotzen kann frau nur, wenn sie sich in ihrem Körper zuhause fühlt und selbstbewusst ihr biologisches Anderssein lebt. Dieses Selbstbewusstsein, und das macht es wiederum so schwer, ist nichts, was uns in die Wiege gelegt wird, wir müssen es erarbeiten mit Wissen, Weisheit und Intuition. Aber wird uns nicht gerade auch die Intuition systematisch ab-erzogen? Jeder Mensch ist mit dieser Gabe gesegnet, wir müssten sie nur wieder mehr zulassen, lernen, mit ihr umzugehen und ihr zu vertrauen, um auf diese Weise auch uns selbst vertrauen zu können. In einer technischen, durch und durch rationalen Welt, in der alles logisch zugeht und nichts dem Zufall überlassen bleibt, hat Intuition, die gute »Entscheidung aus dem Bauch heraus«, keinen Platz mehr.

Frauen haben nie gelernt, ihre Biologie zu mögen, zu schätzen und zu respektieren. Sie verleugnen sie nicht nur, sondern wollen sie medikamentös oder hormonell austricksen. Dabei birgt, wie wir schon gezeigt haben, diese Biologie wunderbare Stärken: Menstruieren ist u. a. auch monatliches Reinigen und Abwerfen körperlichen Ballasts. Naturheilkundliche und homöopathische Ärzte sind sich sogar darin einig, dass menstruierende Frauen weniger krank sind als Männer, weil sich der Körper über dieses Ventil reinigt. Manche mögen das vom Heilfasten kennen: Körperliche Askese und Reinigung helfen, den Kopf klar und den Geist frei zu bekommen. Im Prinzip vollzieht jede Frau mit jeder Periodenblutung so eine Reinigungskur. Somit hat Mutter Natur den Frauen etwas sehr Außergewöhnliches mitgegeben. Das ist nur den wenigsten bewusst, und eine ganze Industrie verdient an diesem Nicht-Wissen. Heute muss selbst die Periode im Urlaub verschoben werden, damit die scheinbar schönsten Tage im Jahr nicht negativ belastet werden. Oder es gibt schwarze Slipeinlagen, die in schwarzer Unterwäsche nicht so auffallen. Dabei ist mäßiger Ausfluss etwas Normales und Ausdruck eines gesunden Scheidengewebes (so wie Nasensekret, Speichel, Schwitzen etc.).

Dr. Ursula Meiners

Ich erlebe in meiner Praxis immer wieder, dass gerade junge Mädchen infolge übermäßigen Gebrauchs von minderwertigen Slipeinlagen über wiederkehrenden Juckreiz im Intimbereich klagen, ohne Erregernachweis wie Bakterien oder Pilze, der schlagartig weg ist, wenn diese Einlagen weggelassen werden. Schon dieser natürliche Ausfluss wird als fies, »bäh«, riechend und unangenehm angesehen, ist jedoch Ausdruck weiblicher Lebendigkeit. Im Zeitalter der vollautomatischen Waschmaschine und der Wäschetrockner dürfte es auch kein Problem sein, wenn's denn unbedingt sein muss, zwei- bis dreimal am Tag die Höschen zu wechseln.

Oder man sollte gleich auf Einlagen aus Naturbaumwolle oder Seide zurückgreifen, wie sie von manchen Bio-Versendern angeboten werden.

Zur Grundüberzeugung von naturheilkundlich und homöopathisch arbeitenden Ärzten gehört ebenfalls die Annahme, dass schon im frühen Lebensalter der Körper lernen sollte, Bakterien und Viren zu trotzen, um körpereigene Abwehrstoffe bilden zu können und dadurch auch im Erwachsenenalter vor Krankheiten geschützt zu sein. Selbst Schulmediziner empfehlen inzwischen schwangeren Frauen, z. B. durch Kuhställe zu gehen, und Müttern, ihre Kleinkinder nach Herzenslust in Schlamm und Pfützen spielen zu lassen, damit ihr Immunsystem trainiert wird. Jede Krise bzw. Krankheit, die einmal überstanden ist, befördert die eigene Entwicklung und das biologische Abwehrsystem. Aber diese Dinge brauchen Zeit, Geduld sowie Vertrauen in die Selbstheilungskräfte und die Weisheit der Natur! Der Mensch ist keine Maschine, die auf Knopfdruck ein bestimmtes Programm abspult, sondern ein Wunderwerk vielfältiger biologischer Selbstregularien und ungeahnter Energien.

Dr. Ursula Meiners

Ich kann mich manchmal des Eindrucks nicht erwehren, dass von Ärzten aber genau dies erwartet wird: dass sie nur einen bestimmten Knopf drücken müssen, damit das gewünschte Programm abläuft – weil man der Ansicht ist, der menschliche Körper sei eine Maschine. Dies ist aber aus meiner Sicht weder ärztliche Aufgabe noch menschlich sinnvoll. Ein Therapeut kann zuhören, beraten, leiten, begleiten, kombinieren, erklären und empfehlen, entscheiden sollte jedoch der Patient.

Umso wichtiger ist es, gesunde Lebensmuster zu entwickeln, für uns selbst, für die mit uns lebenden Menschen aber auch für unsere Kinder. Diese lernen von uns nicht nur, wie man Zähne und Schuhe putzt, sondern übernehmen unbewusst unsere Lebensphilosophie und unsere Verhaltensweisen. Was lernen Töchter aber von ihren Müttern? Im günstigsten Fall gerade mal etwas über die weibliche Biologie, häufiger noch erleben sie deren stilles Zähne-Zusammenbeißen, ihre schlechte Laune oder ihr Leiden. Was können aber auch Mütter, die meist selbst nur dürftig aufgeklärt wurden und alles andere als eine positive Beziehung zu ihrem Körper haben, ihren Töchtern anderes mitgeben? Und die Gynäkologie: Was gibt sie jungen Frauen mit auf den Weg? Indirekt wird den Mädchen oder jungen Frauen, die das erste Mal beim Gynäkologen sind, Angst gemacht (vor Erkrankungen und ungewollter Schwangerschaft) oder mitgeteilt, dass Abweichungen von der Norm bedrohlich seien. Darüber hinaus lernen sie, dass die Anwendung von Hormonen, sei es als Verhütungsmittel, sei es gegen menstruelle Beschwerden, sei es zur Verschiebung der verhassten Monatsblutung, eine gute Strategie darstelle, die ungeliebten und schlecht planbaren Überraschungen der weiblichen Natur zu umgehen.

Sie hören aber nichts über das Besondere, Nützliche und Großartige ihrer Biologie. Der gynäkologische Blick ist in Richtung Normabweichung, pathologische Befunde und Behandlung gerichtet. Aber möglicherweise erwarten wir hier von der Gynäkologie zu viel – zumal sie lange Zeit eine männlich dominierte Disziplin war, die uns Frauen wohl kaum erklären bzw. vorleben kann, worin das Einzigartige und Positive weiblicher Biologie besteht. Auch die Medien, ob Internet, Apothekenblättchen oder TV-Sendung, rühren in dieser Gemengelage mit und suggerieren vielen Frauen ein völlig falsches Bild.

Machen wir uns bewusst: Zum Zeitpunkt der Geburt sind die meisten Menschen noch gesund! Bis zur Pubertät gelten Mädchen sogar als gesundheitlich stabiler und robuster als Jungen. Erst ab diesem biologisch-biografischen Abschnitt tauchen sie weit häufiger als ihre männlichen Geschlechtsgenossen in der Kranken- und Medikamentenstatistik auf, hauptsächlich wegen diffuser Befindlichkeitsstörungen. Zufall? Natürlich nicht.

Gesunder Geist – gesunder Körper

Ein gesunder Lebensstil fördert das allgemeine Wohlbefinden und natürlich die Gesundheit. In kaum einem Punkt sind sich die Fachleute so einig wie diesem. Als erwiesen gilt, dass die heutigen großen Krankheiten – auch Zivilisations- oder Wohlstandskrankheiten genannt – ihre Ursachen in einer falschen Ernährung, in Bewegungsmangel und latentem Stress haben. Die Errungenschaften der Zivilisation, allen voran die verbesserten Lebens- und Umweltbedingungen, die hygienischen Standards, der medizinische Fortschritt in der Krankheitsprävention (z. B. Impfungen) und Therapie (z. B. Antibiotika) haben dazu geführt, dass zahlreiche Krankheiten, die in vor-industrieller Zeit häufig waren, heute deutlich seltener auftreten und vor allem seltener zum Tode führen. Stark zugenommen haben hingegen solche ursächlich in ungesunden Bestandteilen des Lebensstils und der Umwelt liegenden Krankheiten wie Herz- und Gefäßkrankheiten, Diabetes mellitus, Bluthochdruck, Allergien, bestimmte Krebsarten (Lungenkrebs, Darmkrebs), Gicht, Karies, Essstörungen (Adipositas, Anorexia nervosa, Bulimia nervosa), bestimmte Hauterkrankungen (Neurodermitis, Akne) und psychiatrische Erkrankungen (Depression, Burn-Out-Syndrom).

Auch die meisten Wechseljahresbeschwerden sind im Leben verankert. Vielfach sind es unbewusste Ängste, ungelöste Konflikte, beständige Überforderungen und ungesunde Verhaltensweisen, auf die der Körper mit Symptomen reagiert. Man weiß mittlerweile, dass sich Probleme aus dem körperlichen Bereich häufig in den seelischen (und umgekehrt) verlagern und teilweise massive psychosomatische Beschwerden hervorrufen können. Wen wundert es da, dass vor allem solche Frauen unter den Wechseljahren extrem leiden, sie sich zum alten Eisen abgestempelt fühlen, die entweder im Berufsleben nicht mehr glücklich sind (vielleicht werden sie von Chef oder Kollegen gemobbt) oder denen der Arbeitsmarkt keine Chance mehr gibt, deren Ehemann vielleicht öfter abends betrunken nach Hause kommt oder gar nicht

mehr heimkommt, weil er sich bei einer jüngeren und attraktive-
ren Frau beweisen muss, oder deren Kinder Probleme haben (unzureichende schulische Leistungen, Drogenprobleme etc.)?

Weit öfter als wir es wahrhaben wollen, hat das klimakterische oder
Menopausen-Syndrom etwas mit unserem Leben zu tun. Und wie bei
den großen Zivilisationskrankheiten müssen wir uns wohl oder
übel die Frage gefallen lassen, welchen Anteil jede einzelne Frau
an ihren Beschwerden trägt.

Betrachten wir die Wechseljahre als Chance: Die eigenen ungesunden oder gesundheitsgefährdenden Anteile lassen sich, verglichen
mit den gesellschaftlichen, korrigieren – das ist doch schon einmal
»die halbe Miete« für ein gesundes Leben bis ins hohe Alter.

Regelmäßige und gesunde Bewegung

Der wirksamste individuelle Beitrag auf dem Weg dorthin, und
hierin sind sich alle Gesundheitsexperten wiederum einig, ist Ausdauersport. Durch regelmäßige Bewegung verbessern wir nicht
nur unser physisches und psychisches Wohlbefinden, sondern
verlangsamen die Altersvorgänge im Organismus und beugen
Krankheiten vor. Bis zu fünfzehn Jahre zusätzlicher Lebensqualität
können wir nachweislich durch regelmäßige sportliche Aktivitäten
gewinnen, ganz zu schweigen vom Wohlbefinden, das sich durch
Sport einstellt. Selbst für die Behandlung von Krebs, Diabetes,
Depressionen oder Arthrose gilt mittlerweile Sport als aner-
kannte Therapie. Durch Sport werden Endorphine (körpereigene
Glückshormone) freigesetzt, die uns psychisch gut tun, aber auch
Schmerzen vergessen lassen, innere Ängste und Spannungen lösen
und unseren gesamten Stoffwechsel auf Trab bringen.

Mit Sport können wir Ernährungssünden kompensieren, uns
von Hungergefühlen ablenken, freier denken und die Verdauung
ankurbeln. Äußerst hilfreich ist er im Kampf gegen das metabo-
lische Syndrom, sprich: gegen die vier »bösen« Gesundheitsrisiken Fettleibigkeit, Bluthochdruck, erhöhte Blutfette und Insulin-

resistenz – und all das ohne Risiken und Nebenwirkungen, was über blutdruck- und cholesterinsenkende oder blutverdünnende Medikamente nicht gesagt werden kann.

Gleich mehrere aktuelle wissenschaftliche Studien erbringen den Nachweis, dass Sport sogar vor bösartigen Tumorerkrankungen schützt, unter anderem vor dem von Frauen besonders gefürchteten Brustkrebs. »Sport senkt das Risiko für Brustkrebs um 30 bis 40 Prozent«, erklärte jüngst Anke Kleine-Tebbe, koordinierende ärztliche Leiterin des Interdisziplinären Brustkrebszentrums der Charité in Berlin. Am meisten profitierten dabei aktive Frauen mit einem Body-Maß-Index unter 25, das Lebensalter spiele dabei keine Rolle. Ein weiteres verblüffendes Ergebnis ihrer Untersuchungen: Der Schutzeffekt durch die körperliche Aktivität greift bereits nach sechs bis zwölf Wochen. Auch die MARIE-Studie (Mammakarzinom-Risikofaktoren-Erhebung) des Deutschen Krebsforschungszentrums und des Universitätsklinikums Hamburg-Eppendorf dokumentierte erst jüngst, dass Frauen, die nach den Wechseljahren regelmäßig körperlich aktiv sind, ihr Brustkrebs-Risiko um ca. ein Drittel senken. Auch aus der Brustkrebstherapie und -rehabilitation liegen bereits zahlreiche Berichte über die günstigen Auswirkungen von körperlicher Aktivität vor.

Vom Sport profitieren alle Altersklassen, sogar Späteinsteiger, denn die positiven Effekte zeigen sich bereits nach wenigen Monaten. Anfängern wird jedoch dringend geraten, es gelassen anzugehen. Sport darf kein zusätzlicher Stress werden, der Puls darf nicht zu hoch gehen und es sollte nichts dabei weh tun, Krämpfe erzeugen etc. Es wird vor falschem Ehrgeiz gewarnt, dem offenbar nicht nur Männer unterliegen, sondern zunehmend auch Frauen, wie eine jüngere Untersuchung zum Laufen erst kürzlich ans Tageslicht brachte. Eine im Auftrag des AOK-Bundesverbands und vom Kölner Institut für angewandte Gesundheitswissenschaften durchgeführte Studie zeigt, dass nur ein Drittel der Freizeit-Jogger gesundheitsfördernd laufe, aber je ein weiteres Drittel entweder der eigenen Gesundheit schade oder zumindest dem körperlichen Wohlbefinden nichts Gutes tue. Sie hören nicht auf die Signale ihres Körpers, sind zu ambitioniert, gönnen sich zu wenige Pausen und laufen regelmäßig bis zur Erschöpfung. Besonders Gelegenheitsjogger, wozu mehr Frauen gehören, überziehen deutlich häufiger als diejenigen, die regelmäßig ihre Runden drehen und ihr Leistungsvermögen einschätzen können. Der Slogan der »Trimm-Dich«-Bewegung, »Laufen, ohne zu schnaufen«, gilt im Grunde bis heute. Wer hingegen unvorbereitet oder permanent seinen Körper an die Grenze treibt, gefährdet seine Gesundheit mehr, als ihm lieb sein kann. Als grober Richtwert gilt, dass der Puls bei 220 minus Lebensalter liegen sollte. Einige Ärzte kritisieren diese Empfehlung als zu pauschal und empfehlen eine Pulsobergrenze von 150.

Wichtig ist, die richtige Bewegungsart für sich zu finden, diese richtig zu dosieren und auf die Signale des Körpers zu achten. Bereits eine halbe bis eine Stunde tägliches flottes Gehen sei sehr hilfreich, sagen Sportwissenschaftler. Ein Trainingsprogramm von 40 bis 45 Minuten, drei- bis viermal wöchentlich, sorge für optimalen Schutz vor bestimmten Menopausen-Beschwerden, meinen auch Deborah Nelson und ihre Kollegen von der Temple University in Philadelphia (USA), die die Daten von 380 Frauen über acht Jahre hinweg auswerteten. Allerdings helfen sie weniger gegen Hitzewallung, dafür weit mehr für die seelische Gesundheit. Erstere gehen jedoch von selbst vorbei und lassen sich auch besser verarbeiten, wenn es der Psyche gut geht.

Besonders gut ist Sport auch für die Knochengesundheit. Aus der Osteoporose-Forschung wissen wir, dass der Knochenaufbau bis zum Alter von ungefähr 15 Jahren anhält. Danach muss der Organismus mit diesem Bestand auskommen, bis ins hohe Alter. Der Erhalt dieser in Kindesjahren aufgebauten Knochenmasse hängt maßgeblich vom Umfang der Bewegung im Erwachsenenalter ab. Sitzende Bürotätigkeit, abendliche Fernsehorgien mit Chips oder gemütliche Sonntagnachmittage auf dem Sofa sind alles andere als eine Vorbeugung gegen Osteoporose (vgl. auch S. 162f.).

Es wurde aber auch nachgewiesen, dass Hormone sowohl übergewichtige als auch untergewichtige Frauen nicht vor einer Osteoporose bewahren, wohingegen normalgewichtige, sich bewegende, sich gesund ernährende Frauen weit weniger dieses Krankheitsbild im Alter entwickeln. Mit anderen Worten: Wer über Jahre ungesund lebt und somit ein erhöhtes Risiko hat, an Osteoporose zu erkranken, kann das nicht durch Hormoneinnahmen ausgleichen. Oder andersherum: Frauen, die gesund und verantwortungsbewusst leben, brauchen keine Hormone, um einer Osteoporose vorzubeugen.

Aus eigener Erfahrung wissen wir, wie schwer es ist, eingeschliffene (falsche) Gewohnheiten über Bord zu werfen. Auch und gerade wegen des aufreibenden Alltagsstresses erscheint es vielen Frauen hart und grausam, nach getaner Arbeit statt zur entspannenden Zigarette, dem duftenden Kaffee oder der Schokolade zu greifen, noch eine Runde durch den Park zu drehen oder einen Spaziergang ums Quartier zu machen. Versuchen Sie es trotzdem!

Viele benötigen oft erst den »Warnschuss« in Form einer Erkrankung oder von unangenehmen Beschwerden, um sich von ungesunden und physisch inaktiven Verhaltensmustern zu trennen. Es mag manch eine Frau trösten, dass nicht wenige erst aus Vernunftgründen und weniger aus Lust zum Sport gekommen sind.

Uns allen wohnt ein Trägheitsmoment inne, das oft nur durch die Einsicht überwunden werden kann, dass nur mit regelmäßiger sportlicher Aktivität das Gewicht gehalten oder reduziert, das Bindegewebe und die Muskulatur gestrafft und gestärkt, die Verdauung verbessert, schmerzhaften Verspannungen vorgebeugt und dem altersbedingten Knochenabbau entgegengewirkt werden kann.

Wichtig ist, den ersten Monat durchzuhalten, danach ist meist der Bann gebrochen und die Basis zum Weitermachen gelegt. Am Anfang ist die Triebfeder die Vernunft, später erhält man bzw. frau als Lohn Spaß, eine bessere Kondition, ein gutes Körpergefühl und – weniger Beschwerden.

So merkwürdig die »Nordic Walker« in Feld und Flur mit ihren Stöcken auch manchmal wirken mögen – Orthopäden, Internisten, Diabetologen und Rheumaspezialisten sind sich einig, dass diese Art von Bewegung eine der effizientesten überhaupt ist. Gönnen Sie sich »Walking and Talking« oder »Nordic Talking«: So ist während des Laufens auch ein nachbarschaftliches Schwätzchen mit inbegriffen.

Tipps zum Sporttreiben

Regelmäßiger Sport hilft, uns besser zu fühlen, besser auszusehen, belastbarer und insgesamt fitter zu sein. Besonders Ausdauersport fördert die Gesundheit und hilft, Risikofaktoren zu reduzieren. Ob Sie gerade erst mit Sport beginnen, bereits Sporterfahrung haben oder nach einer Erkrankung wieder mit Sport beginnen wollen, beherzigen Sie die folgenden zehn goldenen Regeln für gesundes Sporttreiben vom Deutschen Sportärztebund:

1. **Vor dem Sport: Gesundheitsprüfung**
   - besonders für Anfänger und Wiedereinsteiger über 35 Jahre
   - bei Risikofaktoren Rauchen, Bluthochdruck, erhöhten Blutfettwerten, Diabetes, Bewegungsmangel, Übergewicht,
   - bei Vorerkrankungen oder Beschwerden

2. **Sportbeginn mit Augenmaß**
   - Trainingsintensität: langsam beginnen und die Belastung steigern (Intensität, Häufigkeit und Dauer)
   - Sport möglichst drei- bis viermal in der Woche für 20 bis 40 Minuten

3. **Überbelastung beim Sport vermeiden**
   - »angenehme« Erschöpfung nach dem Sport
   - Laufen ohne (starkes) Schnaufen

- Sport soll Spaß, keine Qualen bereiten!
- evtl. Trainingspuls vom Sportarzt geben lassen
- besser »länger oder locker« als »kurz und heftig«

4. Nach Belastung ausreichende Erholung
- nach dem Sport auf ausreichende Erholung (Regeneration, Schlaf) achten
- nach intensivem Training »lockere« Trainingseinheiten einplanen

5. Sportpause bei Erkältung und Krankheit

6. Verletzungen vorbeugen und ausheilen
- Aufwärmen und Dehnen nicht vergessen
- Verletzungen brauchen Zeit zum Ausheilen

7. Sport an Klima und Umgebung anpassen
- Kleidung: angemessen, funktionell – nicht nach ausschließlich modischen Gesichtspunkten auswählen
- Luftaustausch beachten, an Witterung anpassen

8. Auf richtige Ernährung und Flüssigkeitszufuhr achten
- Kost: kohlenhydrat- und ballaststoffreich, fettarm (»südländische Kost«)
- Kalorien dem Körpergewicht anpassen (bei Übergewicht weniger Kalorien)
- Flüssigkeitsverlust nach dem Sport durch mineralhaltiges Wasser ausgleichen, bei Hitze mehr trinken
  Merke: Bier ist kein Sportgetränk! Aber: Ein Glas Alkohol (Wein, Bier) darf gelegentlich sein.

9. Sport an Alter und Medikamente anpassen
- Sport im Alter: sinnvoll und notwendig – auch im Alter gilt: Fitness ist gefragt

- Sport im Alter: vielseitig (Ausdauer, Kraft, Beweglichkeit, Koordination)
- Medikamente sowie deren Einnahmezeitpunkt und Dosis dem Sport anpassen
- Fragen Sie Ihren Arzt.

10. Sport soll Spaß machen

- Auch die »Seele« lacht beim Sport. Bewegung, Spiel und Sport sind Vergnügen.
- gelegentlich die Sportart wechseln (Gruppe oder Verein wählen)
- Sport in den Alltag integrieren:
  Treppen steigen statt Aufzug nehmen, schnell gehen (Walking) statt gemächlich laufen

Wenn gewohnter Sport anstrengend wird, könnte eine Erkrankung vorliegen. Regelmäßige, auch sportärztliche Vorsorgeuntersuchungen helfen, Schäden zu vermeiden und den »richtigen« Sport zu finden. Neben regelmäßigen Bewegungseinheiten brauchen wir ebenfalls Entspannungszeiten. Entspannen können wir auf vielfältige Art und Weise: durch Mittagsschläfchen, Musik hören, Lesen, Shoppen, Besuch von Freunden, Theaterbesuche, Singen … Doch nicht wenigen fällt es unendlich schwer, den Schalter umzulegen und die eigenen Interessen in den Vordergrund zu stellen. Für manche Frauen ist es schon ein enormer Schritt, mal für eine Stunde der Familie den Rücken zu kehren, die Haustür hinter sich zu schließen und wegzugehen, oft müssen sie sich ihr Refugium, die kleinen Fluchten oder Freiheiten in den eigenen vier Wänden erkämpfen. Dazu verfolgt sie das schlechte Gewissen, weil die Arbeit liegenbleibt, oder sie machen sich Gedanken, ob die Familie zuhause allein klar kommt, ob sie überhaupt das Recht hat, sich auszuklinken. Auch wegen vieler täglicher Pflichten bleibt vielen Frauen kaum Zeit zum Abschalten und Entspannen. Dass gerade diese Erholungsphasen aber nicht nur frau selbst, sondern letztlich allen Beteiligten gut tun – auch weil frau aufgetankt mit neuen Energien, relaxter und besser gelaunt wieder zurückkommt – ist kein Geheimnis. Dennoch lassen sich diese Auszeiten oft nur gegen innere und äußere Widerstände durchsetzen. Selbstverständlich sollte es aber sein, auch dem Partner diese Freiräume zuzugestehen – am besten, man geht gemeinsam zum Sport.

Empfehlenswert ist das Erlernen von Entspannungstechniken wie Atemübungen, Autogenes Training, Muskelrelaxation nach Jakobson, Chi Gong, Tai-Chi und Yoga. Was frau aber auch dringend braucht: die tägliche Zuwendung in Form von Komplimenten, Schmusen, Zärtlichkeit, gegenseitigem Respekt und Toleranz. Manchmal sollte frau auch einfach nur lernen, Hilfe anzunehmen und sich verwöhnen zu lassen.

Ausgewogene Ernährung

Mit den Wechseljahren verändert sich unsere Figur. Wir nehmen sogar trotz unveränderter Ernährungsgewohnheiten zu. Die Folge: Wir müssen sehr bewusst gegen eine Gewichtszunahme steuern. Der Körper braucht nicht mehr so viel Energie wie in jüngeren Jahren. Außerdem schwindet mit zunehmendem Alter die Muskelmasse, während das Fettgewebe zunimmt, das Bindegewebe schlaffer und die Haut dünner und trockner wird. Nur mit starker Disziplin schaffen wir es, unser Gewicht zu halten. Der durchschnittliche Tagesbedarf von ca. 2000 kcal reduziert sich um 400 kcal, das sind immerhin 20 Prozent! (Vgl. hierzu auch S. 133ff.)

Ernährungsexperten raten deshalb in dieser Lebensphase zu einem bewussten Konsum- und Essensverhalten. Empfohlen werden Vollkornprodukte sowie reichlich Gemüse und Obst; reduziert werden sollten hingegen fettreiche, kalorienreiche, stark zuckerhaltige Produkte und – woran man häufig nicht denkt – gesüßte Getränke, die wahre Kalorienbomben sind. Uneins ist man sich seit einiger Zeit in der Bewertung von Kohlenhydraten und

Fetten. Besonders Diabetologen raten dazu, weniger Kohlenhydrate zu essen, wozu sie stärkehaltige Produkte aus Weißmehl (Nudeln, Cornflakes, Brot, Kuchen, Süßigkeiten), geschälten Reis, verarbeitete Kartoffelprodukte sowie industriell zubereitete Fertiggerichte rechnen. Sie empfehlen stattdessen viel Gemüse kombiniert mit Fisch, Fleisch und Eiern zu essen. Diese Nahrungsmittel lassen den Blutzuckerspiegel deutlich weniger ansteigen, führen zu einer geringen Insulinproduktion, zu einem anhaltendem Sättigungsgefühl und einer geringeren Einlagerung von Fett in unserem Körper. Fett dagegen wird nicht mehr generell als Dickmacher bewertet, sondern sogar als essentiell lebenswichtig. Dass die mehrfach ungesättigten Öle (wie Oliven-, Raps-, Nuss- oder Leinöl) erwiesenermaßen vor Herz-Kreislauf-Erkrankungen und Brustkrebs schützen, wissen wir schon seit Längerem, dass aber auch die »gute« Butter vollständig rehabilitiert wurde, scheint sich noch nicht überall herumgesprochen zu haben. Dagegen wird die einst so empfohlene Margarine neuerdings kritisch bewertet.

Untersuchungen der Deutschen Gesellschaft für Ernährung haben ergeben, dass die 50plus-Generation im Schnitt 400 bis 600 kcal pro Tag zu viel zu sich nimmt. Diese Extra-Kalorien erhöhten aber nicht nur das Gewicht, sondern auch das Risiko, an Diabetes, Herz-Kreislauf-Leiden und bestimmten Krebsarten zu erkranken. Mit der Ernährung können wir auch etwas für die Stärkung der Knochen tun. Geraten wird zu kalziumreichen Nahrungsmitteln (Milch, Quark, Joghurt, harter Käse, Brokkoli, Grünkohl, Mangold, Nüsse und entsprechend ausgewiesene Mineralwasser). Wir sollten ein- bis zweimal pro Woche Fisch in unseren Speiseplan integrieren und uns angewöhnen, mindestens zwei Liter Flüssigkeit pro Tag zu trinken (ungesüßte Säfte, Tee oder Mineralwasser). Auch für die Gesundheit von Haut und Haar kann frau etwas tun: Empfohlen werden Seefisch und Hülsenfrüchte, weil sie viel B-Vitamine, Zink und Kieselerde enthalten.

Bei diesen Empfehlungen herrscht weitgehend Konsens. Gestritten wird hingegen darüber, ob Diäten oder Fastenzeiten sinnvoll oder gefährlich sind. Die einen halten sie für den größten

Unfug und sprechen von Mangelernährung, Verlust von Muskelmasse und Jojo-Effekt und empfehlen ein langsames, bewusstes
Abnehmen. Die anderen hingegen sprechen vom Entschlacken,
Neubesinnen, erstaunlichen gesundheitlichen Effekten und medi-
tativer Besinnung. Gegen Diäten, die den Körper mit allen lebens-
wichtigen Stoffen versorgen (z. B. bei Trennkost), spricht nichts,
auch nichts gegen mäßiges und zeitweiliges Fasten nach größeren
Gelagen oder als Einstieg zu einem bewussten Ernährungsverhalten. Vor einseitigen Crash-Kuren wird jedoch gewarnt. Sie lassen
die Pfunde zunächst schnell purzeln, doch nach der Hungerphase
kehren die Kilos im Handumdrehen zurück, häufig mehr als zuvor (vgl. auch S. 139ff.).

Tipps und Ratschläge

Dr. Sabine Hamm, Dr. Ursula Meiners:
Wir als keineswegs immer gerne kochende, dafür umso leidenschaftlicher essende »Ernährungs-Laien« befolgen einige uns
wichtig und vernünftig erscheinende Prinzipien, die wir an dieser
Stelle kundtun wollen.

Saisonal und regional einkaufen: Was Umgebung und/oder Jahreszeit bieten, ist der Grundstock für eine gesunde und schmack-
hafte Ernährung. Positiver Nebeneffekt: Man stärkt die regionalen
Wirtschaftskreisläufe und nachhaltiges Wirtschaften. Das heißt
zum Beispiel: Zum Weihnachtsmenü keine Erdbeeren aus Chile
und keinen Spargel aus Griechenland, wie in vielen Frauenmaga-
zinen verführerisch vorgekocht und drapiert, sondern stattdessen
vielleicht einen Braten, Rotkohl und Äpfel – alles aus der Region.
Und wenn frau nach den Feiertagen die angefutterten Pfunde
wieder »abdiäten« will: möglichst nicht mit Kiwis aus Neuseeland,
Ananas von der Elfenbeinküste oder Weintrauben aus Südafrika.
Warum nicht mal eine Sauerkrautkur oder eine Körnerwoche ausprobieren, die genauso entschlackend wirken und daneben auch
noch umweltverträglich sind?
Wenn man dagegen die Empfehlungen in Frauenzeitschriften stu-
diert, wird man den Eindruck nicht los, dass – ebenso wie bei der

Hormonpraxis – Frauen manipuliert werden. Ganze Wirtschaftszweige leben vorzüglich davon, uns etwas aufzuschwatzen, was eigentlich unnötig und vor allem ökologisch widersinnig ist. Gewiss, nicht jede Frau hat einen Garten oder ein Gewächshaus, das nötige Know-how oder gar die Zeit, sich dem überwältigenden Angebot der Nahrungsmittelindustrie oder ihrer Werbung zu entziehen. Aber Wissen macht schlau, und da wir wählen können, was wir kaufen und konsumieren, sollten wir auf solche Kriterien stärker achten. Kaufen Sie direkt beim Bauern (manche liefern auch frei Haus – fragen Sie nach!), gehen Sie auf den Wochenmarkt, kaufen Sie möglichst beim heimischen Metzger und Bäcker, und achten Sie beim Kauf im Supermarkt auf Bio- bzw. regionale Produkte.

Wir tun nicht nur uns, sondern auch unserer Umwelt einen Gefallen, wenn wir stärker dem Rhythmus der Natur folgen und das essen, was die Jahreszeit und die Region uns schenken. Nur allzu oft folgen wir jedoch gedankenlos falschen Tipps oder verlockenden Angeboten, obwohl es oft genug gute und zudem preiswerte saisonale und regionale Alternativen gibt.

Meiden Sie Fertiggerichte, die zwar bequem zuzubereiten sind, aber außer diversen Zusatzstoffen fast immer zu viel Fett, Zucker und Kalorien enthalten und oft genug noch nicht einmal schmecken.

Viel besser als sich beständig zu kasteien ist es, mehr Rohkost, Gemüse und Obst in den täglichen Ernährungsplan aufzunehmen. Gerade diese gesunden, vitamin- und mineralstoffreichen Ballaststoffe sättigen und regen die Darmtätigkeit an.

Gewöhnen Sie sich ebenfalls an langsam und genussvoll zu essen. Oftmals essen wir viel zu schnell. Jeder Bissen sollte länger gekaut werden, um ihn einzuspeicheln und den Verdauungsorganen die Arbeit zu erleichtern. Ein heruntergeschlungenes Essen belastet die Verdauungsorgane und fördert z. B. Blähungen. Schnell-Esser übergehen auch ihr Sättigungsgefühl. Ähnliches gilt für gedankenloses Essen bzw. das wahllose In-sich-Hineinstopfen von Nahrung. Essen ist keine Nebenbeschäftigung! Das sollten wir uns zur goldenen Regel machen. Essen Sie niemals im Stehen, beim Gehen, am Schreibtisch, vor dem Fernseher oder vor dem Kühlschrank. Genießen Sie Ihr Essen, lassen Sie sich Zeit, hören Sie auf Ihre körperlichen Bedürfnisse und Signale, decken Sie den Tisch liebevoll, schalten Sie den Fernseher aus und heben Sie sich das Reden über die Konflikte und Probleme in der Welt oder in der Familie für die Zeit nach dem Essen auf.

Dr. Ursula Meiners:
Ich vertraue auch auf die Weisheit der chinesischen Küche. Chinesen essen so gut wie immer warm, dreimal täglich. In der Ayurvedischen Küche wird sogar der grüne Salat leicht gewärmt gegessen. In unserer Gesellschaft wird hingegen viel kalt gegessen und getrunken. Modern ist es zum Beispiel, morgens eiskalten Sprudel zu trinken, weil damit der Stuhlgang in Gang kommt und frau schlank bleibt – für das energetische Gleichgewicht des Körpers ist das Gift. Ich kenne nicht wenige Menschen, die ihre Krankheit mit einem sinnvollen Wärmehaushalt in den Griff bekommen haben. Viele denken auch fälschlicherweise, dass warme Mahlzeiten am Abend dick machen. Die gesunde mediterrane Küche öffnet aber kaum vor 20.30 Uhr.
In der allgemeinmedizinischen Praxis meines Mannes werden immer wieder kränkelnde Kinder vorgestellt, die einen Infekt nach dem anderen durchmachen. Bei Nachfrage ergab sich, dass viele dieser kleinen Patienten zum Frühstück kalten Kakao trinken – dieser ist nicht nur zu süß, sondern vor allem zu kalt. Wärme, die wir durch die Nahrung aufnehmen, ist eine gute Portion Energie, die uns den Tag über begleitet und schützt. Im alten China stand immer eine Suppe auf dem Herd, je länger diese gekocht war, umso besser. Die Chinesen stellten sich vor, dass die ganze Lebenskraft und Energie der Bäume mittels Feuerholz in die Suppe überging, der Vitaminverlust war sekundär. Zugegebenermaßen ist dies eine eigenwillige Betrachtungsweise aus einer anderen Kultur, sie wird aber seit Jahrtausenden erfolgreich praktiziert.

Ein Ritual für die Menopause?

Brauchen wir ein *Ritual*, ist das überhaupt sinnvoll? Wir denken: ja!

Gewiss, wir brauchen mit zunehmendem Alter immer weniger. Doch gerade lebenszyklische Rituale geben Halt, Orientierung und Zusammengehörigkeitsgefühl. Sie helfen, Veränderungen und Ereignisse im Leben besser zu bewältigen. Vor allem Übergangsrituale regeln den Zugang zu höheren Rang- oder Ansehensstufen einer gesellschaftlichen Hierarchie. Bei uns sorgen auf diese Weise Taufe, Kommunion, Konfirmation oder Jugendweihe für den Eintritt der Mädchen und Jungen in die Welt der Frauen und Männer nebst allen damit zusammenhängenden Glaubensbekenntnissen.

Warum also keine halt-, orientierungs- und identitätsstärkenden Rituale entwickeln, die Frauen helfen, symbolisch von der Lebensphase des körperlichen Gebärens Abschied zu nehmen und sich positiv auf die nächste, des »geistigen Gebärens«, einzustimmen? Solch ein Ritual erscheint auch deswegen sinnvoll, weil Alter, Klimakterium und Menopause in unserer Gesellschaft sehr negativ besetzt sind und dringend einer ideellen Erneuerung und Aufwertung bedürfen, aber auch, weil Frauen in dieser Lebensphase oft allein gelassen werden und außer fragwürdigen medikamentösen Hilfen kaum Orientierung, Halt und sinnstiftende Gemeinschaft erfahren.

Kulturen in Afrika und dem alten Amerika feiern verschiedene Initiationsrituale für junge Männer und Frauen. So dürfen Mädchen erstmals mit in die Schwitzhütte, wenn sie anfangen zu menstruieren, oder sie bekommen Kleider und Schmuck einer erwachsenen Frau, eine neue Frisur. Junge Männer müssen ein bestimmtes Stück Wild erlegen, erhalten eine Kriegsbemalung usw. Die Mutproben europäischer Jungs von heute und gestern gehören in gewisser Weise ebenfalls dazu. Auch im täglichen Leben vollziehen wir unbewusst viele Rituale: das Handgeben, der Guten-Morgen-Kuss, das Zu-Bett-Bringen der Kinder, ein Tischgebet.

Darüber hinaus unterstützen Rituale und symbolische Handlungen (z. B. eine Versöhnungsgeste) den Erfolg in der Familien- und Paartherapie.

Dagegen finden sich in unserer Kultur nur wenige Trennungsrituale (außer bei Beerdigungen). Die Paartherapeuten sind sich einig, dass viele »Rosenkriege« wohl nicht notwendig wären, wenn ein sinnvolles Trennungsritual vollzogen würde.

Es ist naheliegend, dass auch Frauen mithilfe eines Trennungsrituals sich von ihrer Fruchtbarkeit verabschieden sollten. Auf diese Weise können sie sich besser der neuen Lebensphase nähern.

Silvia erzählte uns Folgendes im Gespräch:

»Für mich persönlich wurde es mit 46 Jahren sehr wichtig, für mich selbst ein Zeichen zu setzen und definitiv mental ade zu sagen, bevor mich mein Körper und mein Schicksal vor vollendete Tatsachen stellen würden. Was tun? Mir persönlich hat ein Ritual aus Afrika gut gefallen, bei dem die jungen Mädchen ihr erstes Menstruationsblut in der Erde vergraben, um Mutter Erde zu danken, dass sie teilhaben dürfen an ihrer Fruchtbarkeit. Also habe ich mein Blut vergraben, mich bei Mutter Erde bedankt und mir gewünscht, dass sie die Fruchtbarkeit einem anderen Mädchen weitergeben möge. Mein nächster Gedanke war der, nach abgeschlossener Menopause einen Ring fertigen zu lassen mit eingraviertem Jahr der ersten und letzten Menstruation, als Symbol, dass sich für mich ein Kreis geschlossen hat … z. B. mit vier Steinen für meinen Mann und unsere gemeinsamen drei Kinder. Inzwischen habe ich mir den Ehering meiner verstorbenen Mutter umarbeiten lassen, quasi als Uroborus, das Symbol der Schlange und des ewigen Lebens. Dann habe ich Sekt getrunken und mich gefreut, dass diese Phase zu Ende ist.«

Sinnstiftend ist es auch, einen Abschiedsbrief zu schreiben oder ein Päckchen zu packen, worin alle Utensilien enthalten sind, die nun nicht mehr gebraucht werden. Frau kann auch ein Fest mit Freundinnen feiern oder ein Bild malen mit den neuen Zielen.

Natürlich sind das nur Anregungen. Für wirkungsvoller als individuelle Rituale halten wir jedoch Gruppenrituale. Sie schaffen einen Gruppenzusammenhalt, fördern die Verständigung und sind eine Chance, sich aus der individuellen Vereinzelung zu befreien – alles Dinge, die wichtig sind, um uns besser auf die Menopause und das Älterwerden einzustellen.

Rituale sind wirkungsvoller, wenn sie zum Jahreszeitenwechsel oder nach Vollmond durchgeführt werden. Man weiß, dass alle Dinge, die man loswerden will, am besten mit abnehmendem Mond geschehen sollten (z. B. Hausputz oder »große Wäsche«, jede Fastenkur sollte bei Vollmond begonnen werden, dann ist der Abnehm- und Entgiftungseffekt größer). Neue Dinge geht man traditionellerweise zum Frühlingsanfang an, weil dann das biologische Jahr beginnt, der alte Zyklus ist beendet. Das Osterfest, Symbol der Wiedergeburt, der Fruchtbarkeit und des Neuanfangs, ist nicht umsonst am ersten Wochenende nach dem ersten Frühlingsvollmond.

Konfuzius sagt: »Das Wasser findet immer einen Weg, also finden wir auch überall eine Antwort, es ist alles da, wir müssen nur zugreifen.«

Naturheilkunde

Heilpflanzen

Es gibt eine Unmenge von Naturheilmitteln, alten und neuen, aus dem hiesigen, asiatischen oder indianischen Bereich, die mit Erfolg zur Bekämpfung der Wechseljahresbeschwerden angewandt werden können. Zusammen mit den bereits erwähnten allgemeinen Maßnahmen (Ernährung, Bewegung, Psychohygiene) erweist sich das phytotherapeutische Konzept (Pflanzenheilkunde) als ausgesprochen wirksam und dabei nebenwirkungsarm. Gleich eine Reihe von Heilkräutern (am besten frisch oder getrocknet) lindern erfolgreich starke klimakterische Beschwerden.

Dass diese alten Hausmittelchen zum Teil aus der Mode gekommen waren und erst jetzt allmählich wiederentdeckt werden, hat mehrere Gründe:

1. Es findet kaum noch ein Gespräch zwischen den Generationen statt, in dem solche Erfahrungen weitergegeben werden.
2. Der Glaube an Medizin und Pharmazie ist zu stark geworden.
3. Wir wollen immer schnell wieder einsatzfähig sein und haben keine Geduld mehr.
4. Massive Interessen befördern die Vermarktung pharmazeutischer Produkte.

Hätten wir mehr Generationendialog und mehr Geduld, bräuchten wir gewiss seltener einen Arzt oder einen Apotheker.

Zudem sind die alten Hausmittelchen meist preiswerter. Trotzdem werden sie von der Medizin zu wenig genutzt. Im Gegenteil: Immer wieder flammt Streit über die natürlichen Heilmittel auf. Denn oft gibt es nur die Erkenntnisse der Erfahrungsheilkunde. Es fehlen wissenschaftliche Nachweise über ihre Wirksamkeit, weil dafür teure Studien notwendig sind, die kaum jemand finanzieren will. Zudem versucht die Pharmalobby, der Kräuterheilkunde am Zeug zu flicken, weil sie hier eine starke Konkurrenz wittert.

Aber Vorsicht: Heil- oder Wildkräuter aus der Natur sind nicht zu verwechseln mit Nahrungsergänzungsmitteln wie Mineralstoffpillen oder Vitaminpülverchen! Immer mehr Forscher warnen sogar vor einem allzu unbedenklichen Konsum hochdosierter Vitamine oder Mineralstoffe, dem offensichtlich vor allem Menschen, die ohnehin schon viel für ihren Körper tun, wie z. B. Sportler, anheimfallen. Auch viele Frauen schwören auf diese Pillen und Pülverchen, weil sie denken, sie hätten keine Nebenwirkungen. Mit Nahrungsergänzungs- und funktionellen Lebensmitteln (ACE-Säfte in zahlreichen Geschmacksrichtungen, Multivitaminbrausetabletten, Omega-3-Brot oder Kombinationspräparaten aus Mineralstoffen und Vitaminen) hoffen viele, ihr Leistungspotenzial zu steigern und ihre Gesundheit zu stärken. Wer jedoch solche frei verkäuflichen Mittel konsumiert, ohne wirklich unter einem Vitamin- oder Mineralstoffmangel zu leiden, riskiert Nebenwirkungen. Darauf weist auch das Bundesinstitut für Risikobewertung (BfR) (im Zuständigkeitsbereich des Bundesministeriums für Ernährung, Landwirtschaft und Verbraucherschutz) hin. Eine dauerhaft hohe Vitamin A-Zufuhr kann zum Beispiel die Knochen brüchig werden lassen, hohe Dosen Vitamin E verlängern die Blutgerinnungszeit. Zu viel Magnesium verursacht Durchfall und schadet den Nieren, zu viel Kalzium kann die Bildung von Harn- und Nierensteinen begünstigen und zu Leistungsschwäche, Verwirrung, Appetitlosigkeit, Übelkeit oder Verstopfung führen. Zu große Mengen der fettlöslichen Vitamine D und E reichern sich im Körper an und führen zu Kopfschmerzen, Müdigkeit, Übelkeit und Erbrechen. Selbst das wasserlösliche Vitamin C hat unliebsame Folgen: Riesenmengen haben mitunter abführende Wirkung, fördern das Risiko zur Nierensteinbildung und greifen den Zahnschmelz an. Speziell bei hoch dosierten Naturheilpräparaten müssen Sie gegebenenfalls mit Nebenwirkungen rechnen. Lesen Sie die Packungsbeilagen aufmerksam und nehmen Sie die Mittel nicht über längere Zeit ein. Fragen Sie immer Ihren Arzt, auch wenn Sie noch andere Medikamente einnehmen.

Das BfR hält diese Mittel für gesunde Menschen, die sich normal ernähren, für überflüssig. Bei ausgewogener Ernährung bekommt der Körper alle Nährstoffe, die er braucht. Auf der anderen Seite kann eine einseitige, unausgewogene Ernährungsweise auch nicht durch Einnahme von Nahrungsergänzungsmitteln ausgeglichen werden. Bereits eine halbe rote Paprika, eine Kiwi und eine Tomate oder ein Glas Orangensaft und eine Portion gegarter Brokkoli decken zum Beispiel reichlich den Tagesbedarf an Vitamin C. Nur in bestimmten Fällen kann eine gezielte Nahrungsergänzung mit einzelnen Nährstoffen sinnvoll sein, zum Beispiel mit Folsäure in der frühen Schwangerschaft oder mit Eisen bei sehr starken Blutungen in den Wechseljahren.

Der wesentliche Unterschied zwischen Heilpflanzen aus der Natur und pharmazeutischen Naturheilprodukten besteht darin, dass in der Pflanzenheilkunde oder in unserer Nahrung stets mehrere Inhaltsstoffe (Vitamine, Mineralien, Ballaststoffe) wirken, die sich positiv ergänzen und verstärken. Eine Überdosierung ist kaum möglich. Die einzelnen Inhaltsstoffe einer Pflanze oder auch einer Frucht ergänzen sich in ihrer Wirkung, setzen bei der Heilung einer Krankheit oft von verschiedenen Seiten an und stärken unser Immunsystem. Allerdings braucht dieses Konzept eine gewisse Zeit und Geduld, die viele nicht zu haben glauben und deswegen lieber zu schnell wirksamen synthetischen Medikamenten greifen. Doch zu welchem Preis? Bei der Hormontherapie kennen wir mittlerweile die Risiken und Nebenwirkungen.

Tipps und Ratschläge

Aus der Kräuterheilkunde

Heilkräuter werden am einfachsten in Form von Teekuren oder Bädern angewandt: So wirken ein heißes **Thymian**bad (Thymus vulgaris) oder wechselwarme Fußbäder mit **Hopfenblüten** (Humulus lupulus) krampflösend und anregend zugleich.

Traubensilberkerze (Cimicifuga racemosa)
Diese wird auch Frauenwurzel genannt und seit 300 Jahren bei Frauenkrankheiten eingesetzt. Die Frauenwurzel gehört zu den selektiven Östrogen-Rezeptor-Modulatoren, d. h. sie wirkt wie ein Östrogen. Sie hemmt zudem den Knochenabbau, der Knochenaufbau wird deutlich stimuliert. Cimicifuga wird mit Erfolg bei lästigen Hitzewallungen und Schlafstörungen eingesetzt.

Gänsefingerkraut (Potentilla anserina)
Die Gerbstoffe dieser Pflanze wirken in erster Linie krampflösend.

Hirtentäschelkraut (Capsella bursa-pastoris)
Die in dieser Pflanze enthaltenen Flavonoide wirken blutstillend.

Mönchspfeffer, Keuschlamm (Vitex agnus castus)
Die Geschichte dieser Pflanze ist eindrucksvoll: Sie wurde früher in den Klostergärten angebaut und den Mönchen quasi als Gewürz unter das Essen gemengt, weil dadurch die sexuelle Lust und daraus resultierende Konflikte eingedämmt werden konnten. Ur-

sache dieser Wirkung: eine Stimulierung der körpereigenen Östrogene. Wirkstoffe sind Glykoside und Gerbstoffe.

Taubnessel (Lamium album)

Die Heilpflanze beeinflusst verschiedene Hormone, u. a. hilft sie, ein Gleichgewicht von Östrogen und Progesteron herzustellen. Wirkstoffe sind ebenfalls Glykoside, Gerbstoffe und Saponine; auch besonders gut geeignet für Sitzbäder. Vor allem die Blüten lindern Menstruationsbeschwerden.

Rote Beete (beta =Rübe) wirkt ebenfalls hormonähnlich und kann klimakterische Beschwerden lindern.

Sojabohne (Glycine max)

Neuere Untersuchungen zeigen, dass Soja und Sojaprodukte nicht besser als ein Placebo wirken. Dabei setzte man auf sie große Hoffnungen. Dass klimakterische Probleme unter Japanerinnen nahezu unbekannt sind, schrieb man ihrer sojareichen Ernährungsweise zu. Bis heute bieten deswegen Apotheken und Reformhäuser Sojaprodukte gegen Wechseljahresbeschwerden an – doch diese Produkte zeigen nur ein sehr mäßiges therapeutisches Resultat. Man nimmt an, dass die Wirkungslosigkeit in erster Linie darin begründet liegt, dass Soja kein westeuropäisches Nahrungsmittel ist. Sojabohnen enthalten Isoflavone, die als Phytoöstrogene (etwa übersetzt pflanzliche Hormone) und Radikalenfänger Verwendung finden. Sie wirken senkend auf die Blutfette und schützen die Leber. Nach mehr als fünfjähriger Einnahme wird vor möglichen Krebserkrankungen im Bereich der Gebärmutter gewarnt. Soja-Isoflavon-Tabletten führen sogar vermehrt zu Hitzewallungen und Verstopfungen.

Ausgewählte Teerezepte

Im Folgenden seien einige Teemischungen empfohlen (ohne jeglichen Anspruch auf Vollständigkeit), es gibt eine Fülle davon, vielleicht muss frau sie einfach ausprobieren:

Jeweilige Zubereitung: Alle Kräuter mischen (auf einen Liter Wasser 4 Esslöffel Kräutermischung). Kalt ansetzen, drei Minuten kochen und zehn Minuten ziehen lassen, abseihen und tagsüber schluckweise warm trinken. Als Kur ca. 3 bis 4 Wochen lang trinken, danach mindestens eine Woche pausieren.

Mischung 1 (gegen starke Regelblutung)
Gänsefingerkraut, Eichenrinde, Schafgarbe, Hirtentäschelkraut
Mischung 2 (krampflösend, entspannend)
Baldrianwurzel, Kamillenblüten, Pfefferminzblätter
Mischung 3 (krampflösend)
Ysop, Thymian, Andorn, Johanniskraut
Mischung 4 (krampflösend)
Raute, Schafgarbe

Salbeitee (schweißregulierend)
Salbeitee hemmt die Schweißbildung, eignet sich also bei in den Wechseljahren auftretenden Schweißausbrüchen. Einen gehäuften Teelöffel Salbeiblätter in eine Tasse kochendes Wasser geben, 15 Minuten ziehen lassen und dann abseihen.
Diesen Tee als Kur 4 Wochen lang zweimal am Tag trinken.

Frauentee für die Wechselzeit mit Rosmarin
Schafgarbenkraut, Waldmeisterkraut, Melissenblätter, Kamillenblüten, Frauenmantelkraut, Rosmarinblätter 10%, Taubnesselblüten
Dosierung: 1 TL auf eine Tasse, 10 Min. ziehen lassen, 3–4 Tassen täglich trinken

Auf den Seiten 99, 107, 115, 132 und 147 finden Sie zu den jeweiligen Beschwerden weitere Anregungen für Teemischungen.

Homöopathie

Die Homöopathie beruht auf dem Prinzip, dass Gleiches mit Ähnlichem geheilt werden kann. Mit einer homöopathischen Arznei wird zunächst künstlich eine Krankheit im Körper erzeugt. Sie sollte den tatsächlichen Beschwerden sehr ähnlich sein. Im Körper werden dadurch alle Kräfte aufgeboten, den Selbstheilungsprozess einzuleiten. Um diese künstlichen Krankheiten hervorzurufen, werden klassischerweise verdünnte pflanzliche, tierische und mineralische Substanzen verwendet. Die homöopathischen Verdünnungen wirken anders als andere Heilmittel: Nach der Lehre von Samuel Hahnemann, dem Begründer der Homöopathie, kommt die sogenannte feinstoffliche Wirkung der Substanzen tiefer zum Tragen und erreicht auch die Seele. Die Arznei setzt einen Reiz, der den Körper zu einer Gegenregulation bewegt. Das führt zum Selbstheilungsprozess.

Nach homöopathischem Denkmuster bewegt sich eine Krankheit von außen nach innen, das heißt, je länger die Erkrankung dauert, desto mehr geht sie nach innen. Es werden verschiedene Ebenen unterschieden: Haut, Organe, Psyche, Geist und soziale Integration.

Jeder Mensch, der über längere Zeit Schmerzen hat, reagiert mit einer Veränderung seiner Psyche und langfristig auch seiner Persönlichkeit, wird unter Umständen missmutig, weinerlich depressiv, aggressiv. Diese Persönlichkeitsveränderungen führen im Laufe der Zeit zu einer Änderung des Sozialverhaltens. Jemand, der permanent Schmerzen hat, sich nicht wohlfühlt und unter Medikamenten steht, wird weniger am sozialen Leben teilnehmen, sondern eher isoliert zuhause sitzen. Unsere Altersheime sind das beste Beispiel dafür.

Ziel einer homöopathischen Behandlung ist es, die Symptome so weit wie möglich nach außen zu filtern, so, als würde man den »Schmutz« von Zimmer zu Zimmer weiter nach außen kehren. So ist zum Beispiel die vom Laien oft gefürchtete Hautreaktion für den Homöopathen ein gutes Zeichen, weil sie ihm zeigt, dass die oberflächlichste dieser Krankheitsebenen erreicht ist. Das homöopathische Denkmodell passt sehr gut zur bereits erwähnten Definition der WHO, die besagt, »Gesundheit sei der Zustand des körperlichen, geistigen, seelischen und sozialen Wohlbefindens«.

Nach wie vor streiten Mediziner heftig über die Homöopathie. Der Hauptvorwurf, der der Homöopathie immer wieder gemacht wird, ist der fehlende wissenschaftliche Wirkungsnachweis. Für die Kritiker gehen die Wirkungen ausschließlich auf einen Placebo-Effekt zurück, also auf eine eingebildete Wirkung. Der entscheidende Vorteil der Homöopathie, dass der Therapeut sich für seine Patienten Zeit nimmt, dient ihnen als Erklärung für die Heilkraft der Homöopathie. Wenn freilich das bloße Zuhören und eine differenzierte zeitaufwändige Anamnese bereits eine heilende Wirkung hervorruft, fragt man sich, warum mit dieser Methode in der medizinischen Praxis so selten gearbeitet wird. Für die Homöopathie spricht ebenfalls, dass sie bei Babys, Kleinkindern und Tieren wirkt, wie immer wieder von Müttern kranker Kinder, Kinderärzten sowie Tierärzten bestätigt wird. Und diese können sich die Wirkung im Gegensatz zu Erwachsenen nicht einbilden.

Die Dosis und die Zeitdauer der Einnahme richten sich nach den Symptomen und dem Erfolg der Behandlung. Der Homöopath ermittelt dies in einer intensiven Befragung (die sogenannte Erstanamnese) und entscheidet sich dann für eine auf den einzelnen Patienten persönlich zugeschnittene Behandlungsweise. Diese eingehende Beratung, Hilfestellung und Therapieoption sollte jeder unbedingt in Anspruch nehmen!

Für eine Selbstbehandlung mit homöopathischen Mitteln aus der Apotheke gilt die Faustregel: Die Potenzen D3 und D6 sollten Sie 3-mal täglich insgesamt 3 Wochen lang einnehmen. Die Potenz D12 wird 2-mal täglich eingenommen, ebenfalls für 3 Wochen. Die Symptome sollten sich nach 2 bis 3 Wochen bessern. Spüren Sie dann keine Besserung, machen Sie erst einmal 1 Woche Pause. Anschließend können Sie noch einmal einen dreiwöchigen Behandlungszyklus einlegen.

Grundsätzlich gilt: Je akuter ein Zustand, desto öfter wird die Arznei genommen.

In vielen Köpfen grassiert die Vorstellung, dass eine Eigentherapie ja nicht schwer sei, dass man vieles selbst einfach machen könne, »weil es ja pflanzlich ist« und deswegen keine Nebenwirkungen habe. Bei jeder homöopathischen Behandlung kann es aber zu einer sogenannten Erstverschlimmerung kommen, das heißt, die zu behandelnden Symptome werden zunächst schlimmer, um dann (meistens) abzuklingen. Schon manch ein Patient hat dadurch unnötigerweise den Glauben an diese Therapieform verloren. Ist doch die Erstverschlimmerung ein sehr guter Indikator dafür, dass der Körper die Information verstanden hat und richtig darauf reagiert.

Dr. Ursula Meiners

Ich warne vor einer allzu sorglosen Selbsttherapie. Jeder, der mal eine richtige Erstverschlimmerung durchlebt hat, weiß, wovon ich rede. Gehen Sie besser zu einem homöopathisch ausgebildeten Arzt. Voraussetzung zum Erwerb der Zusatz-Weiterbildung »Homöopathie« ist die Facharztanerkennung. Die Weiterbildung gliedert sich in 6 Monate Weiterbildung bei einem Weiterbildungsbefugten, die auch ersetzbar sind durch 100 Stunden Fallseminare einschließlich Supervision, und 160 Stunden Weiterbildungskurs (Deutscher Ärztetag 2003).

Die homöopathische Behandlung ist eine ganzheitliche und individuelle, d. h. der Therapeut behandelt den Patienten und dessen Zustand und – im Gegensatz zur Schulmedizin – nicht nur das Symptom. Wenn zwei vergleichbare Patientinnen z. B. an Hitzewallungen leiden, brauchen sie entsprechend ihrer Lebensgeschichte und momentanen Situation unter Umständen zwei komplett verschiedene Arzneien, um die gleiche Krankheit zu behandeln.

Das macht es so schwierig, einen allgemeingültigen Fahrplan mit auf den Weg zu geben. Die homöopathische Hausapotheke bietet viele Arzneien, die Wechseljahresbeschwerden lindern und zum Teil auch heilen können, sie müssen allerdings richtig angewendet werden.

Der Vorteil einer homöopathischen Therapie ist die umfassende Berücksichtigung körperlicher, seelischer, geistiger und sozialer Faktoren und Auslöser, um die Krankheit zu verstehen. So befragt der Homöopath den Patienten nicht nur zu aktuellen Beschwerden, Zuständen etc., sondern auch zur Biografie, zur Familiengeschichte und zu den alltäglichen und besonderen Belastungen. Auch die Ursache des Übels (kalter Luftzug, nasse Füße etc.) wird erfragt. Darüber hinaus sind die sog. Modalitäten wichtig, das heißt: Unter welchen Bedingungen (Wetter, Wärme, Kälte etc.) wird ein Beschwerdebild besser oder schlechter?

Schon allein das Erfassen der Modalitäten verpflichtet den Patienten, sich selbst genau zu beobachten, womit bereits der erste Schritt in die richtige Richtung getan ist. Am Ende wird das sog. Konstitutionsmittel verabreicht, das ausschließlich für den betreffenden Patienten gedacht ist.

Dementsprechend kann man bei Hitzewallungen nicht einfach Medikament »XY« geben, sondern muss die Eigenheiten des Patienten berücksichtigen.

Dennoch gibt es einige gängige homöopathische Mittel, die sehr oft bei bestimmten Wechseljahresbeschwerden verabreicht werden. Dazu gehören:

Lachesis muta

Das Medikament wird aus dem Gift einer südamerikanischen Schlange hergestellt. Die Schlange gilt im Übrigen in der Mythologie als das mächtigste aller Tiere, weil sie über Leben und Tod entscheidet. Damit ist sie ein Symbol für die Erhaltung des Lebens, des Weiblichen schlechthin. Eva ist nicht umsonst von einer Schlange zum Biss in den Apfel animiert worden.

Verabreichung bei: heftigen Hitzewallungen, die vom Bauch zum Kopf gehen, anfallartigem Herzklopfen, Enge im Hals, Missmut morgens und depressiven Verstimmungen morgens. Diese Frauen mögen keine Einengung, weder im geistigen, räumlichen oder gar finanziellen Bereich, schon eine dünne Kette am Hals oder ein Gürtel erscheinen zu eng. Jegliche Form von Ausscheidung erleichtert (Reden, Weinen, Schwitzen, Bluten, Wasser lassen, Stuhlgang), eine Verschlimmerung findet oft morgens statt bzw. durch Schlafen. Typisch für *Lachesis muta* ist oft eine ambivalente ausgesprochen misstrauische und befehlende Persönlichkeit. Die Patienten haben oft Verlangen nach Kaffee, berichten über frühere Wochenbettdepressionen, Unverträglichkeit von Medikamenten und Hormonen, ebenso schlecht vertragenen werden Narkosemedikamente. Oft finden sich in der Krankengeschichte Thrombosen, Embolien und Asthma. Sie sind aufgrund ihrer Geschwätzigkeit und ihres Misstrauens eher unbeliebt und häufig unkonzentriert.

Cimicifuga racemosa (Traubensilberkerze)

Die Traubensilberkerze wird bisweilen auch als »Schwarze Schlangenwurzel« bezeichnet. Vermutlich geht der Name auf die Wahrnehmung zurück, dass die Samenhülsen der Pflanze im Wind ein rasselndes Geräusch hören lassen, das dem einer Klapperschlange ähnelt. Ursprünglich in Nordamerika beheimatet, wächst die Traubensilberkerze heute auch in Europa an feuchten, schattigen Plätzen.

Verabreichung bei: Hitzewallungen, die vom Kopf zum Bauch führen, Unterleibsproblemen, Kopf-, Nacken- und Rückenschmerzen, Schwindel, Depressionen und Ängsten, Menstruationsbeschwerden (wenn eine starke dunkelrote Blutung auftritt) zusammen mit stechenden Schmerzen und Krämpfen in den Leisten. 40 g Cimicifuga täglich schützen vor Osteoporose. Es sind eher verzagte und entschlussschwache Frauen.

Aurum metallicum (Gold)

Das *Aurum-metallicum*-Arzneimittelbild wird von den Homöopathen gerne mit dem Goethe'schen Dr. Faust in der Osternacht verglichen, in der er den Sinn seiner Existenz hinterfragt, an einen

Suizid denkt, zweifelt. Als es hell wird und die Kirchenglocken zur Ostermesse rufen, geht es ihm besser, seine Lebensfreude kehrt zurück.

Verabreichung bei: Stimmungsschwankungen, heftigen Periodenblutungen (insbesondere wenn Myome deren Ursache sind). Diese Frauen sind schwermütig und verzweifeln am Leben. Aurum wirkt besser in Verbindung mit Musik und Licht. Beides sind leicht zu verändernde Faktoren im täglichen Leben, besonders im Winter kann man mit dem richtigen Ambiente der Seelenpein entfliehen.

Sepia officinalis (Tintenfisch)

Der Tintenfisch lebt in den Tiefen des Meeres, im Dunkeln, versteckt sich und wird selten wahrgenommen. Wird er angegriffen, versprüht er seine dunkle Tinte und macht alles noch dunkler und undurchsichtiger. Oder er (um)klammert den Feind mit seinen Tentakeln, bis er ihn vernichtet hat. Sepiaweibchen fressen die Männchen nach der Begattung auf. Was hat dieses schreckliche Tier denn bitte schön mit uns Frauen zu tun?

Verabreichung bei: Depressionen

Zum Arzneimittelbild von *Sepia officinalis* passen einerseits die erschöpften, ausgelaugten und überforderten Frauen, die morgens nicht aufstehen können und keine Energie mehr haben, um die Familie zu versorgen.

Die *Lachesis muta*-Patientin steht auch missmutig auf, läuft aber bis zum Abend zur Hochform auf. *Sepia*-Patientinnen (es sind zu 95 Prozent Frauen) reißen sich einerseits beide Beine aus, um Familie und Kinder zu versorgen, haben drei Jobs und arbeiten abends nach 22 Uhr noch in Heimarbeit – andererseits ist diesen Frauen die Familie egal; sie entziehen sich den familiären Pflichten und Verantwortlichkeiten, indem sie Kindern und Ehemann Manches »aufdrücken«, das eigentlich ihrer Verantwortung obläge, und reagieren mit nie da gewesener Kälte und Neutralität gegenüber den Liebsten. Sexuell sind sie meistens inaktiv (»das brauche ich nicht«), haben oft eine Senkung von Blase und/

oder Gebärmutter und können den Urin nicht halten. Trotz aller »Schlampigkeit« halten sie die perfekte Fassade einer treusorgenden Mutter aufrecht und kehren den Dreck (nicht nur den wortwörtlichen) unter den berühmten Teppich.

Sepiamenschen sind sehr harmoniesüchtig, vergessen aber meistens, dass es sich um eine Scheinharmonie handelt; geht diese in die Brüche, gehen sie ebenfalls zugrunde. Die zunehmend fehlende Empathie führt zu Vereinsamung und Vernachlässigung.

Die Haut ist trocken, die Haare stumpf und oft früh ergraut, die Patientinnen haben oft einen Damenbart, Krampfadern und Hämorrhoiden.

Sepiamenschen sind oft ungewollte Kinder, häufig Frühgeburten; die Mutter hatte oft Probleme in der Schwangerschaft und unter der Geburt (vorzeitige Wehen, vorzeitige Placentaablösung, Kaiserschnittgeburten). Häufig werden die Kinder nicht gestillt. Sie sind oft die Ältesten mehrerer Geschwister, die viel zu früh in die mütterliche und versorgende Verantwortung gezogen werden. Im Frauenleben zeigen sich Störungen wie Ausbleiben der Periode, vermehrte Behaarung. Oft bleiben die Frauen gewollt oder ungewollt kinderlos – oder haben nur ein Kind.

Ambra grisea (Pottwal)
Ambra sind die Ausscheidungen des Pottwals.
Verabreichung bei: Schlaflosigkeit bzw. -störungen, Vergesslichkeit und Nervosität.

Auf den ersten Blick wirken Menschen, die Ambra brauchen, oft nervös und schüchtern. Erleichternd wirkt auf sie, abends wirklich abzuschalten und nicht so viele unerledigte Dinge mit ins Bett zu nehmen.

Arsenicum album (Weißes Arsenik)
Verabreichung bei: Durchschlafstörungen, Angst und Unsicherheit, Existenzangst, Panikattacken, Herzklopfen, Zittern, Unruhe, flachem Puls, oft auch Übelkeit und Durchfällen.

Die Patienten »sterben« lieber, als sich zu verändern, oft liegt ein Schockerlebnis in der frühen Kindheit zugrunde.

Argentum nitricum (Silbernitrat)

Verabreichung bei: Unruhe tagsüber und nachts, Unsicherheit und Angst.

Argentum nitricum gibt mehr Selbstsicherheit und ist eine klassische Arznei vor Prüfungen (Führerschein, Klassenarbeiten) oder auch vor Reisen, bei Flugangst und der bekannten Reisediarrhöe.

Natrium muriaticum

ist das banale Kochsalz, das wir täglich in der Küche benutzen. Es gilt als ein sehr umstrittenes Mittel in der Homöopathie. Ursula vertritt die Auffassung, dass man das »Salz der Erde« nicht vernachlässigen sollte und diese Arznei als sehr elementar betrachten muss. Es gibt Homöopathen, die allen Patienten mal eine Hochpotenz *Natrium muriaticum* empfehlen, dies ist besonders angezeigt bei lange zurückliegenden Verletzungen, Demütigungen und Beleidigungen. *Natrium muriaticum* ist keine Arznei, die man abends nimmt und nach einer halben Stunde entspannt schlummert, sondern eher eine konstitutionelle Arznei, die einen grundsätzlichen Beitrag zur allgemeinen Harmonisierung beisteuert.

Verabreichung bei: Erschöpfung, mittäglicher Müdigkeit, Selbstzweifel, fehlendem Selbstvertrauen, chronischer Müdigkeit.

Phophorus

Eine ebenfalls wichtige konstitutionelle Substanz, die wörtlich übersetzt »Lichtträger« heißt.

Verabreichung bei: jeglicher Form von Blutung (Nasenbluten, lange und heftige Menstruation), Erschöpfung, linksseitigen Beschwerden.

Phosphormenschen bringen Licht in eine Gesellschaft, sind gut gelaunt und versprühen scheinbar unendliche Energie – bis die Kerze abgebrannt ist. Es sind scheinbar unkomplizierte, immer fröhliche Menschen mit extremer Sensibilität und großem sozialen Engagement, die mit anderen mitfühlen und oft Dinge erahnen. Auf Grund ihrer großen Sensibilität verfügen sie über eine schnelle Auffassungsgabe, sind beliebt und unkompliziert, aber sehr schnell ermüdet. Sie kommen überall zurecht und finden schnell Freunde.

Körperlich bestehen bevorzugt linksseitige Beschwerden, Neigung zu Blutungen und blauen Flecken, Nasenbluten.

Phosphormenschen müssen lernen, sich selbst zu beschützen, Grenzen zu ziehen, ihr letztes Hemd für sich selbst zu behalten. Wenn sie ausgebrannt sind, fallen sie um, sind aber nach ausreichend Schlaf am nächsten Tag wieder wie ein Steh-auf-Männchen fit und machen einfach weiter.

Homöopathie, richtig angewandt, kann eine unschlagbare Methode zur Behandlung nicht nur von Wechseljahresbeschwerden sein. Allerdings sollte man die Behandlung einem erfahrenen Homöopathen überlassen. Auch sollte man die Grenzen der homöopathischen Therapie erkennen und akzeptieren, z. B. kann bei einer Krebserkrankung die Homöopathie lediglich Therapiebegleiterin sein. Inzwischen bezahlen nicht wenige Krankenkassen die homöopathische Behandlung bei dafür speziell geschulten Ärzten.

Kneippsche Anwendungen

Als Pfarrer Sebastian Kneipp sich in der Donau ertränken wollte, weil seine Tuberkulose ihm das Leben zu schwer machte, misslang zwar sein Selbstmordversuch, aber gleichzeitig stellte er fest, dass es ihm körperlich nach dem Donaubad bedeutend besser ging. Also wiederholte er dieses regelmäßig und konnte mittels Stärkung seiner körpereigenen Abwehr die heimtückische, damals so gut wie immer tödlich verlaufende Krankheit überwinden und besiegen.

Seitdem werden Kneippsche Anwendungen in Form von Hydrotherapie, Bewegungstherapie, Ernährungstherapie, Ordnungstherapie und Phytotherapie eingesetzt und leisten einen Beitrag zur Wiederherstellung des Immunsystems.

Die Kneippschen Anwendungen sind ein klassisches Beispiel für ein naturheilkundliches Therapiekonzept. Es erfordert die aktive Mitarbeit des Patienten und es basiert auf mehreren Methoden:
Hydrotherapie
Anregen des Körpers zu einer Gegenreaktion durch gezielte Wasserreize; Organe sollen gezielt ge- oder entspannt werden
Bewegungstherapie
aktives oder passives (z. B. Massagen) Bewegungstraining
Ernährungstherapie
vollwertige Gesundheitsschutzkost, überwiegend lakto-vegetabile basische Ernährung, um den Körper zu entsäuern
Ordnungstherapie
Stressabbau und Hinführung zu einer heiteren und gelassenen Lebensführung
Phytotherapie
Anregung der Organe durch Entgiftung (z. B. Niere, Galle).

Besonders wirkungsvoll (aber gewöhnungsbedürftig) ist das kalte Abduschen oder Abreiben nach jedem Bad/jeder Dusche. Ein wahres Labsal für Füße und Beine sind Wassertretbecken (ein Dorfbrunnen oder eine Wanne mit kaltem Wasser tun es auch) – das Wassertreten stärkt nicht nur die Abwehrkräfte, sondern auch die Venen und hilft wunderbar gegen müde und geschwollene Beine, Füße und Krampfadern. Zudem treibt es den manchmal zu niedrigen Blutdruck in die Höhe. Im Winter bieten sich Barfußlaufen im Schnee, im Herbst und Frühjahr morgendliches Taulaufen an. Anschließendes Aufwärmen ist dann jedoch ein absolutes Muss. Die Reizwirkung der Güsse auf die Haut ist auch anders zu erreichen: z. B. durch Rubbeln der Haut mit einem rauen Handtuch (Achtung: Weichspüler), einem Massagehandschuh oder gar einer Wurzelbürste. Es gibt sogar Leute, die aus diesem Grund nur

Unterwäsche aus Leinen tragen und in Leinenbettwäsche schlafen, damit durch die Hautreibung mit der harten Wäsche Atmung und Durchblutung angeregt werden.

Die finnische Sauna basiert auf dem gleichen Prinzip.

Akupunktur

Als Akupunktur bezeichnet man ein Teilgebiet der traditionellen chinesischen Medizin. Wir kennen viele Berichte von Frauen, denen diese Methode bei ihren klimakterischen Beschwerden sehr geholfen hat.

Auf den sogenannten Meridianen zirkuliert die Lebensenergie und steuert so die Körperfunktionen. Ein gestörter Energiefluss ruft ein Ungleichgewicht hervor und kann krank machen. Durch Setzen von Nadeln an Schlüsselpunkten dieser Meridiane wird die Energie anders verteilt, abgeschwächt oder verstärkt und führt somit via Energieausgleich zur Gesundung. Den diversen Meridianen sind verschiedene Organe bzw. Organkreise zugeordnet. Gesund ist der Mensch, wenn Innen und Außen (Yin und Yang) im Gleichgewicht stehen. Zudem wird jedem Organsystem eine Gemütsqualität zugeordnet, so gehören zur Leber (Yin) und Gallenblase (Yang) die Wut (»mir ist eine Laus über die Leber gelaufen«), zu Lunge (Yin) und Darm (Yang) die Melancholie (nicht selten findet man auch in der Schulmedizin eine Kombination aus Darm- und Lungenkrankheiten, wenn es ein Erlebnis tiefster Traurigkeit in der Biografie des Patienten gibt).

Die Akupunktur gehört nach diesem Verständnis zu den Umsteuerungs- und Regulationstherapien. Die traditionelle chinesische Medizin umfasst weit mehr als die reine Akupunkturtherapie. So gehört zu jedem Organkreis eine Uhrzeit, man spricht von der *Organuhr*. So spielt eine Rolle, zu welcher Tageszeit eine Beschwerde auftritt und wieder verschwindet. Jedem Organkreis werden Nahrungsmittel und Geschmacksqualitäten zugeordnet, die das entsprechende Organ stärken oder schwächen.

Die Hormontherapie, der große Irrtum in der Frauenheilkunde?

Aufstieg und Fall der Hormontherapie (HT)

Die Versprechungen der HT klangen über alle Maßen verlockend, gleichzeitig aber auch größenwahnsinnig. Zuletzt wurde sie als Universalheilmittel gegen Krankheiten und Beschwerden aller Art im weiblichen Leben gehandhabt. Dabei gab es zu jeder Zeit Fachleute, die vor ihrem allzu bedenkenlosen Einsatz warnten. Doch diese Warnungen ignorierte man; innerhalb weniger Jahrzehnte entwickelte sie sich zum »Mainstream«, sprich: zu einem allgemein akzeptierten und empfohlenen medizinischen Therapie- und Anwendungskonzept.

Während sie jedoch am Anfang nur Frauen mit starken Wechseljahresbeschwerden verordnet wurde, verließ am Ende kaum noch eine Frau ohne ein Hormonrezept die gynäkologische Arztpraxis. Die HT – davon war die Mehrheit der Gynäkologen felsenfest überzeugt – helfe Frauen nicht nur bei den typischen klimakterischen Beschwerden, sondern ebenso vorsorgend als Schutz gegen viele im Alter gefürchtete Krankheiten, wie Herzinfarkt, Schlaganfall, Krebs, Alzheimer. Diese Annahme beruhte auf keinem repräsentativen Wirksamkeitsnachweis, sondern lediglich auf einem vermuteten Ursache-Wirkung-Zusammenhang, der anhand kleinerer (nicht repräsentativer) medizinischer Studien empirisch bewiesen werden sollte. Ein Vorgehen, das in der Medizin nicht ungewöhnlich ist. Die meisten epidemiologischen Befunde sind Zusammenhangsvermutungen und keine Zusammenhangsbeweise. Solche Zusammenhangsvermutungen lassen sich jedoch hervorragend »missbrauchen«, wie der Schweizer Soziologe und Statistikexperte Peter Atteslander polemisch feststellt.

Aber welcher Laie weiß das schon? Setzen wir nicht alle stillschweigend voraus, dass Therapien durch repräsentative Wirksamkeitsstudien auf »Herz und Nieren« geprüft sind, bevor sie uns im »Gießkannenprinzip« verordnet werden? Selbst heute, wo die Gefahren und Risiken der HT bekannt sind, hält man immer noch an dieser Zusammenhangsvermutung fest.

Dr. Sabine Hamm, Dr. Ursula Meiners

Was wir die ganze Zeit während des Schreibens an diesem Buch befürchteten, ist wahr geworden: Die HT ist, nachdem es etwas ruhiger um sie geworden war, schon wieder auf dem Vormarsch. Ihr angeblicher Nutzen wird seit Kurzem bereits von der einflussreichen Deutschen Gesellschaft für Gynäkologie und Geburtshilfe e.V. (DGGG) propagiert. Man spricht seit Kurzem sogar von einer »Wiedergeburt« bzw. »Renaissance« der HT. Gerade erst erklärte Ludwig Kiesel, Direktor der Uni-Frauenklinik in Münster und Mitglied der wissenschaftlichen Fachgesellschaft der Gynäkologen, auf dem Fortbildungskongress des Berufsverbandes der Frauenärzte, neuere Studienergebnisse würden Anlass dazu geben, Hormone wieder großzügiger zu verordnen. Die dazu veröffentlichte Pressemitteilung trug dann auch den Titel: »Menopause – Hormone gehen doch!«

Im Text heißt es dazu: »Das Risiko der Hormontherapie für Frauen im Klimakterium ist kleiner als lange angenommen und muss deutlich differenzierter betrachtet werden.«

Es gruselt einem. Es ist die altbekannte Strategie: Methodisch unsauber durchgeführte Studien werden herangezogen, um den Nutzen der HT zu belegen. Im konkreten Fall bezieht man sich insbesondere auf eine dänische Studie, die einen angeblichen Nutzen für Frauen konstatiert, vor allem wenn sie mit einer solchen Therapie relativ früh begännen (zu Beginn der Wechseljahre).

In einem Interview mit dem Deutschlandsender Kultur bewertet das der Pharmakologe und Hochschullehrer Gerd Glaeske als große Enttäuschung: »Ich muss sagen, ich bin darüber sehr enttäuscht, dass eine wissenschaftliche Fachgesellschaft wie die DGGG sich so vor einen Karren spannen lässt. Vor den Karren der Industrie. Wenn sie wirklich nur den wissenschaftlichen Erkenntnissen folgen würde, dann würde sie nicht unter solchen Aufmachern dafür plädieren.« Für ihn – und wir stimmen ihm zu – ist die Geschichte der HT einer der größten Skandale der Medizingeschichte, nach Contergan. Millionen Frauen weltweit hatten Hormone in und nach den Wechseljahren erhalten – angeblich, um damit Krankheiten zu verhüten: verschiedene Krebsarten, Herz-Kreislauf-Erkrankungen und Osteoporose. Letztlich wurde aber nur ein positiver Effekt auf Osteoporose und die Wahrscheinlichkeit von Darmkrebs gefunden, im Wesentlichen vor allem gesundheitliche Gefahren und Risiken. Je länger wir uns mit diesem Thema auseinandersetzen, verlieren wir den Glauben in wissenschaftliche Integrität und Anständigkeit der gynäkologischen Berufsverbände. Es ist traurig, aber der Vertrauensverlust in die Standesvertreter der Gynäkologie ist enorm.

Wir haben es schon erwähnt: Aus der Beobachtung des späteren Herzinfarkteintrittsalters von Frauen im Vergleich zu Männern (gehäuft nach den Wechseljahren) zog die Medizin den Schluss, ihr hoher Östrogenspiegel schütze sie vor dieser oft tödlichen Krankheit. Fortan galt der hohe weibliche Östrogenspiegel als einzigartiger biologischer Schutzfaktor, ein niedriger hingegen als Gefahr für die Gesundheit. Diesen angenommenen Schutzeffekt übertrug man in der Folgezeit auch auf weitere Krankheitsbilder, wie z. B. Schlaganfall, Krebs oder Alzheimer.

Es erschien geradezu unerlässlich, Frauen Hormone als Ersatz zu empfehlen, sobald die Östrogenproduktion mit dem Klimakterium nachließ – weswegen diese Therapie zunächst auch »Substitutionstherapie« oder »Hormonersatztherapie« (HET) genannt wurde. Heute heißt sie nur noch schlicht Hormontherapie (HT). Schon der Begriff »substituieren« (= erneuern, ausgleichen, ersetzen) ist diskriminierend, denn er suggeriert, die ältere Frau sei hormonell »mangelhaft ausgestattet« und muss – ähnlich wie eine Diabetikerin mit Insulin – mit Hormonen versorgt werden, um lebensfähig zu bleiben.

Mit anderen Worten: Ein normaler biologischer Vorgang wird zu einem Gesundheitsrisiko uminterpretiert (pathologisiert), um ihn anschließend zu medikalisieren (medizinisch behandeln zu müssen/wollen)!

Als geschickter wie ebenso perfider Schachzug erwies sich dabei, aus einem angeblichen biologischen Vorteil (hoher Östrogenspiegel) einen Nachteil (Defizit) zu konstruieren und Frauen zu versprechen, gesund, leistungsfähig und schön wie in jungen Jahren zu bleiben, wenn sie »nur« Hormone nähmen. Das Versprechen, problemlos (beschwerdefrei) durch die Wechseljahre zu kommen und gleichzeitig präventiv etwas gegen das Alter zu tun, klang so vielversprechend, dass viele sich dem nicht entziehen konnten.

Dabei waren die ersten Aussagen zur HT fast noch bescheiden. Anfangs bestand das therapeutische Ziel darin, Hitzewallungen und Schweißausbrüche der Patientinnen zu lindern. Von Schutz vor Herzinfarkt, Osteoporose und Morbus Alzheimer war noch keine Rede. Und gegen Hitzewallungen und Scheidentrockenheit helfen Hormone tatsächlich, weswegen nicht wenige Frauen sie schätzen lernten. Umso mehr, als die fast schon vergessenen klimakterischen Beschwerden mit erneuter Härte zuschlugen, sobald sie die Hormone absetzten. Das machte viele Frauen zu wahren »Fans« der HT.

Überwogen am Anfang noch Vorsicht und kritische Diskussionen in der Medizin, gab es schon bald kein Halten mehr. Immer neue Indikationen ließen die Hormone innerhalb kürzester Zeit zu einem der umsatzstärksten Medikamente werden. Allein zwischen 1984 und 1998 verzehnfachte sich das Verordnungsvolumen von Hormonen (Quelle: Der Frauenarzt 11/2000). 2000 nahm jede dritte Frau Hormone (Quelle: Ärztliche Praxis Gynäkologie 4/2005). Erst mit den Veröffentlichungen der ersten kritischen Studienergebnisse im Jahr 2003 wandte sich das Blatt. Der Hormonverbrauch sank um ca. 9 Prozent unter den Vorjahreswert. Die eigentliche Wende kam jedoch erst 2005 nach Erscheinen und Abbruch auch des zweiten Studienarmes der WHI-Studie (siehe

S. 275f.). Die Hormon-Verschreibungspraxis brach regelrecht ein und sank um 17 Prozent, in Kanada sogar um 32 Prozent.

In Deutschland fand nur zögerlich ein Umdenken statt. Meinungsführer wie der Hormonspezialist und einstige Ordinarius der Universität Ulm, Christian Lauritzen, oder der Tübinger Forscher und Hochschullehrer Alfred O. Mueck trugen zu dieser Entwicklung maßgeblich bei. Vor allem mit ihrer Behauptung, eine Hormonsubstitution reduziere das Krebsrisiko, anstatt – wie einige kritische Studien feststellten – es zu erhöhen, nahmen sie den Kritikern das letzte bisschen Wind aus den Segeln, denn die vermeintlichen Vorteile der HT, wie der Gefäßverkalkung und dem Herzinfarkt vorzubeugen, zog schon bald niemand mehr in Zweifel. Warum auch Zweifel hegen, wenn so hochgeschätzte Kollegen die positiven Effekte der HT loben, ärztliche Standes- und Fachorganisationen sie wärmstens empfehlen und sie in Fortbildungen und Fachblättern ausschließlich positiv besprochen und diskutiert wird? Nein, den einzelnen Gynäkologen und Gynäkologinnen ist kaum ein Vorwurf zu machen. Auf wen hätten sie sonst hören sollen, wem hätten sie glauben sollen, wenn nicht den Fachleuten?

Wie eine gigantische Welle zog diese Therapie nach und nach immer mehr Mediziner und Frauen in ihren Sog. Endlich, so schien es, war die Wunderwaffe gegen klimakterische und altersbedingte Beschwerden gefunden. Doch misstrauisch hätte man bereits von Beginn an sein können, denn bis zur industriellen Herstellung von synthetischen Hormonen (Östrogenen) vor rund 60 Jahren spielte das weibliche Klimakterium in der Fachwelt kaum eine nennenswerte Rolle. In den 1940er Jahren wurde das Klimakterium gerade einmal kurz erwähnt. Ein Lehrbuch aus dem Jahr 1939 beschreibt das Klimakterium als den »Eintritt in das Matronenalter mit völliger Geschlechtsruhe«. Ein anderes Lehrbuch der Frauenheilkunde aus dem Jahr 1941 betont, dass Frauen in dieser Zeit viel Geduld brauchen, da es sich dabei um nervöse und psychische Beschwerden handelt, und dass »ein beruhigendes Einwirken auf die leidende Frau« oft mehr nütze als Medikamente. Man empfahl Analgetika gegen Kopfschmerzen, Kalzium gegen

Hitzewallungen, Baldrian gegen Schlafstörungen sowie Einläufe gegen Verstopfung. Sogar noch 1977 konnte man in einem Fachbuch lesen, »dass für die Behandlung klimakterischer Frauen ähnliches gilt wie für die Pubertierenden: die Frauen treten in einen neuen Lebensabschnitt ein, der zum Ablauf des Lebens gehört. Man sollte ihr begreiflich machen, dass die Begleitsymptome nicht krankhafter Natur sind. Eine geschickte Psychotherapie sollte sie von der positiven Seite dieses Lebensabschnitts überzeugen. Die Psychotherapie kann sehr gut durch hormonelle Substitution unterstützt werden.« (Kern 1977)

Warnungen vor einem allzu bedenkenlosen Einsatz der Hormontherapie seitens der Medizin gab es – wie gerade erwähnt – ebenfalls schon frühzeitig. Bereits 1979 kritisierte der damalige Direktor der Universitäts-Frauenklinik in Frankfurt/Main, Heinrich Schmidt-Matthiesen, dass eine Dauertherapie mit Östrogenen das Risiko für Gebärmutterkrebs oder Herzinfarkt erhöhe (Schmidt-Matthiesen 1979). Er warnte vor einem unnatürlichen Wachstum der Gebärmutterschleimhaut (Endometrium-Hyperplasie), das in 10 bis 12 Prozent aller Fälle innerhalb von zehn Jahren zu einer Krebserkrankung führen könne. Zur Vorsicht bei Östrogengabe riet auch 1977 der Direktor der Medizinischen Klinik der Universität zu Köln, Rudolf Gross, in seinem Lehrbuch für Innere Medizin, da dadurch Blutungen hervorgerufen werden könnten. Als problematischste Nebenwirkungen erwähnte im selben Jahr das Grundlagenbuch für Pharmakologie von Wolfgang Forth u. a. das Thromboserisiko und das Auftreten von Krebs im Bereich der Gebärmutterschleimhaut. Sogar der Pharmakonzern Schering riet 1985 noch zu einer eingeschränkten Anwendung, da die Einnahme von Östrogenen die Rate an Gebärmutterkrebserkrankungen steigere.

In den 1970er und 1980er Jahren wurde auf die Möglichkeit der Östrogentherapie hingewiesen, aber auch über die Risiken aufgeklärt: Krebs im Bereich der Gebärmutter, Brustkrebs etc. Nicht zuletzt mahnten bereits vor 20 Jahren nicht wenige Fachleute zu einer eingeschränkten Therapiedauer von maximal 2 bis 3 Jahren.

Ihr Motiv: Es gäbe keine international anerkannten und repräsentativen Studien, die eine endgültige Beurteilung zulassen würden. Aber keiner hörte auf sie! Mit den Jahren gerieten die Hormonskeptiker ins Hintertreffen, wurden überrollt von einer Welle von Nachrichten über die positiven Wirkungen der HET. In nur vier Jahrzehnten gelang es einflussreichen Kräften, die HET oder HT zum medizinischen Mainstream auszubauen.

Hinterher ist man immer schlauer, könnte man meinen. Aber hätte man, all die Warnungen und Zweifel vor Augen, es nicht von Anfang an besser wissen können und müssen? Wir denken: ja. Und unsere Empörung mischt sich mit Zorn und Wut über die Kräfte, die verantwortlich dafür sind und letztlich dazu beitrugen und immer noch beitragen, uns Frauen – vielfach ohne Not und Indikation – ein Medikament zur Dauerbehandlung zu empfehlen und zu verordnen, das – wie wir nun definitiv wissen – uns eher schadet als nützt.

Doch wie konnte es dazu kommen?

Licht ins Dunkle bringt ein kurzer Blick in die jüngere Medizingeschichte.

1913 wurde erstmals von Wiener Gynäkologen die Existenz eines Eierstockhormons nachgewiesen. 1942 wurde in den USA das erste Östrogen aus Pferdeharn gewonnen und schon bald darauf zu therapeutischen Zwecken in der Medizin eingesetzt. Bahnbrechend waren Anfang der 1960er Jahre die Erfindung und der breite Einsatz der Anti-Baby-Pille. Die Hormontherapie kam 1966 in den USA durch einen Bestseller des New Yorker Frauenarztes Robert Wilson so richtig in Fahrt. »Feminine forever« (»für immer weiblich«) hieß sein Slogan. In seinem in millionenfacher Auflage erschienenem Buch (auf Deutsch: »Die vollkommene Frau«) beschreibt er, wie die aus Stuten-Urin gewonnenen Östrogene Frauen helfen, ewig jung zu bleiben. Für ihn stand außer Frage, dass das Klimakterium eine Krankheit ist, das aus »netten« Frauen »entsexte, bissige, spitzzüngige Karikaturen ihres früheren selbst« mache. Doch Östrogen könne diese Frauen retten: »Brüste und Genitalien werden nicht schrumpeln. Das Zusammenleben mit solchen Frauen wird wieder überaus angenehm sein, und sie werden weder dumm noch unattraktiv.« Sein Buch galt lange Zeit als »Hormonbibel« für Frauen wie Ärzte. Er hielt gut bezahlte Vorträge im ganzen Land, schrieb Artikel für medizinische Fachzeitschriften und gründete die Wilson Research Foundation mit Büros im teuersten New Yorker Stadtteil. Wilson brüstete sich am Ende seiner beruflichen Karriere noch stolz, in seinen vierzig Berufsjahren 5000 Frauen mit Östrogenen behandelt zu haben, damit sie »weiblich« bleiben. Darunter auch seine Ehefrau, der Jahre später zunächst wegen Krebs eine Brust amputiert werden musste und die dennoch nach einem zweiten Rückfall an dieser Krankheit verstarb. Eine traurige Tatsache, die aber streng geheim gehalten wurde, da man im Falle eines Publik-Werdens mit einem Rückschlag für die HT rechnete. Erst sein Sohn Ron brach im Jahr 2002 das Schweigen, nachdem er von den aufrüttelnden Studienergebnissen der Women's Health Initiative (WHI, siehe S. 275f.) erfuhr. In einem Interview schilderte er die Leidens- und Krankheitsgeschichte seiner Mutter, die Vertuschungspraxis seines Vaters und dessen Verflechtung mit dem weltweit führenden Hormonkonzern Wyeth Ayerst (heute nur noch Wyeth), der nicht nur sein Buch, sondern seine Vorträge und natürlich auch sein Forschungsinstitut bezahlte. Was Ron Wilson preisgab, schlug in den USA wie eine Bombe ein und geriet zur Sensation.

Dass Wilsons Buch ein derartiger Kassenschlager werden konnte, lässt sich unseres Erachtens nur durch einen gigantischen PR-Aufwand erklären, strotzt es doch nur vor pathetischer und frauenfeindlicher Ausführungen. Aber es verhalf der HT zum Durchbruch und zum ungeahnten Aufschwung in den 1970er Jahren. Die Hormonpräparate schafften es innerhalb von zehn Jahren auf Rang 5 der amerikanischen Arzneimittelproduktion.

Kritische Beurteilungen zur Hormonersatztherapie gab es – und das kann man nicht oft genug sagen – seit 40 Jahren immer wieder, die je nach Medieninteresse mehr oder weniger publik gemacht wurden, letztlich aber wenig bewirkten. Ende der 1990er Jahre war in Deutschland sogar eine große Studie geplant, um dem schwelenden Streit der unversöhnlichen Gegner ein wissenschaftliches Ende zu bereiten. Sie kam jedoch nicht zustande, weil die Pharmaindustrie nicht mitspielte.

Noch bis ins Jahr 2002 waren die Hormonbefürworter im Aufwind. Die Mehrheit der Gynäkologen setzte große Hoffnung auf die HT und jede dritte bis vierte Frau nahm Hormone auf ärztliches Anraten. Die meisten von ihnen dabei völlig bedenkenlos und in dem Gefühl, das Beste für die eigene Gesundheit zu tun. Empfohlen wurde eine lebenslange Einnahme. Kritiker fanden kein Gehör oder mussten sich sogar den Vorwurf »unterlassener Hilfeleistung« gefallen lassen.

Dr. Sabine Hamm, Dr. Ursula Meiners

»Die Ärzte glaubten doch selber daran«, war die einhellige Meinung der von uns befragten Frauen. Vielen Frauen wurden Hormone völlig unabhängig davon, ob sie Beschwerden hatten oder nicht, empfohlen und verordnet. Nicht wenige erhielten sie präventiv, insbesondere gegen Osteoporose und Herz-Kreislauferkrankungen. Eine Teilnehmerin unserer Gesprächsrunde brachte es auf den Punkt:

»Ich bin doch nicht schlauer als die Frauenärzte, die beschäftigen sich doch berufsmäßig damit und sollten es besser wissen.«

Nicht wenige Frauen fühlten sich durch die vorherrschende Verschreibungspraxis regelrecht genötigt, wie nachfolgende Aussagen verdeutlichen:

»Als ich erste Regelstörungen bekam, bin ich zum Frauenarzt gegangen, der hat mich noch nicht einmal ausreden lassen, sondern gleich zum Block gegriffen und mir ein Hormonpräparat verschrieben.«

»Das war die allererste Frage, als ich in die Wechseljahre kam, ob ich mir nicht einen Hormonspiegel lassen machen und Hormone nehmen wollte.«

»Ich bin zum Frauenarzt gegangen, ich weiß gar nicht mehr warum, und dann hat der sofort gesagt: »Mit Ihrem Rheuma, da sind aber Hormone angezeigt.« Er drückte mir die Packung gleich in die Hand. Ich fühlte mich richtig genötigt. So quasi: »Wenn Sie das nicht machen, müssen Sie sich nicht wundern«.

»Ich habe dreimal die Ärztin gewechselt. Die erste wollte mir Hormone verordnen, weil ich so früh in die Wechseljahre kam und wegen der daraus folgenden Osteoporosegefahr. Die nächste hat das Gleiche erzählt. Bin da auch wieder weggegangen. Ich habe das immer sehr konsequent gemacht, was ich für richtig hielt, und jetzt bin ich bei einer, die meinte, es wäre nicht schlecht, wenn ich Hormone nehmen würde wegen des hohen Risikos, da ich noch so jung wäre, denn das mit der Osteoporose wäre so schrecklich, und überhaupt, wenn man so früh durch die Wechseljahre kommt …«

Wer als Patientin Bedenken gegenüber der HT artikulierte oder Fragen bezüglich der in den Beipackzetteln aufgeführten Nebenwirkungen äußerte, fühlte sich – wie die Schilderungen der von uns befragten Frauen darlegen – total von seinem behandelnden Arzt überfahren.

Für die meisten Gynäkologen stand es außer Frage, dass diese Therapie das Beste gegen klimakterische Beschwerden und zur Prävention einer Reihe ernster Alterserkrankungen sei. Von daher hielten sie es für ihre Pflicht und Schuldigkeit, Frauen Hormone zu verabreichen. Noch bis ins Jahr 2004 beklagte man auf Kongressen lautstark, bislang nur 60 Prozent der fünfzig- bis sechzigjährigen Frauen mit Hormonen erreicht zu haben. Über die Gesundheit der anderen 40 Prozent, die noch nicht von den »Segnungen« des medizinischen Fortschritts profitierten, sorgte man sich ernsthaft.

Keine Hormone nehmen zu wollen, grenzte an Unvernunft. Gute Argumente waren gefragt und ein starkes Selbstbewusstsein, um dagegen zu halten. Wer sich sogar dem ärztlichen Anraten widersetzte, brauchte ein dickes Fell. Doch wer hat das schon im ungleichen Arzt-Patientinnen-Verhältnis. Einfacher scheint es, den Arzt zu wechseln oder gar nicht mehr den Arzt zu konsultieren, was nicht wenige aus diesem Grund taten.

Am verführerischsten und überzeugendsten waren jedoch die wohllautenden Versprechungen, leistungsfähig und attraktiv zu bleiben, im Alter keinen Witwenbuckel, keinen Schenkelhalsbruch oder andere Schrecklichkeiten zu erleiden – diese »Argumente« klopften sogar jene weich, die ursprünglich gar keine Hormone nehmen wollten und auch jene, die keine klimakterischen Beschwerden hatten.

Doch die HT wirkte auch, und zwar genau so, wie wir es uns alle von guten Medikamenten wünschen: schnell und zuverlässig, speziell bei peinigenden Schwitzattacken und damit in Zusammenhang stehenden Schlafstörungen, einer wunden und schmerzenden Vagina – oder wie bei Karins plötzlichen Panikattacken:

»Meine Beschwerden, die Panikattacken, die waren so unangenehm, so massiv, da war ich einfach froh über die HT. Ich hätte in dieser Situation fast jedes Mittel genommen, das war richtig schlimm.«

Jedoch halfen sie längst nicht allen Frauen mit Beschwerden. Teilweise verschlimmerten sich die Beschwerden sogar, wie die nachfolgenden Aussagen verdeutlichen:

»Einmal haben sie mir ein Hormonpflaster angedreht, und da habe ich so schlimm reagiert, dass ich es nach drei Tagen abgerissen habe.«

»Die erste Woche ging es noch, aber die zweite Woche ging es mir so schlecht. So schlecht habe ich mich in meinem Leben noch nicht gefühlt. Es hat angefangen mit Blutungen, eine ganze Woche, ich kann das gar keinem wiedergeben, wie es war, wie es mir ging. Es ging mir immer schlechter, dass ich zu meinem Mann sagte, ich werf' die jetzt weg, und dann habe ich die einfach abgesetzt. Ich bin auch nicht mehr *zu der Ärztin hin. Seither habe ich mich damit abgefunden. Ja, die Schlaflosigkeit, das ist das einzige, was mich noch sehr stört. Ich muss in der Nacht aufstehen.«*

»Ich habe sie vertragen, dann aber abgesetzt, weil ich immer dicker wurde.«

Nur von einer möglichen Verschlimmerung der Beschwerden hörte man bzw. frau nichts. Die Risiken, Nebenwirkungen und Unverträglichkeiten der HT wurden heruntergespielt. Mit ihnen ging die Medizin unserer Meinung nach äußerst leichtfertig um. Ganz nach dem Motto: Was nicht sein darf, kann nicht sein.

Ärzte und Frauen gingen den Versprechungen der HT scharenweise auf den Leim. Die Gynäkologie ließ sich von der Versuchung hinreißen, in die Biologie von Frauen einzugreifen und nicht nur Frauen mit Beschwerden, sondern auch völlig beschwerdefreie (gesunde) Frauen zu therapieren. Und viele Frauen widerstanden nicht der Verführung, diesen wundersamen Versprechungen zu glauben. Je dicker aufgetragen wurde, sprich neue Anwendungsmöglichkeiten versprochen wurden, umso erfolgreicher gestaltete sich ihr Siegeszug.

Dr. Sabine Hamm

Als wäre es erst gestern gewesen, erinnere ich mich, wie irritiert ich aus einem Vortrag mit dem munteren Slogan: »Wechseljahre – na und?« herauskam. Die Kernaussage des vortragenden Chefarztes der Gynäkologie lautete: »Liebe Frauen, nehmt Hormone, dann bleibt ihr leistungsfähig, gesund und altert langsamer.«

Dass die meisten dieser wohlklingenden Versprechungen auf empirisch tönernen Füßen basierten, fand keine Erwähnung. Zu diesem Zeitpunkt schien für die Mehrzahl der Frauenärzte Frauengesundheit ohne HT kaum noch denkbar. Wer sie nicht gegen klimakterische Beschwerden verordnet bekam, erhielt sie präventiv gegen Alterserkrankungen. Diese Therapie trug dazu bei, die Ausgaben der Krankenkassen für Medikamente in aberwitzige Dimensionen aufzublähen. Wir leben inzwischen in einem Zeitalter, in dem von manchen Patienten anscheinend Heilung auf Knopfdruck erwartet wird; anstatt dass sich Menschen Zeit zu nehmen, die eigene Lebenshaltung zu hinterfragen oder Strategien zu entwickeln, vertrauen sie blindlings den Pillen, Pflastern und Salben.

Vier große Forschungsstudien trugen schließlich zum Niedergang der HT bei: Die *NHS (Nurses Health-Studie)*, die *HERS (Heart-Estrogen/Progestin-Replacement-Studie)*, die *WHI (Women's Health Initiative-Studie)* und die *One-Million-Women-Studie*.

Die vier großen Studien

NHS (Nurses Health-Study) (Studie zur Gesundheit von Krankenschwestern)

Diese US-amerikanische Längsschnittstudie, die seit 1976 im zweijährigen Turnus tausende von Krankenschwestern (mit zum Teil klinischen Untersuchungen) befragte, gilt als eine der weltweit bedeutendsten Gesundheitsstudien. Sie brachte wichtige Beiträge zur Ernährung und zu Krebsrisiken bei Frauen; u. a. zeigte sie, dass ein hoher Verzehr von Früchten und Gemüse, insbesondere grünem Blattgemüse sowie Zitrusfrüchten und deren Säften, einen Schutzeffekt vor Herz-Kreislauf-Erkrankungen bewirkt. Sie deckte aber auch eine Brustkrebssteigerung von 40 Prozent unter einer HT auf. Diese Studie gilt als besonders glaubwürdig, weil sie seit 30 Jahren läuft, ein besonders großes Kollektiv umfasst und Frauen zwischen dem 30. und 55. Lebensjahr untersucht und befragt.

HERS (Heart-Estrogen/Progestin-Replacement-Studie)

Die Studie wurde bereits 1998 in der Fachzeitschrift JAMA (Journal of the American Medical Association) publiziert. Sie ist ebenfalls eine größere und vor allem randomisiert-kontrolliert[19] durchgeführte US-amerikanische Studie, die aus zwei aufeinander aufbauenden Stufen (HERS I und II) besteht.

Ihre Fragestellung: Schützen Hormone vor Herzinfarkt bei Frauen, die bereits eine Erkrankung der Herzkranzgefäße (koronare Herzkrankheit) haben? Die erste Stufe ging über einen Zeitraum von 4 Jahren, die zweite wurde nach 7 Jahren wegen der aufgetretenen Komplikationen abgebrochen. Das Alter der Studienteilnehmerinnen betrug im Durchschnitt 67 Jahre. Die Hälfte der Frauen (rund 1300) wurden mit einem Scheinmedikament (Placebo) behandelt, die andere Hälfte mit einer Kombination aus den Hormonen Östrogen (gewonnen aus dem Stutenharn) und Gestagen, einem sogenannten Kombipräparat. In beiden Stufen ließ sich kein schützender Effekt von Hormonen im Hinblick auf Herzinfarkte nachweisen. Im Gegenteil: Im ersten Behandlungsjahr waren davon mehr Frauen aus der Hormongruppe als aus der Placebogruppe betroffen. Ebenfalls traten in dieser Gruppe weitere Komplikationen wie Thrombosen, Lungenembolien, Gallenblasenleiden und Krebserkrankungen auf. In der Hormon-Gruppe starben in 6,8 Jahren 261, in der Placebo-Gruppe 239 Frauen von insgesamt 2763 Teilnehmerinnen der Studie. Ihr Fazit: Hormone bringen keinen Nutzen für Herz-Kreislauf-Erkrankungen. Die Risiken überwiegen. Frauen mit Verengung der Herzkranzgefäße ist von der Hormoneinnahme in der Postmenopause abzuraten.

---

19 Das heißt, jeder Testperson wird nach einem Zufallsprinzip entweder das zu untersuchende Medikament oder ein Placebo verabreicht.

WHI (Women's Health Initiative-Studie)

Erst die Ergebnisse dieser Studie läuteten eine wirkliche Wende in der Verordnungspraxis der HT ein. 2002 wurde ihr erster, 2004 ihr zweiter Studienarm vorzeitig abgebrochen. Die WHI war ein im Jahr 1991 beginnendes und auf 15 Jahre ausgelegtes Forschungsprogramm zur Erforschung des Nutzens der HT im Klimakterium und im Alter. Ihr Hauptziel: der statistisch repräsentative Nachweis ihrer Wirkungen. Die praktizierte Langzeitgabe der Östrogenpräparate sollte durch sie endlich auf ein wissenschaftlich solides Fundament gestellt werden. Doch entgegen aller Erwartungen, stießen die Wissenschaftler statt der erwarteten schützenden Wirkungen auf gefährliche Nebenwirkungen: Wenn 10 000 Frauen ein Jahr lang ein Kombinationspräparat (Östrogene und Gestagene) nehmen, dann werden acht mehr an Brustkrebs erkranken als in der Vergleichsgruppe ohne Hormone; sieben mehr einen Herzinfarkt und acht mehr einen Schlaganfall und eine Thrombose bekommen. Es beteiligten sich insgesamt 161 808 gesunde postmenopausale Frauen (im Alter von 50 bis 79 Jahren). Diese Hormonstudie bestand aus zwei sog. Armen: einer Östrogen-Gestagen-plus-Studie von Frauen mit Gebärmutter und einer Östrogen-Studie mit Frauen ohne Gebärmutter. In beiden (randomisierten und doppelblinden[20]) Studienarmen wurden die Frauen nach dem Zufallsprinzip entweder mit Hormonpräparaten oder Placebos versorgt.[21] Ironie der Geschichte: Das mit diesem Forschungsauftrag beauftragte US amerikanische National Institute of Health (NIH) sollte eigentlich den Nachweis der schützenden Wirkungen der HT für Herzkreislauferkrankungen erbringen, um die Langzeitgabe der HT nach

---

20 Doppelblind bedeutet, dass weder der Patient noch der Arzt wissen, ob die Studienmedikation (das eigentliche Medikament) oder ein Placebo verabreicht wurde.

21 Frauen mit Gebärmutter erhielten ein Gestagen in Kombination mit Östrogen, eine Praxis, die das Endometriumkarzinom verhindern sollte.

jahrzehntelanger Verordnungspraxis endlich wissenschaftlich ab-
zusichern. Es erhielt deswegen nicht unerhebliche Forschungsun-
terstützung seitens eines bekannten Pharmakonzerns. Die Kosten
der WHI-Studie, ca. eine ¾ Milliarde Dollar, wurden nach Einschätzung der Deutschen Arzneimittelkommission zu 33% von
der Pharmaindustrie getragen (Der Frauenarzt 12/2003).
Aber das NIH kam zum gegenteiligen Resultat. Schlimmer
noch, es brach beide Studienarme wegen zu großer Gesundheitsgefährdungen der Teilnehmerinnen vorzeitig ab. Die Forscher
wurden im ersten Studienarm mit einer signifikant höheren
Auftretenswahrscheinlichkeit von Herz-Kreislauf-Erkrankungen,
Brustkrebs, Schlaganfällen und Lungenembolien konfrontiert
als bei den Probanden der Placebogruppe; im zweiten Studienarm immerhin mit »nur« zwei Risiken: einer Zunahme von
Schlaganfällen und Embolien. Besonders der vorzeitige Studien-
abbruch des zweiten Studienarmes 2004 erregte die Gemüter
stark und schuf viel Verunsicherung. Laut einer Umfrage kurz
danach hatten 89 Prozent aller Frauen von der WHI-Studie gehört, dennoch nahmen in den folgenden Jahren aber immer noch
58 Prozent der befragten Frauen aufgrund ärztlichen Rates ihre
Hormone weiter.

One-Million-Women-Study (Großbritannien)

Das Fass zum Überlaufen brachte dann im August 2003 die Britische »One-Million-Women«-Studie. Im Rahmen des Mammographie-Screenings wurden rund eine Million Frauen (durch-
schnittliches Alter 55,9 Jahre) schriftlich zu den Risiken und dem
Gebrauch der HT befragt, zirka ein Drittel dieser Frauen nahm
über einen Zeitraum von fünf Jahren Hormone ein. Die Ergebnisse dieser Beobachtungsstudie dokumentieren, dass bereits nach
zweieinhalb Jahren ein leicht erhöhtes Brustkrebsrisiko bei den
Hormone einnehmenden Frauen vorlag – unabhängig davon, in
welcher Kombination oder Einzelzusammensetzung Hormone

eingenommen wurden. Die Ergebnisse zeigten aber auch, dass eine kurzfristige Einnahme von Hormonen (maximal zwei Jahre) das Brustkrebsrisiko nicht erhöhte (Der Frauenarzt 9/2003; The Lancet 2003).

Frauen, die Kombi-Präparate einnahmen, trugen dabei ein deutlich erhöhtes Brustkrebsrisiko. Aber auch die reine Östrogentherapie erwies sich nicht frei von Risiken. Die Auswertungen über einen Zeitraum von zehn Jahren ergaben: Rund 20 000 Brustkrebsfälle in Großbritannien bei Frauen zwischen 50 und 64 Jahren, die sich allein auf die Einnahme der HT zurückführen ließen. Die Dosierung und Art der Verabreichung (Schlucken, Pflaster) spielten dabei keine Rolle.

Übertragen auf Deutschland heißt das: Jeder zehnte Brustkrebs steht mit einer Hormonbehandlung in Zusammenhang. Daneben dokumentierte diese Studie weitere wichtige Risikofaktoren für Brustkrebs, wie Übergewicht, Rauchen, Alkoholkonsum und Bewegungsmangel.

Im Jahr 2003 bewertete daraufhin auch das für die Zulassung von Medikamenten in der Bundesrepublik zuständige deutsche Bundesinstitut für Arzneimittel und Medizinprodukte (BfArM) das Nutzen-Schaden-Verhältnis von Hormonpräparaten für die Behandlung von Wechseljahresbeschwerden neu und traf folgende Empfehlung: Alle Östrogen-Gestagen-Kombinationen sind nur bei ausgeprägtem individuellen Leidensdruck, nach Ausschluss von Risikofaktoren wie z. B. Herz-Kreislauf-Erkrankungen, venosen thrombembolischen Komplikationen, Krebs sowie nach Aufklärung der Patientinnen über die möglichen Risiken zu verordnen. Die Anwendungsdauer ist so kurz wie möglich (ein bis zwei Jahre; gegebenenfalls Auslassversuche) und die Östrogendosis so niedrig wie möglich zu wählen. (Pressemitteilung 18.8.2003) Eine Änderung der Beipackzettel für die Hormonmedikamente wurde angeordnet, so dass diese künftig genaue Angaben zu den bekanntgewordenen Risiken anzeigen müssen.

Nach den ernüchternden Ergebnissen der WHI- und der One-Million-Women-Studie liefen die Medien heiß. Plötzlich war vom »Hormonskandal« die Rede (Süddeutsche Zeitung, Spiegel, MDR-Magazin »Fakt«).

Dr. Ursula Meiners

In meiner Wahrnehmung zankten sich die Fachleute plötzlich öffentlich, ohne sich jedoch in ihren Standpunkten anzunähern. Zurück blieben verunsicherte Ärzte, denen Inkompetenz und Abhängigkeit von der Pharmaindustrie vorgeworfen wurden, gestörte Arzt-Patientinnen-Verhältnisse, verunsicherte Frauen – kurz: ein großes Meinungschaos, in dem Frauen sich zurechtfinden mussten.

Dr. Sabine Hamm

Ich erinnere mich noch gut an meine Betroffenheit, als ich von diesen Ergebnissen eher nebenbei hörte. Wenig später wich diese Betroffenheit einer sich allmählich steigernden Empörung über die Reaktionen der Vertreter der medizinischen Zunft. In meinen Augen war es maßlos enttäuschend, wie selbstgerecht die Gynäkologie trotz all dieser Studienergebnisse an dieser Therapie festhielt. Mein Eindruck war, dass eine ganze Berufsgruppe sich hinter hohlen Phrasen verschanzte und auf Tauchstation ging – oder einfach am Status Quo festhielt, unfähig zu jeder Selbstkritik. Möglicherweise ist diese Wahrnehmung ungerecht, aber genau das grub sich in mein Gedächtnis ein und hat mich letztlich motiviert, mich mit diesem Thema wissenschaftlich auseinanderzusetzen. Normal hätte ich es gefunden, wenn sich die deutsche Gynäkologie nach den Ergebnissen durch eine öffentliche Erklärung von dieser Therapie distanziert hätte, inklusive einer entschuldigenden Geste in Richtung der betroffenen Frauen, oder wenn man eine unabhängige Kommission eingesetzt hätte, um aus den gewaltigen Fehlern zu lernen und entsprechende Konsequenzen zu ziehen. Eine reichlich naive Erwartungshaltung, wie ich heute weiß.

Doch statt Distanzierung, Entschuldigung oder unabhängiger Expertenkommission formierte sich innerhalb der deutschen Gynäkologenschaft nach dem ersten Schock kräftiger Widerstand gegen die Ergebnisse dieser Studie. Statt in innere Klausur zu gehen, ging man in die Offensive. Der öffentlichen Berichterstattung warf man Panikmache vor, die falsch und undifferenziert informiere und Frauen dadurch unnötig verunsichere. Den Studien, speziell der WHI-Studie, unterstellte man, die Risiken der HT maßlos zu übertreiben und den Nutzen nicht adäquat darzustellen. Akribisch wurde nach methodischen Fehlern und Mängeln in diesen Studien gesucht. Die Ergebnisse der Studien waren den Hormonbefürwortern (oder der Hormonmafia, wie sie in anderen Publikationen bezeichnet werden) natürlich ein Dorn im Auge. Jedes Indiz, was die Aussagekraft und Zuverlässigkeit dieser Studien in Zweifel ziehen lässt, führt man bis heute ins Feld, um an der »bewährten« Hormonverordnungspraxis festzuhalten. Die bis heute beständig vorgetragenen und längst widerlegten Hauptkritikpunkte sind:

(1) in Deutschland seien andere Hormone verordnet worden, und
(2) methodische Mängel der Stichprobe (Frauen zu alt, zu ungesund, zu dick etc.).

Vermutlich blieben in den zurückliegenden Jahren genau deswegen die Verordnungszahlen im internationalen Vergleich immer noch relativ hoch. Laut des Gesundheitsreports der Techniker-Krankenkasse aus dem Jahr 2005 gingen sie zwar zurück, aber 2004 bekam immer noch jede sechste Frau zwischen 45 und 65 Jahren ein solches Medikament verschrieben.

In jüngster Zeit geht man sogar wieder in die Offensive, beruft sich auf kleinere Studien oder auf Nachuntersuchungen der WHI-Studie, die – und uns erstaunt eigentlich gar nichts mehr – plötzlich genau das Gegenteil von dem aussagen sollen, worüber kurzzeitig, wenn auch mit Zähneknirschen, Konsens herrschte: nämlich dass die Risiken die Vorteile überwiegen und Frauen deswegen, falls überhaupt, Hormone nur kurzzeitig und niedrig dosiert verordnet werden dürfen. Nach aktueller Auskunft der Deutschen Gesellschaft für Gynäkologie und Geburtshilfe (2013) und unter Berufung auf die genannten Nachauswertungen und kleineren Studien berge die HT deutlich weniger Risiken als zuletzt angenommen. Für Frauen unter Sechzig, die keine speziellen Risikofaktoren oder Vorerkrankungen tragen, würde der Nutzen der Hormone die Risiken überwiegen. Diese Aussagen widersprechen zwar der S3-Leitlinie aus dem Jahr 2009, von der sich Frauenärzte eigentlich, wie der Name es aussagt, *leiten* lassen sollten, aber starke kommerzielle Interessen, Kritikunfähigkeit und der eigentlich widerlegte Irrglaube, dass nur eine hormonelle Substitution Frauen gesund altern lasse, sollten uns aufhorchen lassen. Vermutlich müssen wir Frauen uns erst zusammenschließen, um uns gegen diese Lobby von Interessenvertretern offensiv zur Wehr setzen zu können und diesem Spuk ein für allemal ein Ende zu bereiten.

Die S3-Leitlinie zur Hormontherapie

Erst im September 2009 wurde nach zweijähriger Bearbeitungszeit die erste interdisziplinäre evidenzbasierte Leitlinie zur Hormontherapie in der Peri- und Postmenopause veröffentlicht. Die neue Stufe-3 (S3)-Leitlinie, die unter Federführung der Deutschen Gesellschaft für Gynäkologie und Geburtshilfe (DGGG) entwickelt wurde, ersetzt die früheren Empfehlungen zur Hormontherapie. Nach Selbstauskunft wirkten an der Erarbeitung der Leitlinie Expertinnen und Experten aus 18 medizinischen Fachgesellschaften und Organisationen sowie Vertreterinnen von zwei Frauen- bzw. Patientinnenorganisationen mit. Über 6000 Literaturquellen und bereits erschienene Leitlinien zum Thema Hormontherapie wurden gesichtet. Die methodisch besten Publikationen wurden ausgewählt, um die aktuellen Empfehlungen zu formulieren.

Aber aufgepasst: Gegenwärtig versuchen sogar Vertreter der DGGG diese Leitlinie wieder auszuhebeln, in dem sie sich in

altbewährter Manier auf kleinere methodisch unsauber durchgeführte Studien berufen, die einen angeblichen Nutzen der HT
festgestellt haben. Man hat nichts gelernt! (vgl. auch S. 263)

Die S3-Leitlinie richtet sich an Ärztinnen und Ärzte in Klinik
und Praxis, um Entscheidungshilfen für die Indikationsstellung
zu geben. Sie wendet sich aber auch an interessierte Frauen, die
sich über die Hormontherapie informieren möchten, um so eine
bessere Entscheidung treffen zu können. Sie wird zurzeit überarbeitet, bis Januar 2015 lag keine publizierte Empfehlung vor.

Ein besonderes Anliegen der Leitliniengruppe ist die Empfehlung, Nutzen und Risiken der HT im Patienten-Arzt-Gespräch zu
bewerten.

Die Leitlinie enthält viel Sprengstoff, da sie zu Schlussfolgerungen
kommt, die die bisherigen Indikationen für ihren Einsatz in vielerlei
Hinsicht elementar in Frage stellen. Lange für nützlich gehaltene
Wirkungen überführt sie als falsch und sogar als gesundheitsgefährdend, andere als nicht bewiesen. Unter anderem distanziert sie
sich von langjährigen Annahmen ihrer Nützlichkeit:

- Die alleinige Verbesserung der allgemeinen oder gesundheits-
  bezogenen Lebensqualität ist keine Indikation zur HT.
- Eine »geschluckte« HT hat keinen positiven, sondern eher
  einen negativen Effekt auf die Harninkontinenz. Zur Therapie
  der Harninkontinenz sollte keine orale HT empfohlen werden.
- Eine HT dient nicht dem Schutz vor Herzkrankheiten. Zur Pri-
  mär- und Sekundärprävention stehen andere Strategien zur
  Verfügung, deren Wirksamkeit bewiesen ist.
- Eine HT erhöht das Risiko für einen Schlaganfall.
- Eine orale HT erhöht das Risiko für venöse Thrombosen und
  Lungenembolien.
- Eine Abmilderung der Alterungsprozesse der Haut durch eine
  HT ist nicht belegt.
- Eine Verminderung von Androgenisierungserscheinungen der
  Haut (»Damenbart«) durch eine HT ist nicht belegt.

- Eine HT hat keine positive Wirkung auf die Kognition (Konzentration) bei älteren postmenopausalen Frauen.
- Eine HT zeigt keinen Nutzen in Bezug auf Demenzsymptome bei Frauen mit Alzheimer-Erkrankung. Eine kombiniert kontinuierliche HT erhöht sogar das Risiko einer Demenz für Frauen im Alter über 65 Jahren.

Diese Leitlinie ist auch eine Kritik an all jenen Gynäkologen, die von den positiven Wirkungen der HT immer noch überzeugt sind und sie entgegen aller Erkenntnisse ihren Patientinnen bei Beschwerden bis heute verordnen. Sie ist vor allem aber ein Indiz dafür, wie lange es braucht, medizinische Irrwege zu korrigieren. Wobei auch diese Leitlinie die Verordnung der HT nicht generell untersagt, sondern einen »differenzierten Umgang durch fundierte Risikokommunikation« (Patienten-Arzt-Gespräch) empfiehlt. Folglich liegt es im Ermessen des Arztes, ob er Hormone verordnet, und natürlich der Frau, ob sie sich dazu überreden lässt. Da man sich jedoch in der Vergangenheit auf diese Therapie verlassen hat, ist es um Alternativen zur HT schlecht bestellt. Weder gibt es eine größere repräsentative Studie hierzu, noch kennen sich Gynäkologen umfassend in alternativer Heilkunst aus. (Im Abrechnungsbereich der kassenärztlichen Vereinigung Rheinland-Pfalz sind von ca. 330 Gynäkologen nur 2 Praxen registriert, die Homöopathie betreiben!)

Wohin das alles bei entsprechendem klimakterischem Leidensdruck führt, ahnen wir. Der Griff in die Hormonschublade ist nahezu vorgezeichnet. Deswegen sucht man in der Medizin auch schon nach Alternativen. So werden trotz Gegenindikation Frauen nicht selten Antidepressiva verordnet. Olaf Ortmann, Direktor der Universitätsfrauenklinik in Regensburg und Vertreter der Deutschen Gesellschaft für Gynäkologie und Geburtshilfe, hält »Designer-Östrogene« wie Raloxifen für eine mögliche Alternative. Designer-Östrogene verhalten sich teils wie natürliche Östrogene, teils blockieren sie aber auch deren Wirkung. Nebenwirkungen? Risiken? Egal. Hauptsache, das »Leiden« vieler Frauen lässt sich dadurch schnell beheben. Wir können uns nicht des Eindrucks erwehren: Die Karawane zieht einfach weiter.

Absurderweise müssen nach der Leitlinie und auch den erwähnten aktuellen Aussagen der DGGG zukünftig vor allem gesunde und jüngere Frauen damit rechnen (oder fürchten), Hormonpräparate empfohlen zu bekommen, denn bei ihnen rechnet man mit weniger »gesundheitsgefährdenden Nebenwirkungen und Risiken«. Eine uns zynisch erscheinende Logik.

Zwar erhalten bis heute entgegen dieser Leitlinie vor allem ältere Frauen Hormone verordnet, aber (Frauen, aufgepasst!) einflussreiche Berufsverbände der Medizin arbeiten an ihrer Wiederkehr in unser aller Leben. Und sie tun das weder mit schlechtem Gewissen noch empfinden sie es annähernd so gespenstisch wie wir, sondern sind fest davon überzeugt, dass Hormone uns Frauen helfen und uns besser und gesünder altern lassen. Für sie steht außer Frage, dass in einer stetig älter werdenden Gesellschaft die Bedeutung der Hormonsubstitution für die Leistungsfähigkeit und Lebensqualität von Frauen (auch Männern) zwangsläufig zunehmen wird. Vertreter der Menopause-Gesellschaften zum Beispiel sehen sich immer wieder veranlasst, »Ärzte und betroffene Frauen zu beruhigen und ihnen die Angst vor einer Hormonbehandlung zu nehmen«. Leider fällt dieses Denken auf einen fruchtbaren Boden. Immer mehr Menschen schlucken freiwillig Vitamine, Aufbaupülverchen, Nahrungsergänzungs- und Arzneimittel, darunter auch Hormone, um ihre Leistungsfähigkeit, Schönheit oder was sonst noch so ansteht, zu verbessern.

Leider auch haben immer noch viel zu wenige Gynäkologen aus dem Desaster der HT gelernt. Eine im Auftrag des Wissenschaftlichen Instituts der AOK durchgeführte Telefonbefragung aus dem Jahr 2005 brachte ans Tageslicht, dass trotz aller Gegenbeweise immer noch 37 Prozent der Ärzte an die schützende Wirkung von Hormonen glauben, vor allem vor Herzinfarkt, Altersdemenz und Osteoporose. Diese Befragung von zufällig ausgewählten 401 niedergelassenen Gynäkologen in Deutschland zeigte ebenfalls recht große interne Differenzen im Umgang mit der HT. Diejenigen, die an alten Überzeugungen festhielten, waren interessanterweise mehr männliche als weibliche und mehr ältere als jüngere Gynäkologen.

Trotz aller Widerstände und Bemühungen, die HT erneut zu etablieren, halbierten sich die Verschreibungszahlen für Hormonpräparate in der Postmenopause im Vergleich zu 1999. Vor allem zwischen 2003 und 2004 waren sie rückläufig. Bevor die ersten schlechten Nachrichten zur HT publik wurden, verschrieben deutsche Ärzte pro Jahr noch über eine Milliarde Tagesdosen (1999), 2004 waren es »nur« noch 459 Millionen (test 7/2005).

Doch wir müssen aufpassen. Die Gefahr eines Comebacks der HT – und wir wiederholen uns hier absichtlich! – steht schon wieder vor der Tür. Solange man nämlich in der Medizin davon ausgeht, dass Frauen mit den Wechseljahren unaufhaltsam auf ein hormonelles Defizit zusteuern und Östrogene schützende Wirkungen besitzen, liegt der Umkehrschluss nahe, Frauen hormonell substituieren zu müssen. Für uns ist die HT ein klassischer Fall dafür, wie fragwürdige Hypothesen – hochgeputscht durch wirtschaftliche und berufsständische Interessen – sich trotz kritischer Stimmen und Studienergebnisse zu gesundheitsgefährdenden Mainstream-Therapien entwickeln können. Die besondere Gefahr liegt heute darin, wie die langjährige WHO-Mitarbeiterin Ilona Kickbusch feststellt, »dass sich positive Gesundheitsorientierung, Markt und Machbarkeit miteinander verbinden und sich an der historischen Utopie der ›Perfektionierung des Menschen‹ orientieren« (Kickbusch 2006).

Der Lifestyle wird zum »Healthstyle« – für die Hersteller und Vertreiber von Hormonen im Klimakterium, von Schlankheitspillen, Aufputsch- und Beruhigungsmitteln usw. ist dies ein Milliardengeschäft, von dem auch Ärzte und Apotheker zunehmend profitieren: »Durch Gesunden-Untersuchungen, Präventionsberatung, der Verschreibung von präventiven Medikamenten ist Gesundheit sehr gut ins medizinische System integrierbar und expandierbar. Dazu muss man Menschen gar nicht mehr, wie in der Vergangenheit, zu Kranken machen, man muss nur eine regelmäßige Kundenbindung herstellen und die Kostenerstattung herstellen.« (Kickbusch 2006)

»Zu den Risiken und Nebenwirkungen fragen Sie ihren Arzt oder Apotheker« – dieser rechtlich vorgeschriebene Zusatz bei der öffentlichen Bewerbung von nicht verschreibungspflichtigen Medikamenten suggeriert eine Interessenunabhängigkeit, die es de facto nicht gibt. Lifestyledrogen und Medikamente, die Leistungssteigerung und Wohlbefinden im Alltag versprechen, sind zu gesellschaftlich akzeptierten Phänomenen geworden. Und die in der heutigen Zeit kultivierten Jugendlichkeits-, Schlankheits- und Schönheitsideale führen zusätzlich dazu, dass immer mehr Menschen, speziell jedoch Frauen, körperliche Identitäts- und Akzeptanzprobleme entwickeln – mit teils gravierenden gesundheitlichen Folgen, die sie wiederum besonders anfällig für Medikalisierungsstrategien werden lassen.

Pathologisierung und Medikalisierung von Frauenleben

Am Beispiel der Hormontherapie lassen sich mindestens fünf gesellschaftlich bedenkliche Entwicklungen erkennen:

1. der fortgeschrittene Grad der Medikalisierung und Pathologisierung weiblicher Körperprozesse und Lebensphasen (im konkreten Fall des Klimakteriums und der Menopause),
2. die (daraus resultierende) eklatante Über- oder Fehlversorgung von Frauen im Gesundheitssystem,
3. der massive Einfluss interessengeleiteter Akteure (medizinisch-pharmazeutischer Komplex),
4. der verbreitete Androzentrismus in der Frauenmedizin (der männliche Blick auf Frauenkörper und Frauengesundheit),
5. die Schwerfälligkeit bis Unfähigkeit des medizinischen Systems, aus Fehlern zu lernen.

Nahezu unbemerkt von der breiten Öffentlichkeit fand in den zurückliegenden Jahrzehnten eine Ausweitung des medizinischen Zuständigkeitsbereichs auf immer neue, einst in der Verantwortung des Einzelnen liegende Körperbereiche und Lebensphasen statt. Dieser Prozess, auch Medikalisierung genannt, wurde und wird maßgeblich von den Akteuren des Gesundheitsmarkts vorangetrieben. In dem Maße aber, wie Gesundheit bzw. Krankheit sowie menschliche Individuen zu Produkten gemacht werden, unterliegen sie markt- und betriebswirtschaftlichen Gesetzmäßigkeiten, die privatwirtschaftlichen Verwertungsinteressen folgen.

Der Prozess der Medikalisierung wird in der Fachwelt sehr unterschiedlich bewertet. Seine Protagonisten unterstreichen den medizinischen und technischen Fortschritt, den Ausschluss von Risiken und Gesundheitsgefährdungen, die positiven Implikationen sowie die Chancen der Medizin, die heute unter anderem die In-vitro-Fertilisation (IVF »Befruchtung im Glas«) bei Kinderlosigkeit oder auch Organtransplantationen bereithalten. Demgegenüber verweisen die Kritiker auf die Gefahren und Risiken der Medikalisisierung, die Über- und Fehlbehandlungen, die daraus resultierenden Risiken und zusätzlichen Kosten sowie auf die Tendenz, die komplette Verantwortung für die eigene Gesundheit den Ärzten bzw. dem Gesundheitswesen zu übertragen – letztlich nichts anderes als eine schleichende Entmündigung des Patienten bei kleineren Beschwerden, Fragen des Wohlbefindens und in natürlichen Lebensprozessen (Schwangerschaft, Geburt, Klimakterium).

So wird das Leben heute oft genug in einem geradezu »grotesken« Ausmaß medikalisiert: Für jede Krankheit gibt es eine Pille – »und immer häufiger für jede Pille auch eine neue Krankheit« (Blech 2010, S. 13). Immer häufiger »traktiere« eine Gesundheitsindustrie gesunde Menschen. Um das tun zu können, definieren global operierende Pharmakonzerne, Medizingerätehersteller und international vernetzte Ärzteverbände die Gesundheit beständig neu.

Für uns Frauen bedeutet das: Besonders die natürlichen Wechsel-
fälle des Lebens sind in der Vergangenheit systematisch als krank-
haft umgedeutet worden (Kolip / Lademann 2000), vor allem jene,
die im Zusammenhang mit dem weiblichen Zyklusgeschehen stehen. Das hat dazu geführt, dass es heutzutage keine einzige (weibliche) Lebens- und Umbruchphase mehr gibt, für die die Medizin nicht eine Definition und damit auch gleich die passende
Behandlung bereithält. So werden natürliche (zumeist hormonelle) weibliche Umstellungsprozesse wie das Klimakterium zum
Gesundheitsrisiko, Befindlichkeitsstörungen zu Krankheiten, Ba-
gatellen werden operiert und Prävention gerät zur Krankheitsbe-
handlung. Möglichst alles soll medizinisch überwacht, kontrolliert und begleitet werden.

So ist es nicht verwunderlich, dass – laut Statistik – aktuell jede
zweite bis dritte Frau am PMS (Prämenstruellen Syndrom) leidet, jede dritte schwangere Frau eine sogenannte Risikoschwan-
gere ist, jede dritte bis vierte Frau per Kaiserschnitt entbindet (mit
steigender Tendenz), fast jede zweite Frau über Sechzig keine Gebärmutter mehr hat, alle Frauen im Klimakterium an krankhafter
»ovarieller Insuffizienz« leiden, Frauen doppelt so viele Medikamente wie Männer verordnet bekommen und deswegen zu zwei
Dritteln der Gruppe der Medikamentenabhängigen zuzurechnen
sind. Natürlich alles aus Gründen der »Sicherheit«, um »Risiken«
auszuschließen und unseres gesundheitlichen Wohlbefindens wegen. So unterliegen heute nicht nur Schwangerschaft und Geburt
einem dichten Netz von Überwachung und Kontrolle, sondern es
wird fast schon routinemäßig der weibliche Zyklus hormonell beeinflusst.

Und weil in unserer Leistungsgesellschaft auf zyklusbedingte
oder klimakterische Schwankungen und damit zusammenhän-
gende Beschwerden niemand Rücksicht nimmt, bietet sich die
Medizin als »Helferin in der Not« an. Ihre häufigsten Strategien
sind: Hormone, Antidepressiva, Kaiserschnitte und Gebärmut-
teramputationen. Ob das gut ist?

Akteure der Medikalisierung

Auf dem Feld der Medikalisierung treffen mindestens drei Akteure mit jeweils verschiedenen Motiven aufeinander (Kolip 2000):

1. die pharmazeutische und medizintechnische Industrie
2. der Arzt/ die Ärztin und ihre Interessen- und Lobbyverbände
3. die Patientin/ der Patient.

Diese drei Akteure stehen in einem komplexen und zutiefst ungleichen Wechselverhältnis zueinander, insbesondere wenn wir an ihr Kapital, ihre Macht, ihr Wissen und ihren Einfluss denken.

Die pharmazeutische und medizintechnische Industrie

Wie jede Industrie bestehen ihre Ziele darin, ihre Produkte möglichst effizient und gewinnbringend am Markt zu platzieren, den Absatz zu sichern, zu steigern und somit gewinnbringend bzw. -maximierend zu arbeiten. Im Zeitalter von Überproduktion und knallharter Konkurrenz greift man dabei auf psychologisch ausgefeilte, teils aggressive, teils subtile Marketingstrategien zurück. Nicht zufällig steckt die pharmazeutische Industrie doppelt so viel Geld ins Marketing wie in die Forschung und Entwicklung neuer Produkte. Auch das Klimakterium und die Menopause rückten erst in dem Moment in den Fokus der Medizin, als synthetische Hormone verfügbar waren.

Laut Ellis Huber, dem langjährigen Präsidenten der Berliner Ärztekammer, reicht die Palette der Einflussmaßnahmen der Pharmaindustrie von Honoraren für Studien über kostenlose Kongressreisen und Erinnerungsgeschenke bis hin zu Pharmasubventionen oder Vollfinanzierungen von wissenschaftlichen Kongressen und der Finanzierung von Fachzeitschriften durch Werbung oder Zulieferung fertiger redaktioneller Beiträge. Auch Lehrstühle an Universitäten sowie wissenschaftliche Projekte werden von pharmazeutischen Unternehmen finanziert, was Unabhängigkeit und Objektivität der Mittelempfänger in Zweifel zieht.

Zwar verpflichtet der Verein Freiwillige Selbstkontrolle für die Arzneimittelindustrie (FSA) seine Mitglieder – nahezu alle Pharmakonzerne – auf die Einhaltung ethischer Spielregeln und untersagt ihnen bei Strafe, Geld und Geschenke oder Fortbildungsveranstaltungen auf Mallorca oder in der Karibik für Mediziner zu bezahlen. Doch tatsächlich hat der Verein seit seiner Gründung (2004) im Kampf gegen die Korruption wenig bewirkt. Kritiker rügen: Der Verein schaut seinen Mitgliedern nicht aktiv auf die Finger, die Strafen sind lächerlich niedrig und fast nie benennt der FSA bei Verstößen gegen den Anti-Korruptions-Kodex die Übeltäter.

Auch die Initiative unbestechlicher Ärzte »Mezis« (»Mein Essen zahl‹ ich selbst!«) in der sich rund 300 der rund 315 000 berufstätigen Mediziner in Deutschland zusammengeschlossen haben, warnt vor dem Einfluss der extra geschulten Industrieangestellten auf den Mediziner; viele empfangen schon längst keine Pharmareferenten mehr in ihren Praxen. Nach SPIEGEL-Informationen hat der Pharma-Konzern Trommsdorff 2009 hunderte Ärzte mit Unterhaltungselektronik (Laptop, Beamer oder Computer mit Drucker) dazu bewegt, bestimmte Medikamente zu verschreiben.

Um neue Produkte zu vermarkten, erarbeiten einflussreiche Pharmakonzerne vertrauliche Strategiepapiere. Die meisten Maßnahmen zielen dabei direkt auf die Ärzte: »8000 bis 13 000 Euro gibt die Pharmaindustrie jährlich für jeden einzelnen Doktor aus: für Marketingmaßnahmen, damit er die Pillen und Produkte der jeweiligen Firma verschreibt.« (Blech 2010, S. 38) So werden niedergelassene Mediziner von einem Heer von Pharmavertretern überrollt. Es gibt Einladungen zu festlichen Essen, zu Weinproben, Karten für die Fußball-WM oder andere sportliche bzw. kulturelle Highlights, Kongresse mit sehr angenehmen Rahmenprogrammen, alle möglichen Vergünstigungen usw. Zwar sollte diese Praxis längst verboten sein, wird de facto jedoch vielfach unterlaufen. Auch der Graubereich ist groß: Was einer wegen der Korruptionsgefahr am liebsten stärker kontrollieren bzw. sogar verbieten würde (wie das Einwerben von Drittmitteln, private Abschlüsse von Forschungsaufträgen, Entwicklungs- und Beraterverträge), sieht der andere als notwendiges und legitimes Übel an. Spricht man einen Arzt darauf an, wird er jegliche Beeinflussung strikt von sich weisen.

Studien zeigen freilich, wie diskret und subtil dieses Geflecht gezielter Marketingstrategien in die Köpfe der Ärzte eindringt und sie manipuliert. Dem Einfluss der Pharmaindustrie auf Ärzte ist u. a. die Bioethikerin Susan Coyal im Auftrag der Amerikanischen Gesellschaft für Innere Medizin gezielt nachgegangen. Ihrer Analyse zufolge gibt es einen starken Zusammenhang zwischen dem Annehmen von Industriegeschenken und dem Bevorzugen der betreffenden Produkte.

Bis heute lehnt die Pharmabranche einen über die bisherige Selbstverpflichtung hinausgehenden Anti-Korruptions-Kodex ab, und auch der Staat sieht offenbar keine Möglichkeit für striktere Gesetze.

Diese Verstrickungen und finanziellen Abhängigkeiten zwischen Ärzten und der Pharmaindustrie sind zu wenig bekannt. Angesichts leerer öffentlicher Kassen wird das Unternehmenssponsoring zukünftig sogar noch an Bedeutung gewinnen. Privatwirtschaftliche Fördermittel gelten als unverzichtbare Einnahmequellen. Erfolgreiche Geldbeschaffer werden wie Helden gefeiert, und man vergisst leicht, die daraus resultierenden Abhängigkeiten und Verflechtungen zu hinterfragen, zu regeln und soziale Handlungs- und Verhaltensnormen festzulegen.

Selbst ärztliche Leitlinien, die niedergelassenen Gynäkologen helfen sollen, sich im Dschungel von neuen Diagnosen und Therapien zurechtzufinden und für das Fach allgemein verbindliche Standards festzulegen, unterliegen solchen Einflüssen. Der Mediziner Allan Detsky (Toronto) analysierte die Verbindungen von 192 Leitlinienautoren in Europa und Nordamerika zur Pharmaindustrie und fand heraus, dass es Wechselwirkungen in beunruhigendem Ausmaß gebe (Blech 2010). Auch wissenschaftliche Studien und Fachaufsätze unterliegen vielfach dem Einfluss der

Pharmaindustrie. Immer wieder sickert mal durch, wie Untersuchungsergebnisse unterdrückt, geschönt oder verändert werden, falls die Resultate den pharmazeutischen Vermarktungsinteressen zuwiderlaufen.

Als im Jahre 2002 die Ergebnisse der WHI-Studie bekannt wurden, versorgte als erstes der Arbeitskreis »Steroide in Kontrazeption und Substitution« des Berufsverbandes der Gynäkologen alle niedergelassenen Frauenärzte mit einer Faxinformation, wie Ärztinnen und Ärzte ihre Patientinnen weiterhin vom Nutzen der Hormone überzeugen können. Hinter dieser Aktion standen zwei Pharmaunternehmen, die sie lancierten und finanzierten. All das wurde nur zufällig bekannt, führte aber letztlich zur Auflösung des Arbeitskreises.

Normalerweise werden die »Strippenzieher« hinter den Kulissen aber eher selten entlarvt; kaum einer durchschaut bei der geballten, aber sehr geschickten Manipulation und Indoktrination diese Mechanismen.

2007 brachte ein großer Wissenschaftsverlag ein von zwei honorigen, hormonfreundlichen Medizinerinnen geschriebenes Sachbuch zum Thema »Wechseljahre« heraus, das mit freundlicher Unterstützung einer großen Pharmafirma großzügig an gynäkologische Arztpraxen und wer-weiß-wen-noch verteilt wurde. Für alle ein lohnenswertes Geschäft. Das Buch wirbt mit den »neuesten« Erkenntnissen zur HT, die sich freilich beim genaueren Hinsehen als die altbekannten entpuppen, und es schreibt gegen die »Hormonhetze« an, die die »wirksamste Therapie« diffamiere und Frauen in ihrem klimakterischen Leiden nicht ernst nehmen würde (Schwenkhagen/Schaudig 2007).

Wie erfolgreich die pharmazeutische Strategie ist, offenbart auch eine repräsentative Studie, die Anfang 2005 rund 400 niedergelassene Gynäkologen zu ihrer Haltung zur Hormontherapie befragte. Sie zeigt, dass große Teile der Ärzteschaft der Hormontherapie generell positiv gegenüber stehen und sie immer noch als wichtigen Faktor zur Erhaltung der weiblichen Gesundheit ansehen. Diese

Studie kam darüber hinaus zu dem Schluss, dass Gynäkologen sich am stärksten an den Stellungnahmen ihrer Fachgesellschaften und der Pharmaindustrie orientieren, wobei gerade diese beiden zentralen Meinungsbildner ein insgesamt sehr positives Bild von der Hormontherapie zeichnen, das nur selten durch wissenschaftliche Studien belegt ist. Hinzu kommt, dass über 40 Prozent der Fort- und Weiterbildungen, die die befragten Ärzte besuchten, von der Pharmaindustrie ausgerichtetet waren. (Klauber u. a. 2005)

Die Pharmakonzerne geben viel Geld fürs Marketing aus, engagieren Meinungsforschungsinstitute, PR-Unternehmen, Werbeagenturen und Medizinprofessoren, um neue Krankheiten zu kreieren und auf diese Weise ihre Produkte auf den Markt zu bringen. Sie arbeiten auf die gleiche Weise wie andere Wirtschaftsunternehmen: Sie wollen Gewinn machen und sich gegen die Konkurrenz am Markt behaupten. Moralische, soziale oder ökologische Verantwortung sind nachrangige Kriterien. Absatz und Dividende sind entscheidend – und diese lassen sich heute am einfachsten an den Wehwehchen einer wohlhabenden Klientel steigern.

Dr. Sabine Hamm, Dr. Ursula Meiners

Seien Sie achtsam: Als Konsument und Patient können Sie sich am besten gegen überflüssige und gesundheitsgefährdende Medikamentierungen schützen, indem Sie eine kritische Distanz bewahren und nicht alles unhinterfragt schlucken, was Sie verordnet bekommen.

Schauen Sie unbedingt immer auf den Beipackzettel! Ein Blick auf die oft zahlreichen Nebenwirkungen ist mitunter bereits ein recht heilsamer Schock.

Lassen Sie sich beraten: z. B. in Frauengesundheitszentren oder in Selbsthilfegruppen.

Seien Sie vorsichtig, vor allem bei völlig aberwitzigen Heilsversprechungen – wie sie z. B. im Rahmen der Hormontherapie nach wie vor kommuniziert werden.

Von Langzeitmedikationen ohne wirklich ersichtlichen Grund ist abzuraten! Solange man/frau nicht chronisch krank ist und auf einen gesunden Lebensstil achtet, bedarf es in aller Regel keiner Einnahme von Medikamenten über mehrere Jahre.

Auch in die Medien investiert die pharmazeutische Industrie. Zeitungen finanzieren sich in beträchtlichem Maße aus Werbeeinnahmen und Industriesponsoring seitens der Pharmaunternehmen. Ganze Redaktionen und einzelne Redakteure können stark unter Druck geraten, wenn sie Artikel schreiben, die den Unternehmen nicht passen, die die Inserate bezahlen. Es wird geschätzt, dass 70 bis 80 Prozent aller Artikel und Beiträge zu Medizinthemen in den Medien auf gezielte Öffentlichkeitsarbeit der Pharmaindustrie zurückgehen, was einem Informationsmonopol gleich kommt.

Journalisten werden ebenso eingespannt. Der Medizinjournalist Jörg Blech plaudert aus dem Nähkästchen: »Die Pharmaindustrie lässt sich nicht lumpen, fast täglich treffen in den Redaktionen Einladungen zu Seminaren, Symposien und Workshops ein, die von der Industrie gesponsert werden. Hinzu kommen stapelweise Pressemitteilungen und Broschüren, Pressekonferenzen mit anschließenden Weinverkostungen, Zigarrenabende, Festessen, Sommerliche Schiffstouren etc.« (Blech 2010) Viele der von Pharmafirmen lancierten Geschichten werden unkritisch übernommen; auch ein »Hang zur Übertreibung« sei Medizinjournalisten eigen: Sie bauschen die Verbreitung und das Bedrohungspotenzial bestimmter Krankheiten auf, um ihre Berichte darüber wichtig erscheinen zu lassen. (ebd.)

Die Aufregung um die Gefahr einer Pandemie, ob nun Schweine- oder Vogelgrippe, ist noch nicht so lange her. Die Suche nach Schuldigen und Verantwortlichen dieser milliardenschweren Überreaktion verliefen regelmäßig im Sumpf. Nicht genutzte Impfseren wurden verbrannt und Millionen von Euro (auch aus Steuergeldern) gingen in Rauch auf. Die Politiker verschanzen sich hinter den ernstzunehmenden Expertenaussagen, die Experten wiederum verteidigen sich mit dem Hinweis auf die Gefahren potenzieller viraler Mutationen sowie der naturgesetzmäßigen Wiederkehr von tödlich verlaufenden Pandemien. Nur wenige Monate später scheint alles schon wieder vergessen oder von anderen medialen Ereignissen verdrängt.

Die Hintergründe für die Medikalisierung im Medizinbetrieb sieht Petra Kolip z. B. auch darin, dass es bei spezifischen Krankheiten heute für den einzelnen Arzt kaum zu leisten ist, »sich einen aktuellen, detaillierten und fundierten Überblick über jeden relevanten Bereich zu verschaffen […]. Dieses Handicap nutzt die pharmazeutische Industrie, indem sie Teilinformationen geschickt aufbereitet […] und als eindeutig präsentiert.« Hinzu komme, dass Ärzte im wachsenden Maße auch ökonomischen Erwägungen folgten, indem sie ihre Patienten als »behandlungsbedürftig« erklärten und ihnen eine »Vielzahl diagnostischer und therapeutischer Maßnahmen angedeihen« ließen. (Kolip 2000, S. 25f.) Auch durch eine zunehmende »Technikfixierung« seien die heutigen Ärzte vielfach in dem Glauben, vieles am Körper sei »regulierbar und machbar« (ebd.). Dieses Denken ebenso wie die gängigen »Bilder von Weiblichkeit«, von Geschlechterstereotypen, von gesellschaftlichen Regeln des Umgangs mit Risiken und den Vorstellungen über körperliche Entwicklungen trügen alle dazu bei, unsere Gesundheit zu medikalisieren.

Kritiker machen darüber hinaus noch auf einen weiteren Sachverhalt aufmerksam: Niedergelassene Arztpraxen (auch Krankenhäuser) seien Wirtschaftsunternehmen, die rentabel arbeiten müssen, um die erforderlichen Mittel für die Miete, die Gehälter der Angestellten der Praxisgemeinschaft und das eigene ärztliche Einkommen zu erwirtschaften. Mitunter sind noch hohe Kredite für Inventar und Ausstattung abzuzahlen, müssen neue medizinische Geräte angeschafft werden. Kommen dann noch Honorardeckelung und Arzneimittelreglementierungen hinzu, sehen sie die Wirtschaftlichkeit ihres Unternehmens und damit ihrer Ein-

nahmen gefährdet. Die Suche nach neuen finanziellen Einnahmequellen macht dann erfinderisch (IGel-Leistung), aber auch anfällig für Fehlverhalten. Kritisch sieht Heidi Schüller, Ärztin und
Buchautorin, in diesem Zusammenhang auch das ärztliche Ab-
rechnungssystem, »das frei praktizierende Ärzte zwingt, vor allem gute Kaufleute zu sein und erst in zweiter Linie gute Ärzte«,
und sie »zu Handlangern eines technokratisch orientierten Praxis-
betriebs« macht. »Sie müssen immer mehr Patienten pro Zeitein-
heit durch ihren teuren Fuhrpark schleusen und möglichst oft zur
lukrativen Spritze greifen.« Die beratende Medizin, die Zuwendung, das Gespräch würden hingegen durch geringe Abrechnungs-
möglichkeiten geradezu bestraft« (Schüller 1993, S. 24).

Den Arzt selbst erleben viele Patienten nur noch unter Zeitdruck, und wer wie Privatpatienten die Rechnung anschließend
zugeschickt bekommt, erfährt ihn zudem als Kleinkrämer, mitunter als Abzocker, der jeden noch so kleinsten Handgriff oder die
banalste Ansprache, wie das monotone »Wo fehlt es denn?« oder
»Wie geht's?«, haarklein in der Abrechnung als Leistung und »Beratung, auch fernmündlich« in Rechnung stellt. Ganz zu schweigen von teuren Untersuchungs- und Diagnoseverfahren, die aus
jeder Routineuntersuchung schnell eine richtig teure Angelegenheit machen.

Ärzte werden in ihren Quartalsabrechnungen mit dem Kollektiv ihrer Kollegen verglichen – wer aus der Statistik herausfällt,
wird der Unwirtschaftlichkeit bezichtigt. Es drohen u. U. massive
Honorarkürzungen. Der Gipfel der Infamie besteht für Ursula
darin, dass man in allen Leistungspositionen im statistischen Mit-
telmaß liegen muss, sonst ist mit finanziellen Einbußen zu rechnen.

Dr. Ursula Meiners

Ich habe derzeit eine Klage seitens der KV Rheinland-Pfalz am Hals,
weil ich eine beratende Leistungsposition überschritten habe und
signifikant aus dem statistischen Mittel herausfalle, insgesamt aber
deutlich unter dem Leistungsschnitt meiner Kollegengruppe liege.
Von Tausenden von eingesparten Euro an Medikamentenkosten ist

nicht die Rede, weil Medikamente ja ein »anderer Finanzierungs-topf« seien und weil man sich an die Statistik zu halten habe. Ich werde deswegen ca. 4000 Euro zurückzahlen müssen. Wie viel ein-facher wäre es für mich gewesen, für 10 000 Euro Hormone zu ver-schreiben und die Beratungsziffer nicht zu überschreiten! Boshaf-terweise fällt mir dazu nur ein übler Witz ein: Ein Vorstandsmitglied einer deutschen Krankenkasse fährt zum Kongress nach New York. Zuhause erzählt er begeistert, dass es in den amerikanischen Ho-tels automatische Rasier-Maschinen gäbe, man läge nur sein Ge-sicht hinein, dann würde man rasiert. »Aber«, sagt darauf ein Kriti-ker, »jedes Gesicht ist doch anders!« »Tja«, meint der KK-Vorstand, »aber nur beim ersten Mal«.

Ich gehöre wohl zu einer aussterbenden Zunft – ich möchte so-wohl als Frau als auch als Ärztin mein Gesicht behalten.

Auch Apotheker sehen sich finanziell mit einer zunehmenden Konkurrenz und mit den Auswirkungen der Gesundheitsrefor-men und Gesetzesänderungen konfrontiert. Aus Sicht der Me-dizin mischen sich manche Apotheker zunehmend in die Be-handlungsstrategien der Ärzteschaft ein und verkaufen teure Nahrungsergänzungen, Phytopharmaka und Sojaprodukte. Beim Nichtvertragen oder Nichtwirken ist dann wieder der Arzt ge-fragt, der eine Antwort wissen muss.

Gleiches gilt für die zunehmende Medikamentenwerbung im Fernsehen. Dem Zuschauer wird suggeriert, ein Medikament unbedingt zu brauchen – über die Nebenwirkungen soll dann der Arzt, natürlich kostenlos, während seiner Sprechstunde auf-klären.

Aus einer Arztpraxis kommt heute kaum noch ein Patient ohne ein Rezept in der Hand heraus. Manchmal möchte man mei-nen, die ärztliche Kunst bestehe – überspitzt formuliert – haupt-sächlich darin, Medikamente zu verordnen. Ein Cholesterin-, Blutdruck- und Blutzuckersenker für den Genussmenschen, ein Antidepressivum für den Unglücklichen, ein Sedativum für den

Aufgedrehten, ein Antibiotikum gegen Husten, Schnupfen und Ohrenschmerzen. Senioren schlucken nicht selten 6 bis 10 Medikamente täglich (und lesen selten den Beipackzettel zu den Nebenwirkungen – sie vertrauen eben ihrem Arzt). Jedoch bereits bei der Einnahme von mehr als 3 bis 5 Arzneien täglich weiß niemand mehr, mit welchen Nebenwirkungen und negativen Wechselwirkungen zu rechnen ist.

Ärzte sind für Patienten dabei viel mehr als Medikamenten-Verschreiber. Sie sind »Anlaufstellen für seelische Leiden und Nöte. Aber gerade das Gespräch, die Beratung (…) wird lächerlich honoriert.« (Schüller 1993, S. 24f.) Ein Dilemma insbesondere für ältere PatientInnen, die in erster Linie einen geduldigen Zuhörer und manchmal auch seelischen Beistand benötigen. Der Einsatz von Medikamenten dient hier nicht selten geradezu als zeitsparender ›Kontaktvermeider‹« (ebd.)

Um nicht missverstanden zu werden: Es geht uns hier nicht um Schuldzuweisungen, sondern um das Sichtbarmachen von strukturellen Ursachen und Zusammenhänge der Medikalisierung sowie deren Folgen für die Gesundheit von Frauen. Unbestritten gehört der Arztberuf zu den verantwortungsvollsten Berufen in einer Gesellschaft. Jeder Arzt, jede Ärztin wird nach bestem Wissen und Gewissen und zum Wohle der Patienten handeln, doch wäre es unseres Erachtens dringend an der Zeit, sich mit diesen hier beschriebenen Prozessen kritisch auseinanderzusetzen und als eine wesentliche Konsequenz den Medikalisierungsprozess abzubauen.

Unwissenheit und Unsicherheit der Frauen

Neben den pharmazeutischen und medizinischen Akteuren sind es aber auch wir Frauen, die unsere eigene Medikalisierung vorantreiben. Frauen unterwerfen sich ihr nicht nur, sondern fordern sie oftmals geradezu aktiv ein, sagt die Gesundheitswissenschaftlerin Petra Kolip.

Dr. Ursula Meiners

Mich erstaunt immer wieder, wie wenig meine Patientinnen über ihre normalen körperlichen Abläufe wissen und wie vertrauensvoll sie auf den Rat ihres Arztes, Heilpraktikers oder Apothekers setzen. Vielfach erlebe ich bei meinen Patientinnen auch ein schwieriges bis gestörtes Verhältnis zum eigenem Körper und seinen biologischen Abläufen. Zudem ist »alles da unten rum«, der Körper unterhalb des Nabels, immer noch mit einem Tabu belegt.

Geschlechtlichkeit und Sexualität werden eher hinter vorgehaltener Hand oder mal eben als dreckiger Witz thematisiert – daran haben weder Sexualtherapeuten wie Master, Johnson oder Kolle noch die Aufklärung in »Bravo« etwas geändert.

Die jahrhundertelange Bevorzugung der männlichen Biologie und der »Manneskraft« scheint hier ebenso noch nachzuwirken wie die Zügelung und Geringschätzung der weiblichen Biologie (auch Sexualität).

Die Werkzeuge dieser Aktion hießen und heißen: 1. Verminderung der weiblichen Selbstachtung, 2. physische Eingriffe und 3. Indoktrination. (Fester u. a. 1992)

Auf wenig Verständnis stoßen Frauen oftmals in dieser Phase bei ihren Partnern. Ob aus männlicher Hilflosigkeit, Ignoranz oder eigenen Schwierigkeiten beim Älterwerden, wir wissen es nicht genau. Auch vom Freundeskreis fühlen sich manche Frauen ausgegrenzt. Es scheint immer noch ein unangenehmes Thema zu sein, das ähnlich der Impotenz nicht an die große Glocke gehängt wird. Das steht im merkwürdigen Kontrast zu ganz ähnlichen Themen, denn über andere Krankheiten, Arztbesuche, Medikamente etc. können manche gar nicht genug reden. Wie psychische Erkrankungen gehört das Klimakterium in die Rubrik der gesellschaftlich negativ bewerteten »Krankheiten«, über die nicht selbstverständlich und schon gar nicht heiter gesprochen wird. Sie sind negativ stigmatisiert, gelten als Makel.

Wir fragen uns: Wie kann das sein – im Jahr 2015?

Einerseits ist es sicher noch das Erbe unserer Vergangenheit, andererseits blenden wir aber auch gern Unannehmlichkeiten aus, vor allem wenn sie mit Menschen in der engeren Umgebung zu tun haben, die uns wichtig sind. Andererseits haben wir es hier auch mit einer neuen Zeiterscheinung zu tun, die heißt: Angst vor dem Alter, vor einem immer höherem Arbeitsdruck, vor Arbeitslosigkeit, vor körperlichen Gebrechen, vor Versagen, vor Einsamkeit. Und das Klimakterium und die Menopause gehören in die Rubrik: Alter, Beschwerden, Krankheit, Abbau, Unattraktivität und Leistungsverlust.

Wer weniger gut informiert ist, lässt sich besser manipulieren, und wer kein Vertrauen in seine körperlichen Vorgänge hat, wird sich schneller medikalisieren lassen! Wer glaubt, den eigenen Körper »gestalten« zu können oder danach strebt, innerhalb der Norm zu sein, was auch immer das bedeutet, zeigt damit in erster Linie Unsicherheit, Angst und fehlendes Wissen im Umgang mit dem eigenen Körper. Besonders Frauen in ihren körperlichen Umbruchphasen wie dem Klimakterium werden in diesem Zusammenhang dazu verleitet, ihre Verantwortung über ihren Körper in die Hände von Ärzten zu legen bzw. »an der Arzttür abzugeben«. Doch genau hier gehören sie unseres Erachtens nicht hin.

Unser (Frauen-)Problem ist oft, dass uns das Wissen über weibliche Gesundheitszusammenhänge, Körperfunktionen und Rituale fehlt. Aus Zeitmangel, Desinteresse oder weil wir bislang gar kein Problem hatten, wenden wir uns bei kleineren Störungen verunsichert an unseren Arzt und bei klimakterischen Beschwerden ist das in aller Regel der Gynäkologe bzw. die Gynäkologin, der/die uns nach bestem Wissen und Gewissen mit dem medizinischen Instrumentarium behandelt. Ein kollektives über Generationen erworbenes Erfahrungswissen ging in den vergangenen Jahrhunderten ebenso verloren wie die Weitergabe von Frauenwissen von einer Generation zur nächsten, von der Großmutter, der Mutter, der älteren Schwester, also von Frau zu Frau.

Was Frauen demgegenüber auszeichnet (und was ihr die Medizin positiv anrechnet): sie reagieren im Allgemeinen weit sensibler als Männer auf körperliche Symptome. Nachgewiesenermaßen konsultieren sie nicht nur früher und öfter einen Arzt und berichten im Arzt-Patientengespräch auch offener über ihre Missempfindungen, sondern verhalten sich auch in aller Regel therapiekonformer. Diese uns seitens der Medizin viel Lob einbringende Sensibilität hat aber auch eine Kehrseite: das Medikalisieren. Vermutlich neigen auch deswegen so viele Frauen allzu bedenkenlos dazu, die medizinische Sicht auf den weiblichen Körper zu übernehmen. Sich ab einem bestimmten Alter von der »nutzlosen« Gebärmutter zu trennen, per Kaiserschnitt die Geburt vornehmen zu lassen oder hormonell den Stoffwechsel zu beeinflussen, stellt für immer weniger Frauen ein echtes Problem dar.

Wir leben in einem Zeitalter, in dem man davon überzeugt ist, dass dank Wissenschaft und Technik (und unseres Verstandes) fast alles gestaltet und gelenkt werden kann – und zwar in die Richtung, die wir (oder andere) haben wollen. Leider fallen wir mit solch einer Herangehensweise immer wieder auf die Nase, weil wir die Komplexität der Ursachen, Wechselwirkungen und Folgen unterschätzen – und verkennen, dass Denken und Handeln stets von Interessen geleitet sind.

Wir leben aber auch in einer Gesellschaft, die keine Rücksicht auf unseren Biorhythmus nimmt. Der einzelne Mensch wird den Anforderungen der Leistungsgesellschaft unterworfen, die immer stärker auf Effizienz bedacht ist und selten Rücksicht auf die zyklische Natur oder hormonell bedingte Beschwerden nimmt. Daraus erwachsende Beschwerden und Leistungseinbrüche werden nicht akzeptiert, eher noch wird frau als wehleidig, labil, kränklich oder nicht richtig leistungsfähig abgestempelt. Und nicht wenige Frauen denken genau dies von sich. Ihnen erscheint es allemal einfacher zu sein, sich bei »Versagen« und Nicht-Funktionieren auf eine Krankheit zu berufen, als dem Arbeitgeber, den Kollegen, dem Ehemann oder den Kindern zu verstehen zu geben, dass frau nur klimakterische Beschwerden hat, die frau am besten und ehesten wieder los wird, indem frau einen Gang zurück schaltet, sich unterstützt, geschätzt und geliebt fühlt und neben Familie und Arbeit Zeit für eigene Interessen leben kann. Der Wunsch, reibungslos zu funktionieren und leistungsfähig zu sein, verleitet vor allem Frauen dazu (oder zwingt sie gar), mit Medikamenten oder chirurgischen Eingriffen nachzuhelfen, falls die Biologie Probleme bereitet.

Solche gesellschaftlichen Bedingungen bilden den Nährboden für die Versprechungen der Pharmaindustrie und der Medizin. Und die HT versprach uns Frauen, attraktiv (auch sexuell), gesund und leistungsfähig zu bleiben und lockte mit dem Versprechen, präventiv etwas gegen das Alter und dessen Krankheiten tun zu können.

Früher orientierte man sich im Leben und bei der Arbeit an den Jahreszeiten und der Sonnenscheindauer. Der Bauer arbeitete solange die Sonne schien, sommers wie winters – im Winter also entsprechend kürzer. In Zeiten der Großfamilie genossen die Alten besonderen Schutz, ihre physischen Belastungsgrenzen wurden akzeptiert und respektiert – dafür gaben sie ihr Wissen weiter, das für die Familie enorm wichtig war. Und nicht zuletzt wechselten sich Phasen intensivster Anstrengung mit Perioden ausgeprägter Ruhe ab. Von solchen Lebensumständen, die häufig alles andere als idyllisch waren, sind wir weit entfernt. Dennoch darf wohl die Frage gestattet sein, wie und wo orientieren sich heute noch gesellschaftliche Strukturen an unseren biologischen Voraussetzungen und Gesetzmäßigkeiten? Aber schon allein diese Frage mutet heute vielen anachronistisch an – aber ist sie das wirklich?

Und heute? Wir arbeiten und leben anders, intensiver, isolierter, und nicht selten rund um die Uhr. Derjenige, der einen Job hat, muss diesen auch gnadenlos erfüllen. Tut er es nicht, fliegt er raus. Welcher Chef würde es tolerieren, wenn seine 50-jährige Mitarbeiterin wegen Depression (infolge Schlafmangels, dieser wiederum infolge nächtlicher Hitzewallungen) vielleicht tagelang nicht zur Arbeit käme? Welche alleinerziehende Mutter oder allein verdienende Frau kann es sich leisten, krankgeschrieben zu werden? Hinzu kommt aber auch: Wir ruhen nicht mehr, auch die Freizeit will gestaltet sein, und Haushalt sowie Kinder oder auch die Pflege der eigenen Eltern fordern ihren Tribut.

Die Hormontherapie ist da nur ein kleines Rädchen im Gesamtkonstrukt dieser Gesellschaft, es ließen sich unzählige weitere Beispiele anbringen (auch die Männerwelt betreffend). Und auch deshalb fragen wir uns: Sind wir nur noch funktionierende Rädchen in einer Gesellschaft bzw. Arbeitswelt, in der alles, was ineffizient ist und »nicht funktioniert«, ausgeblendet wird, in der ältere »weise« Frauen nicht mehr geschätzt werden, in der Allgemeinbildung zum Fremdwort geworden ist und Erfahrungsaustausch zwischen den Generationen Seltenheitswert hat?

Anstatt dass wir den Rhythmus und Takt unserer Lebens- und Arbeitswelt an den unserer Biologie anpassen, passiert genau das Gegenteil: Die Welt »da draußen« bestimmt und deformiert immer stärker unsere naturgegebenen Gesetzmäßigkeiten. Solange solche Zusammenhänge nicht diskutiert werden, werden Frauen (aber auch Männer) Angst vor dem Versagen haben und sich aus dieser Angst heraus in die Abhängigkeit von Machthabern, Industriekonzernen oder Meinungsmachern begeben und sich der Medikalisierungsmaschinerie ausliefern.

Statt sich ihrer körperlichen Kraft und Einzigartigkeit wieder stärker bewusst zu werden, verlangen nicht wenige Frauen immer mehr Experten-Kontrolle. Unsere Antwort? NEIN DANKE!

Was können wir ändern?
- unser Leben entschleunigen
- einen gesunden Lebensstil pflegen
- Vertrauen in die Weisheit und Stärke des Körpers haben
- uns unserem Körper und unserer Biologie positiv zuwenden
- Gesundheitskompetenz entwickeln
- Grenzen setzen, uns beschützen
- selbstbewusst unser biologisches Anderssein leben

- achtsam mit uns umgehen
- die eigenen Ideale leben
- Pflichten und Verantwortung abgeben
- loslassen können, uns mit der Vergangenheit aussöhnen
- Vertrauen haben in die nachfolgende Generation
- uns mit anderen Frauen austauschen und verbünden

Was kann die Medizin tun?

Sie sollte:
- Frauengesundheit unabhängig von Medikamenten machen
- zielgenaue, geschlechterdifferenzierte und -sensible Gesundheitsvorsorge betreiben
- verstärkt sanfte und schonende Heilmethoden einsetzen, speziell in der Frauenmedizin
- eine ganzheitliche Betrachtung und Behandlung anstreben
- sich Zeit nehmen für ein Gespräch von Arzt zu Patientin
- das Leiden nicht abstrahieren, sondern dem Patienten sein individuelles Gesicht wiedergeben[22](oder behalten lassen)
- den Patienten lehren »zu schwimmen«, statt versuchen, »den Ertrinkenden bloß zu retten«
- nicht nur fragen, »ob der Mensch noch am Leben ist, sondern wie dieser im Leben steht«
- sich für alternative Heil- und Denkweisen stärker öffnen – und dies als »substantiellen Teil« der »Schulmedizin von morgen« begreifen

An die Adresse der Gynäkologie und damit der medizinischen Fachdisziplin, die sich auf Frauengesundheit, -biologie und -körper spezialisiert hat, möchten wir ergänzen:

---

22 Die nachfolgenden Aussagen stammen von Volker M. Diehl, einem weltweit führenden deutschen Krebsforscher und ausgewiesenen Schulmediziner, die er anlässlich einer Tagung in der Berliner Charité im Oktober 2011 seinen Kollegen ans Herz legte. Quelle: Müller-Jung, Joachim: Vom Gebot zur alternativen Heilkunst. In: Frankfurter Allgemeine Zeitung vom 11.10.2011.

Die Medizin sollte das biologisch Andere und Einzigartige von Frauen stärker in ihrer ausdifferenzierten und damit großartigen Funktionalität achten und respektieren. Anstatt uns mit schwerwiegenden Alters- und anderen Krankheiten zu ängstigen, mit Hormonen, abhängig machenden Schmerz-, Schlafmedikamenten und Antidepressiva freizügig zu versorgen oder unsere Gebärmutter routinemäßig herauszuschneiden, würden wir uns wünschen, dass sie unseren Umstellungsprozess mit aufgeklärter Zuwendung begleitet. Sie sollte uns stärker ermuntern und motivieren, uns von ungesunden Verhaltensmustern zu trennen und gesunden zuzuwenden, inklusive flankierender naturheilkundlicher und sanfter Heilmethoden – und unter Betrachtung der »ganzen Frau« mit ihren Schwächen und Stärken, mit ihrem Körper und ihrer Seele, mit ihren persönlichen Lebensumständen.

Wann sind Hormone noch angesagt?

Die S3-Leitlinie ist hier eindeutig. Falls überhaupt, sollte die HT nur noch bei sehr starken klimakterischen Beschwerden kurzzeitig (maximal 2 Jahre) und in geringer Dosierung verabreicht werden. Jede längere Einnahme erhöht das Risiko, an einem Herzinfarkt, einem Schlaganfall, einer Thrombose (venöse Thrombosen und Lungenembolien), einer Gallenwegserkrankung, Harninkontinenz, einem Harnwegsinfekt, einem Brust-, Eierstock- oder Gebärmutterkrebs oder einer Demenz zu erkranken. Risikopatientinnen (Frauen mit Bluthochdruck, Übergewicht, mit o. g. Vorerkrankungen, aber auch Frauen, die die Pille nehmen oder rauchen) sollten auf die HT prinzipiell verzichten.

Wann ist eine HT überhaupt noch angezeigt? Empfohlen wird sie nach einer ausführlichen Nutzen-Risiko-Abwägung nur noch Frauen,

- die vorzeitig in die Menopause (vor dem 40. Lebensjahr) kommen (oft durch eine Entfernung der Eierstöcke) und unter starken Hitzewallungen und Scheidentrockenheit leiden. Nach einer Eierstockentfernung sind das sehr unangenehme Nebenwirkungen. Hormone sollten dann bis zum durchschnittlichen Menopausealter (ca. 50 Jahre) genommen werden. An dieser Stelle nochmals unser Hinweis, sich auf keinen Fall auf eine Eierstock- und Gebärmutteramputation ohne zwingend notwendige medizinische Indikation einzulassen.

- die ein hohes Risiko für einen Knochenbruch haben und die HT daher zur Osteoporoseprophylaxe nehmen möchten (insofern eine Unverträglichkeit oder Kontraindikation gegenüber anderen zur Osteoporosetherapie vorrangig empfohlenen Arzneimitteln besteht). (Vgl. S. 162f.)
- bei denen örtlich (als Salbe, Gel) Scheidentrockenheit behandelt oder vermieden werden soll.

Was zeichnet eine(n) gute(n) Gynäkologin/Gynäkologen aus?

Er/sie sollte:

- fachlich kompetent sein
- gut ausgestattet sein
- versiertes Personal in der Praxis haben
- eine saubere Praxis haben
- vereinbarte Bestelltermine einhalten – sofern kein Notfall vorliegt
- eine gründliche Anamnese durchführen (Erfassen der Vorgeschichte und Lebensgewohnheiten)
- ein ausführliches Gespräch von Angesicht zu Angesicht führen (nicht während die Patientin auf dem Untersuchungsstuhl sitzt)
- unterschiedliche Therapiemöglichkeiten erklären
- sorgfältig untersuchen
- faire Informationen geben (z. B. zum Mammografiescreening), nicht nur auf die Vor-, sondern auch die Nachteile hinweisen
- Befunde erklären
- Sie über Alternativen zu der vorgeschlagenen Diagnostik und Behandlung informieren und Sie über Wirkungen, Risiken und Nebenwirkungen aller diagnostischen und therapeutischen Maßnahmen, auch von Medikamenten, aufklären. Im Fall der Fälle sollte er/sie Ihnen das schonendere Verfahren empfehlen.
- Ihnen keine überflüssigen IGeL-Leistungen aufnötigen
- sich mit naturheilkundlichen und sanften Therapien auskennen
- Mut zur Lücke haben: Ein Arzt/eine Ärztin kann leitliniengerecht und hochwissenschaftlich die Patientin begleiten, ihr Angst oder ein schlechtes Gewissen machen, er/sie kann u.U. aber auch mal abwarten und beobachten und die nicht leitliniengerechte Entscheidung der Patientin mittragen.

Und letzten Endes sollte er/sie auch:
- mit beiden Beinen im Leben stehen
- das Herz am richtigen Fleck haben
- erklären können
- Überzeugungskraft, Verantwortung und Entscheidungen treffen können
- Patientinnen ermutigen, im Zweifel eine zweite ärztliche Meinung einzuholen (am besten vorher mit der Krankenkasse absprechen)
- die Entscheidung der Patientin mittragen, auch wenn sie nicht seiner/ihrer persönlichen Überzeugung entspricht
- zuhören können, Mensch bleiben, einfühlsam sein
- Diskretion bewahren, auf das Schamgefühl seiner Patientin achten

Wie finde ich eine(n) gute(n) Gynäkologin/Gynäkologen?

Hören Sie sich gründlich in Ihrem Freundinnenkreis um und lassen Sie sich von den Erfahrungen Ihrer Freundinnen berichten. Nach wie vor ist die Mundpropaganda bei der Suche nach einem guten Arzt nicht zu unterschätzen.

Nutzen Sie die Informationsquellen im Internet. Inzwischen gibt es Internetportale, in denen Ärzte von Patienten bewertet werden, wie die von Patienten- und Verbraucherorganisationen getragene Website: www.weisse-liste.de/arzt oder die von der AOK und der Barmer GEK eingerichtete www.aok-arzt-navi.barmer-gek.de.

Falls sich ein Frauengesundheitszentrum in Ihrer Region befindet, erkundigen Sie sich dort. Zwar dürfen die dort tätigen Mitarbeiterinnen keine direkten Empfehlungen aussprechen, aber häufig werden dort Erfahrungen von Frauen mit Ärzten gesammelt, die Sie vor Ort einsehen können. Die Adressen finden Sie unter www.frauengesundheitszentren.de (siehe auch S. 314f.).

Was haben wir gelernt, was nehmen wir für unser Leben mit?

Ein ehrliches Wort zum Schluss

Nach fünf Jahren mehr oder weniger »harter Arbeit« liegt unser Buch nun in den Buchhandlungen. Wir sind glücklich, dass wir es geschafft haben, auch stolz, und neugierig, wie es ankommen wird. Auch wir haben uns in diesen letzten fünf Jahren verändert. Unsere Söhne (bis auf einen) haben die Schule abgeschlossen und befinden sich im Studium oder in der Ausbildung. Unsere Männer haben Kontakt zur Rentenstelle aufgenommen. Und wir? Wir haben beschlossen, noch mal neu durchzustarten. Wir haben Lust auf Neues jenseits des alltäglichen Trotts, doch noch bewusster als je zuvor nehmen wir uns Zeit für die kleinen Annehmlichkeiten des Lebens: genießen das tägliche Mittagsschläfchen (Ursula), den ausgedehnten Spaziergang (Sabine), das Treffen mit Freunden oder das gemeinsame sonntägliche Essen mit der ganzen Familie. Viel öfter als früher gelingt es uns auch, »nein« zu sagen und uns von Umständen, Dingen und Menschen zu distanzieren oder gar zu trennen, die uns erkennbar nicht gut tun und uns nur Kraft und Energie rauben.

Sabine und ihr Mann zogen vor Kurzem, nachdem ihre Söhne ausgezogen sind, aus ihrem geliebten Haus in eine hübsche kleine und komfortable Wohnung in eine andere Stadt, warfen jede Menge Ballast ab und freuen sich nun über das neue Leben ohne die bisherige Garten- und Hausarbeit. Ursula und ihr Mann haben die Wochenenddienste einer Bereitschaftszentrale übergeben, fahren etwas öfter in Urlaub, treffen sich mit Freunden, genießen etwas mehr Kultur – und alles ohne schlechtes Gewissen.

Rücksichtsvoller und achtsamer gehen wir auch mit unserem älter gewordenen Körper und unserer leider nicht mehr ganz so stabilen Gesundheit um. Ursula gewöhnte sich kurzerhand das Rauchen ab und respektiert ihre körperlichen Grenzen: ihr jüngster Sohn muss jetzt den Sprudelkasten schleppen. Sabine entdeckte Pilates, Yoga und Walken als Wunderheilmittel gegen Rücken- und andere Schmerzen sowie steifer werdende Gelenke. Mehr aus Notwehr als aus freien Stücken stellten wir erst kürzlich unsere Ernährung um. Unser beständig gewachsener Bauchumfang ließ leider keine andere Wahl.

Apropos Essen: Neulich trafen wir uns in einer alten Mühle im idyllischen Ruwertal an einem lauen Sommerabend und ließen die letzten Jahre Revue passieren, machten Pläne für Neues – und sprachen über alles, worüber sich »Weiber« ohne Männer eben so unterhalten. Wir fragten uns auch, was wir gelernt haben, was wir mitnehmen und letztlich unseren Leserinnen mit auf den Weg geben möchten: Gelassenheit, Selbstvertrauen, Achtsamkeit und, wenn Sie das für sich sagen können, Gottvertrauen. Zu wissen, dass auch scheinbar miese Zeiten vorbeigehen, dass uns das »Ungeheuer Wechseljahre« nicht aufgefressen hat, dass wir jetzt anders, aber total unbeschadet sind, dass diese »Mauser« uns letztlich gut getan hat – das ist ein gutes Wissen und ein gutes Gefühl, das wir allen Frauen mit auf den Weg geben wollen. Verunsicherung und Panikmache, ob durch Medien, Medizin oder Pharmaindustrie, sollten an uns abprallen wie Wassertropfen an einer Glasscheibe.

Wechseljahre sind nicht zum Verzweifeln, sie machen aus uns keine »alten Schachteln«, sie geben uns die Chance, unser Leben zu hinterfragen, Dinge zu bewahren oder zu ändern. Alles ist erlaubt.

Dr. Sabine Hamm   *Dr. Ursula Meiners*
                                                                                  Frühjahr 2015

Quellen / Literatur zum Weiterlesen

Atteslander, Peter: Gesundheit als universaler Wert – Gesundheitssysteme als Netz medizinscher Normen?, in: Hermann T. Krobath (Hrsg.): Werte in der Begegnung, S. 419–446 (2011)

Augustin, Evelyne: Leben ohne Gepäck. Vom Übergewicht befreit (2013)

Bartens, Werner: Die Krankmacher. Wie Ärzte und Patienten immer neue Krankheiten erfinden

Bartens, Werner: Auf Kosten der Patienten (2004)

Benecke, Andrea/Vogel, Heiner: Übergewicht und Adipositas, Robert-Koch-Institut. Gesundheitsberichterstattung des Bundes, Heft 16, S. 8f. (2005)

Blech, Jörg: Die Krankheitserfinder. Wie wir zu Patienten gemacht werden (2010)

Blech, Jörg: Heillose Medizin. Fragwürdige Therapien und wie Sie sich davor schützen können (2007)

Bopp, Annette Wechseljahre. Den eigenen Weg finden. Völlig überarbeitete und aktualisierte Neuausgabe Stiftung Warentest, Berlin, 2010

Borde, Theda/David, Mathias: Sind die Wechseljahre ein kulturspezifisches Syndrom?, in: Ingeborg Jahn (Hrsg.): Wechseljahre multidisziplinär. Was wollen Frauen – was brauchen Frauen (2004)

Bührer-Lücke, Gisa: Wechseljahre ohne Hormone (2004)

Burgert, Cornelia/Sachse Christina: Wechseljahre: Praktische Begleitung für diese Lebensphase (2012)

Corcos, Renzo: Das große Rezeptbuch der Heilkräuter für Gesundheit und Schönheit (1984)

Dahlke, Rüdiger: Krankheit als Sprache der Seele (1992)

Dahlke, Margit und Rüdiger: Frauen-Heil-Kunde (1999)

Erikson, Erik H.: Identität und Lebenszyklus (2003)

Fester, Richard/et al.: Weib und Macht. Fünf Millionen Jahre Urgeschichte der Frau (1980)

Fischer-Dückelmann, Anna: Die Frau als Hausärztin (1905)

Florenske, Anna: Rückkehr der Hormontherapie. Deutschlandradio Kultur, Sendung vom 11.05.2013. Quelle: http://www.dradio.de/dkultur/sendungen/wissenschaft/2104106

Friedan, Betty: Mythos Alter (1997)

Gäbler, Hartwig: Arzneipflanzen im Blickpunkt (1978)

Gélis, Jacques: Das Geheimnis der Geburt. Rituale, Überlieferung, Volksglauben (1992)

Gigerenzer, Gerd/Wegwarth, Odette: Risikoabschätzung in der Medizin am Beispiel der Krebsfrüherkrankung. In: Science Direct (ZEFQ) 102, S. 515 (2008)

Gigerenzer, Gerd: Der Nutzen ist fraglich, in: Der Tagesspiegel (1.6.2005)

Girtler, Roland: Der Strich. Soziologie eines Milieus (1994)

Glaser, Hermann: Die Rhythmischen Einreibungen nach Wegman/ Hauschka. Menschengemäße Berührung pflegen (1999)

Goll, Claire: Ich verzeihe keinem (1994)

Graf, Friedrich P.: Ganzheitliches Wohlbefinden – Homöopathie für Frauen (2007)

Greiser, Eberhard et al: Weibliche Hormone ein Leben lang. Mehr Schaden als Nutzen (2000)

Gross, Rudolf/et al.: Lehrbuch der Inneren Medizin (1997)

Haarmann, Claudia: Die Scham ist nicht vorbei (2005)

Hadji, Peyman: Möglichkeiten und Grenzen der Osteoporoseprävention, in: Der Frauenarzt 2 (2001)

Hänsel, Rudolf: Therapie mit Phytopharmaka (1983)

Hertwig, Hugo: Knaurs Heilpflanzenbuch. Ein Hausbuch der Naturheilkunde (1978)

Hirschhausen, Eckart von: Die Leber wächst mit ihren Aufgaben (2008)

Hoffmann, Christiane: Hinter den Schleiern Irans. Einblicke in ein verborgenes Land (2008)

Jahn, Ingeborg (Hg.) Wechseljahre multidisziplinär. Was wollen Frauen – was brauchen Frauen. Schriftenreihe zur Gesundheitsanalyse, Band 28 (2004)

Jaschke, Rudolf von: Gynäkologie (1939)

Jirovsky, Elena: »Eine natürliche Angelegenheit« – Ethnologische Untersuchungen zum Erleben von Menstruation und Menarche von Frauen in Wien (2006). Quelle: http://www.univie.ac.at/alumni.ksa/images/text-documents/ASSA/ASSA-Journal-2006-02.pdf

Kaiser, Rolf: Hormonbehandlung in der gynäkologischen Praxis (1984)

Kern, Günther: Gynäkologie. Ein kurz gefasstes Lehrbuch (1977)

Kickbusch, Ilona: Die Gesundheitsgesellschaft. Megatrends der Gesundheit und deren Konsequenzen für Politik und Gesellschaft (2006)

Klauber, Jürgen et.al.: Wechseljahre in der Hormontherapie, Pressegespräch Berlin (6.7.2005). Quelle: http://www.wido.de/meldung_archiv+M51574f65ae2.html

Kneipp, Sebastian: So sollt ihr leben! Winke und Ratschläge für Gesunde und Kranke zu einer einfachen, vernünftigen Lebensweise (1889/1980)

Kolip, Petra (Hrsg.): Weiblichkeit ist keine Krankheit (2000)

Köhler, Gerhard: Lehrbuch der Homöopathie (1986)

Lademann, Julia: Hormone oder keine?, in: P. Kolip (Hrsg.), Weiblichkeit ist keine Krankheit (2000)

Lock, Margret: Ambiguities of aging: Japanese experience and perceptions of menopause. Culture, Medicine & Psychiatry 10, S. 23–46 (1986)

Love, Susan: Das Hormonbuch. Was Frauen in den Wechseljahren wissen sollten (2002)

Margotsdotter-Fricke, Dagmar: Menstruation – von der Ohnmacht zur Macht (2004)

Mary, Michael: 5 Wege, die Liebe zu leben (2002)

Mességué, Maurice: Die Natur hat immer recht (1979)

Mezger, Julius: Gesichtete homöopathische Arzneimittellehre (2005)

Million Women Study, in: The Lancet 363 (2003)

Minne, Helmut W.: Osteoporose und ihre Folgen, in: Ärztliche Praxis Gynäkologie 2 (2003)

Mueck, Alfred: Wie ist die MWS zu beurteilen?, in: Der Frauenarzt 9 (2003)

Mueck, Alfred: Einen Hormonskandal gibt es nicht, in: Prakt. Gyn. 3 (2004)

Mueck, Alfred: Neue Ergebnisse zur HRT, in: Der Frauenarzt 2 (2006)

Mühlhäuser, Ingrid: Mammographie-Screening: Aktuelle wissenschaftliche Daten und die Situation in Deutschland, in: Clio 69, S. 13 (2009)

Mühlhäuser, Ingrid: Weniger Kontrolle ist besser. Interview mit der Medizinerin Mühlhauser im Deutschlandradio Kultur. 2013. http://www.dradio.de/dkultur/sendungen/thema/945998/

Müller, Ingrid: Das Hormon-Theater http://www.netdoktor.de/Magazin/Das-Hormon-Theater-3357.html

Müller-Jung, Joachim: Vom Gebot zur alternativen Heilkunst. In: Frankfurter Allgemeine Zeitung vom 11.10.2011. Quelle: http://m.faz.net/aktuell/wissen/integrative-medizin-vom-gebot-zur-alternativen-heilkunst-11489819.html (2011)

Nash, Eugene B.: Leitsymptome in der homöopathischen Therapie (1996)

Neises, Mechthild: Wenn Schmerzen auch Vorteile bringen, in: Ärztliche Praxis Gynäkologie 5, S. 30ff. (2001)

Neubrand, Heike: Mittel gegen Wechseljahresbeschwerden – Perspektivenwechsel, in: Ökotest, Nr. 3, S. 58–63 (März 2011)

Northrup, Christiane: Frauenkörper – Frauenweisheit. Wie Frauen ihre ursprüngliche Fähigkeit zur Selbstheilung wiederentdecken können (1998)

Northrup, Christiane: Weisheit der Wechseljahre: Selbstheilung, Veränderung und Neuanfang in der zweiten Lebenshälfte (2003)

Northrup, Christiane: Interview (Thema: Weibliche Rhythmen), in: Clio 62 (2006)

Olbrich, Heike: Manchmal ist es pure Lust (2002)
Olbricht, Ingrid: Die Brust – Organ und Symbol weiblicher Identität, in: Clio 69, S. 4f. (2009)
Onken, Julia: Feuerzeichenfrau. Ein Bericht über die Wechseljahre (2000)
Pahlow, Mannfried: Das große Buch der Heilpflanzen. Gesund durch die Heilkräfte der Natur (2001)
Pschyrembel. Klinisches Wörterbuch, 256. Auflage (1990)
Richters, Annemiek: Wünsche und Bedürfnisse von Immigrantinnen, in: Ingeborg Jahn (Hrsg.), Wechseljahre multidisziplinär, Schriftenreihe zur Gesundheitsanalyse (2004)
Schlenger, Ralf: Schützen Hormone Frauenherzen?, in: Ärztliche Praxis Gynäkologie 6 (2001)
Schmidt-Matthiesen, Heinrich: Gynäkologie und Geburtshilfe (1979)
Schmölzer, Hilde: Die Frau - Das gekaufte Geschlecht (1993)
Schneider, H. P. G.: Hormontherapie im Klimakterium, in: Der Frauenarzt 12 (2003)
Schneider, Sylvia: Warum Frauen eine andere Medizin brauchen (2008)
Schüller; Heidi: Die Gesundmacher (1993)
Schultz-Zehden, Beate: Körpererleben im Klimakterium (1997)
Schultz-Zehden, Beate: Menstruation: weiblich aber lästig, in: Ärztliche Praxis Gynäkologie 5 (2002)
Schultz-Zehden, Beate: Anti-Aging – der Wunsch nach mehr Lebensqualität im Alter, in: Clio Nr. 60, S. 4–6 (2005)
Schwenkhagen, Anneliese/Schaudig, Katrin: Kompass Wechseljahre (2007)
Siegenthaler, Walter: Klinische Pathophysiologie (1976)
Singer, Christiane: Zeiten den Lebens (1983)
Solheim, Eva Maria: Älter werden wir später. Frauen um die Fünfzig (1993)
Stolzenberg, Regina: Frauen – willige Opfer der Medizin (1998)
Süß, Jochen: Geburtshilfe und Frauenheilkunde (1987)
Stute, Petra: Zusatznutzen von Cimicifuga racemosa. Deutscher Menopause Kongress Frankfurt 2014.
Sydow von, Kirsten: Die Lust auf Liebe bei älteren Menschen (1994)
Trauter, Eva: Das Heyne Kräuterbuch (1978)
Verbraucherzentrale: Wechseljahre. Was Frauen wissen sollten (2004)
Voss, Jutta: Das Schwarzmond-Tabu. Die kulturelle Bedeutung des weiblichen Zyklus (1996)
Weed, Susan S.: New Menopausal Years (2002)
Weibel, Wilhelm: Lehrbuch der Frauenheilkunde (1941)
Wenderlein, J. M.: Bremer Datenanalyse zur HRT– eine unnötige Verunsicherung, in: Der Frauenarzt 11 (2000)
Wenderlein, J. M.: Kritik der HRT auf Frauenfeindlichkeit überprüfen, in: Der Frauenarzt 3 (2004)
Wiesenauer, Markus / Kerckhoff, Annette: PhytoPraxis (2003)

Wiesenauer, Markus: Gynäkologisch-geburtshilfliche Praxis der Homöopathie (1987)
Wilson, Robert: Die vollkommene Frau (1966)
Wuttke, Wolfgang, et al.: Effects of Black Cohosh. The Journal of The North American Menopause Society 2006.

Internet-Tipps

www.akf-info.de (Arbeitskreis der Frauengesundheit in Medizin, Psychotherapie und Gesellschaft, hier haben sich professionsübergreifend Frauen zusammengeschlossen, die im Bereich Frauengesundheit arbeiten oder im Bereich der Selbsthilfe und Beratung engagiert sind)

www.awmf.org/leitlinien.html (Portal der wissenschaftlichen Medizin, Leitlinien)

www.bcaction.de (eine unabhängige Gemeinschaft von Frauen, die sich im Kontext Brustkrebs engagieren)

www.bfr.bund.de/de/gesundheitliche_bewertung_von_nahrungsergaenzungsmitteln-945.html (Bundesinstitut für Risikobewertung; Thema Nahrungsergänzungsmittel)

www.bmj.com/content/348/bmj.g366 (über den wirklichen Nutzen des Mammografie-Screenings)

www.datadivan.de (die Datenbank für außergewöhnliches Wissen in der Ganzheitsmedizin und den Grenzgebieten der Wissenschaft)

www.dge.de (Deutsche Gesellschaft für Ernährung e.V.)

www.dggg.de (Deutsche Gesellschaft für Gynäkologie und Geburtshilfe e. V.; S3-Leitlinie Hormontherapie in der Peri- und Postmenopause)

www.dv-osteologie.org (Wissenschaftlicher Dachverband Osteologie)

www.dysplasiezentren.de (hier finden Sie bundesweit qualifizierte ÄrztInnen)

www.frauengesundheit-nrw.de (hier finden Sie die Seiten der Koordinationsstelle Frauen und Gesundheit NRW)

www.frauengesundheitsportal.de (das Portal der Bundeszentrale für gesundheitliche Aufklärung (BZgA) zur Frauengesundheit und Gesundheitsförderung)

Frauengesundheitszentren:
Die Adressen aller Frauengesundheitszentren finden Sie hier:
www.frauengesundheitszentren.de/adressen/adressen1.htm

Alle Zentren haben eigene Homepages, z.B.:
www.ffgz.de (Frauengesundheitszentrum Berlin)
www.ffgz-frankfurt.de (Frauengesundheitszentrum Frankfurt am Main)
Zu verschiedenen Frauengesundheitsthemen bietet das FGZ Literatur an.

Unter www.ffgz-frankfurt.de/broschuren/ erhalten Sie kostenlose Downloads und einen Überblick über die Broschüren des FGZ, sowie ausgewählte Lesetipps.

www.frauengesundheitszentrum-koeln.de (Frauengesundheitszentrum Köln)
www.fgz-muc.de (Frauengesundheitszentrum München)
www.frauenwelt.net (Frauengesundheitszentrum Regensburg)
www.fgz.co.at (Frauengesundheitszentrum Graz, Österreich, mit vielen Links zu Sachthemen wie Wechseljahre Brustgesundheit etc.)
www.frauenrat.de (Deutscher Frauenrat)
www.gbe-bund.de (Gesundheitsberichterstattung des Bundes)
www.gesundheitsforschung-bmbf.de (Aktuelles zur Gesundheitsforschung vom Bundesministerium für Bildung und Forschung)
www.gesundheitsinformation.de/die-wechseljahre.161.de.html (unabhängige und geprüfte Gesundheitsinformation; Thema: Wechseljahre)
www.meine-wechseljahre.info (persönliche Website von Karen R.: karen@meine-wechseljahre.info)
www.nationales-netzwerk-frauengesundheit.de (Nationales Netzwerk Frauen und Gesundheit, Zusammenschluss von Vertreterinnen aus Verbänden und Vereinigungen, die bundes- und landesweit zum Thema Frauen / Mädchen und Gesundheit / Gesundheitsförderung arbeiten)
www.naturarzt-access.de (Homepage der Zeitschrift »Der Naturarzt«)
www.osteoporose.org (Kuratorium Knochengesundheit e.V.)
www.schlaf.de (Informationsportal zum Thema Schlaf)
www.uke.de/extern/marie (Informationen zur MARIE-Studie – Mammakarzinom-Risikofaktoren-Erhebung)
www.uterus-myomatosus.net (Internetportal für Frauen mit einem Uterus Myomatosus)
www.wexeljahre.de (ein gutes Beispiel für interessierte Frauen, die sich eine positive und inspirierende Erfahrung ihrer Wechseljahre und die Stärkung ihrer Lebensfreude in der nächsten Lebensphase wünschen)

ISBN 978-3-89798-354-0

Edition Lebenslinien
4., überarbeitete Auflage 2016
© BuchVerlag für die Frau GmbH, Leipzig 2013
Covergestaltung: Catharina Ende, Leipzig
Titelbild: Eléonore H., fotolia.com
Typografie und Satz: FELSBERG Satz & Layout, Göttingen
Druck und Bindung: EuroPB, Příbram

www.buchverlag-fuer-die-frau.de